Spine and Joint Articulation for Manual Therapists

全身关节松动术

〔英〕Giles Gyer 〔英〕Jimmy Michael 〔英〕Ben Calvert-Painter ◎ 编著

张　路　高铸烨　徐　峰　武　峰 ◎ 主译

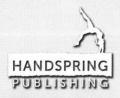

HANDSPRING
PUBLISHING

北京科学技术出版社

著作权合同登记号：图字 01-2017-6325

图书在版编目（CIP）数据

全身关节松动术 /（英）贾尔斯·基尔（Giles Gyer），（英）吉米·迈克尔（Jimmy Michael），（英）本·卡尔沃特-派因特（Ben Calvert-Painter）编著；张路等 主译. — 北京：北京科学技术出版社，2019.6（2023.10重印）

书名原文：Spine and Joint Articulation for Manual Therapists

ISBN 978-7-5714-0066-8

Ⅰ.①全… Ⅱ.①贾… ②吉… ③本… ④张… Ⅲ.①关节疾病–正骨手法 Ⅳ.①R684.05

中国版本图书馆 CIP 数据核字（2019）第 016213 号

策划编辑：何晓菲

责任编辑：张青山　何晓菲

责任校对：贾　荣

责任印制：吕　越

图文制作：北京永诚天地艺术设计有限公司

出 版 人：曾庆宇

出版发行：北京科学技术出版社

社　　址：北京西直门南大街16号

邮政编码：100035

电　　话：0086-10-66135495（总编室）　0086-10-66113227（发行部）

网　　址：www.bkydw.cn

印　　刷：河北鑫兆源印刷有限公司

开　　本：889mm×1194mm　1/16

字　　数：380千字

印　　张：16

版　　次：2019年6月第1版

印　　次：2023年10月第4次印刷

ISBN 978-7-5714-0066-8

定　价：118.00元

译者名单

主　译

张　路　中国中医科学院西苑医院

高铸烨　中国中医科学院西苑医院

徐　峰　中国中医科学院西苑医院

武　峰　美国布朗大学

译　者（以姓氏笔画为序）

王　康　北京中医药大学东方医院

代　兵　河北大学

刘　杨　北京中医药大学东方医院

刘　丽　首都医科大学

李　宁　郑州理工职业学院

李　显　中国中医科学院西苑医院

杨天宇　对外经济贸易大学

吴心月　美国波士顿大学

宋佳凝　对外经济贸易大学

张　超　天津中医药大学第一附属医院

张　路　中国中医科学院西苑医院

张沈彤　东北师范大学

张振宇　中国中医科学院望京医院

武　峰　美国布朗大学

范　肃　中国中医科学院望京医院

徐　峰　中国中医科学院西苑医院

高铸烨　中国中医科学院西苑医院

蒋　磊　德国汉诺威医科大学康复医学部

潘珺俊　中国中医科学院望京医院

行政秘书

张莉莉　中国中医科学院西苑医院

文字秘书

蔡海燕　北京中医协会

专业主审

杨龙会　中国中医科学院

柏立群　北京中医药大学东方医院

付国兵　北京中医药大学东方医院

陈丽霞　北京协和医院

陆永辉　中国中医科学院西苑医院

主译简介

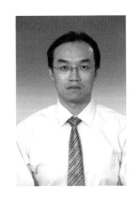 **张 路** 医学博士，副主任医师；助理翻译（英），欧盟德语中级2。现主持科室日常科研、教学、外事培训工作。长期从事徒手治疗技术翻译、引进与临床转化应用工作，曾参译《解剖列车》（第三版），主持翻译多本外文专业著作。引进开展临床特色专病门诊2个。申请国内外多项发明专利、实用新型专利，主持或主要参与多项新材料针灸器具研发及临床转化项目，开展针灸周围神经刺激技术、痛风局部止痛技术等特色针灸技术；主持或主要参与各级各类课题6项；以第一作者或通信作者发表SCI论文2篇、国内核心期刊论文7篇，依托自主课题培养硕士研究生5名。荣获"北京市中医住院医师规范化培训十佳教师"荣誉称号。

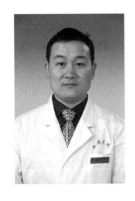 **高铸烨** 医学博士，主任医师，硕士研究生导师，中国中医科学院西苑医院教育处副处长。兼任《世界中医药杂志》常务编委，世界中医药联合会计算医学专业委员会副秘书长，中华中医药学会内科专业委员会青年委员，中国中西医结合学会心血管病专业委员会心血管病临床研究方法专业组委员，北京市中医住院医师规范化培训内科委员会委员。从事中西医结合临床工作20年，从事教学培训工作9年。承担及参与国家级、省部级项目21项。发表论文102篇，参编著作5部。获国家科技奖二等奖、中国中西医结合学会科技奖等8项。

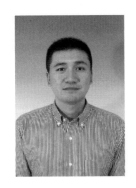 **徐 峰** 医学博士。中国中医科学院西苑医院国际合作与交流办公室副主任，兼任世界中医药学会联合会中医药文化专业委员会常务理事，北京中西医结合学会国际交流与技术合作专业委员会委员。2017年入选国家中医药管理局首批"中医药外向型优秀骨干人才"，2014年获得"中国中医科学院青年岗位能手"称号。长期从事中医药国际交流、中医药文化推广与国际传播及普及研究，在中医院国际化建设、中医药文化"走出去"、中医药涉外短期培训等方面进行了系统的整理，建立了高效的中医院涉外短期培训运行模式。在相关领域发表学术论文10余篇，参与编译著作1部，参与或主持各级各类课题10余项。

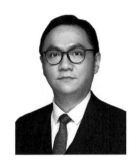

武 峰 北京外国语大学英语语言文学博士，美国布朗大学沃森国际问题研究所富兰克林学者。曾在外交部北美大洋洲司综合调研处从事翻译工作。在美国哈佛大学和布朗大学完成博士后阶段学习，专业为国际关系与翻译和政治研究。出版学术专著1本，发表论文数篇。

多年来从事英语教学、翻译工作，曾参与多本引进畅销图书的翻译工作。在媒体方面也颇为活跃，出品及参加多档热门网络节目、电视节目。

译者前言

　　第一次打开《全身关节松动术》一书，发现原作者也具有当地针灸师执照，由衷体会到科学是无国界的，只要是可惠及病患的优秀医疗技术就会广泛传播。接下来细读本书发现：西方的关节松动术与我国的中医传统手法治疗技术有许多殊途同归之处，更为欣喜的是，我们发现本书逻辑清晰，由基础到临床，从关节解剖、关节正常活动度、常见的疾病讲起，到每个关节的体格检查、特殊检查，再到每个关节的临床松动手法解读，无论读者是在校学习的学生，还是有一定临床经验的医师或治疗师都能各取所需，从中汲取营养。特别值得一提的是如下几点：①对于手法解读详细到位，不但描述操作者操作步骤，同时描述患者体位及如何配合施术者；②全书配图精美，一目了然，易于理解；③特别强调了治疗前要注意筛查的禁忌证（红旗警示）。

　　我们在认真学习研读原书的过程中，曾尝试将其中的具体技术在临床中应用，确实收到了积极效果，故果断决定将此书翻译成中文，以便中国广大针灸推拿技术从业者及康复治疗师借鉴应用，惠及病患。

　　本书主要译者都是针灸推拿学科的一线中青年临床医师和解剖学教师，我们非常幸运地在职业发展的黄金时期迎来了祖国中医药事业的蓬勃发展。我们坚信同所深爱的学科一同发展，立志为学科发展做贡献，青春才更加亮丽！一线临床、教学工作是紧张而忙碌的，但译者们字斟句酌、反复推敲，经常挑灯夜战，有时甚至通宵达旦。经过反复组内讨论、请教专家、查阅文献，历经四季，完成译稿。

　　特别要感谢的是，我们的工作得到了诸多专家的指导，中国中医科学院杨龙会教授、北京中医药大学东方医院柏立群教授和付国兵教授、北京协和医院陈丽霞教授以及中国中医科学院西苑医院陆永辉教授对译稿进行了专业审定，指出了许多专业问题。美国布朗大学国际关系学助理教授武峰对本书的翻译工作给予了大力支持，并作为主译之一参与具体工作。

　　另外，本书的顺利出版得到了中国中医科学院及西苑医院、北京市中医药管理局的大力支持。中国中医科学院与德国汉诺威医科大学合作，在汉诺威医科大学康复科筹建了"中国—德国中医药中心"，汉诺威医科大学康复科医师亦参与了本书的翻译工作。本书将纳入"北京市针灸推拿学科住院医师规范化培训"精品选修课教程。本书得到了以下项目支持：中国中医科学院中医药"一带一路"合作专项——中国—德国中医药中心（汉诺威）（GZYYGJ2018014）；北京市中医药管理局教学改革项目——中医住院医师规范化培训三优教学团队建设项目（2017-09-18，北京市中医药管理局），包括中国中医科学院西苑医院针灸科团队、北京中医药大学东方医院推拿理疗科团队、中国中医科学院望京医院特色诊疗部团队。

　　本书适于针灸推拿学从业医师、物理医学与康复学从业治疗师借鉴使用，同时，体育教练、运动和健身爱好者、相关领域教师及学生也可参考使用。

　　由于译者水平有限，翻译过程中难免出现纰漏，如在使用中发现问题，敬请读者指正。

张路

2019 年 6 月

前 言

首先，我们要明确关节松动术的英文"articulation"一词的含义。这个词源自拉丁语，意思是"连接在一起的"，或是"分成几个连接处的"。可能用到的定义如下（韦氏词典 2015)。

1. a. 脊椎动物的骨骼或软骨之间的关节或连接处。

   b. 连接动物刚性身体部分的可活动关节。

2. a. 连接或关联事物的动作或方式。

   b. 连接或关联的状态。

关节松动术是许多操作，如物理疗法、整骨疗法、整脊疗法、运动理疗等技术的基础。我们编写此书的目的在于让大家能理解关节松动术的概念，知道正确、适当地运用这一技术能够达到何种效果。另外，我们也希望能提供一本如何在各个肌肉骨骼区域精确运用关节松动术的诊疗手册。我们的目标是提供一本内容丰富、有循证医学支持的关节松动术教程，帮助包括从学生到执业医师在内的所有治疗者形成完善的治疗技术。此书中的信息全部基于最新研究结果，读者通过阅读可以学到书中技术的适用范围以及操作力度，以保证其具备足够的知识来安全、自信、高效地治疗患者。

本书分为两篇，配有超过 300 幅照片和线条画。

第 1 篇：关节的基础解剖结构；关节松动术的效果；患者处置方法以及医师的姿势；需识别的危险指征以及操作禁忌证。

第 2 篇：每章对应一个特定关节。每章的结构、顺序基本一致：首先介绍相关的病因学、解剖学知识，然后是常见损伤、特殊测试、需注意的危险指征、特定关节的评估及松动技术。书中清晰地描述并配图解释每一种技术，同时配有注释帮助理解。各章节统一的结构使本书易于使用。

手法治疗师多年前就通过实践证明关节松动术可以帮助缓解疼痛并增加关节活动范围（Maitland 1986，Kaltenborn 与 Evjenth 1989，Powers 等 2008）。手法治疗和关节松动术已被证明在以下 5 种症候群的治疗中有效（Maitland 等 2005）。

· 疼痛
· 僵硬
· 疼痛合并僵硬
· 突发性疼痛
· 某种特定疾病导致的关节功能失调

治疗用关节松动术亦已被证明能提升康复效果（Lederman 1997），作用如下。

· 增加关节活动度

· 提升康复质量

· 降低止疼药用量

· 使患者加速恢复至正常活动水平

本书采用 Maitland（1986）提出的一种医用关节松动术的分级系统（以下简称分级系统），具体如下。

· 1 级：在关节初级活动范围内进行慢速、小幅度活动。

· 2 级：在关节活动范围内进行慢速、幅度稍大活动，但活动度达不到最大范围。

· 3 级：在关节活动范围内进行慢速、大幅度活动，达到关节最大活动范围。

· 4 级：进行慢速、小幅度的活动，达到关节最大活动范围，且能感觉到关节周围软组织所产生的抵抗张力。

· 5 级：达到病理活动极限的快速、小幅度弹动、高速运动（又称高速低幅弹动，HVLA）。

本书介绍的脊柱及其他关节的松动技术对应分级系统的 1～4 级。1 级和 2 级主要用于组织恢复、缓解疼痛、维持活动能力和促进关节健康。3 级和 4 级则多用于增大关节活动范围（Saunders 等 2004）。

本书致力于在最新研究的基础上深入讨论这些操作技术，并为读者更好地理解关节松动术在临床实践中的作用打下基础。我们希望它能够给您提供指引，提升自信和对技术的理解，助您成为一位自信且操作安全、娴熟的从业者，并在临床实践中更有效地运用这些技术。

祝阅读愉快！

Giles Gyer, Jimmy Michael, Ben Calvert-Painter

2016 年 5 月于伦敦

目 录

第1篇
关节松动——理论与证据

第1章
疼痛治疗与运动治疗中的关节松动技术

张 路　高铸烨　武 峰　代 兵　吴心月 译

> 本章我们将探讨运动中的生物力学与运动的基本组成部分。我们先进行整体概述，之后将重点放在操作治疗师最常接触的滑膜关节上。

运动与压力

人类关节日复一日地承受着相当大的压力、剪切力和张力。因此，关节进化为层状结构，发展出一套系统来保护自己，以抵消日常活动产生的各种力。

运动与压力常常会导致体内的组织和结构产生形变，这是因为组织在被拉伸时会出现弹性形变，如果拉伸程度不超过极限，则组织可以恢复其原始形状与长度。然而，如果组织被拉伸的程度超过弹性极限，它就无法恢复原始结构，并且被拉长。我们称其为"变形的塑性阶段"（Threlkeld 1992）。

组织承受的压力如果超过其承受范围，就会导致该组织撕裂。然而，关节组织通常是在弹性形变时工作的，明确这一点很重要，因为这是组织维持正常内稳态的关键。如果关节因缺乏活动或活动受限而无法进行弹性的健康形变，其功能恢复就会被抑制而无法达到最优。而这最终会导致组织变厚、组织基质水分流失、组织弹性变差、胶原蛋白交联和组织变短（Threlkeld 1992）。最终关节活动范围会变小，患者会感到关节僵硬、活动困难。

某些关节松动技术会使组织极大地超过其活动限制，强制其进入变形的塑性阶段，这些技术应避免使用。

运动与组织修复

健康的运动有助于关节组织的修复。Khan与Scott（2009）讨论了力传导理论、力耦合的各个阶段、细胞间交互和效应细胞反应等潜在机制。关于力传导的描述包括："细胞将物理机械刺激转化为生化反应的过程"（Khan与Scott 2009）或"促使细胞做出反应的力学或结构因素"（Ingber 2006）。例如，零重力条件对宇航员骨密度的影响和重返地球后重力对骨骼的影响。之所以研究这一点，是因为它能帮助我们理解施加在组织上的机械力是如何通过影响其化学结构来促进组织恢复的。同时也能让我们明白机械力不足会产生反作用，因为没有足够的机械能量来转化为生化能量。徒手治疗能使患者尽快恢复行动能力，并改善细胞内稳态，进而获得更多的机械力（Huang 等 2013）。

关节松动术是徒手疗法中的常用技术，已被证明能有效减轻肌肉骨骼痛（Shum 等 2012）。关节松动通过拉伸纤维组织及影响牵张反射来扩大关节活动范围（Cook 2007）。有观点认为反复的活动与拉伸会使组织伸长（Refshauge 与 Gass 2004）。

这种伸长现象和组织长时间受力后改变形状的能力有关（Threlkeld 1992）。组织的这种现象被认为能够扩大关节的活动范围（McCollam 与 Cindy 1993，Arnoczky 等 2002，Powers 等 2008，Shum 等 2012）。另外，有节奏的运动能在关节内产生抽吸作用（泵式作用）（Rice 与 McNair 2009），改善运动质量和数量。Saunders 等（2004）证明关节松动能促进关节内的血液循环，且效果持续至治疗后。Bortnem 与 Zavertnik（2009）猜想此疗效的机制是帮助排出关节内代谢废物，维持其 pH 平衡，从而提升关节健康度，维持关节稳定性和完整性。

由于负载的特性、滑膜关节内的压力以及对低摩擦环境的需求，关节在受伤后急需一个最佳的力学环境来促进恢复（Buckwalter 1998）。关节受伤后早期进行受控活动有助于恢复，且能防止关节面退行性变（Buckwalter 1995，Buckwalter 等 1996）。Buckwalter（1995）还假设，早期的关节松动会刺激蛋白多糖胶基质恢复，这一理论得到了 Williams 等（1994）的支持。尽管使患者恢复活动被证明有助于关节软骨的恢复（Salter 1993，Mankin 与 Buckwalter 1997），但软骨过早承重会令其恢复变慢（Williams 与 Brandt 1984，Sun 2010）。另外，可以证实的是，早期运动能帮助体液吸收，防止关节及组织积液并产生膨胀力（Lederman 1997）。而且，关节长时间承受积液产生的膨胀力可能会减少滑膜的供血，进而损伤软骨细胞，甚至损伤关节软骨（Geborek 等 1989，Lafeber 等 1992，Rice 与 McNair 2009）。Beattie 等（2009）发现 L5 与 S1 关节的关节松动术会促进液体在其关节间的椎间盘扩散。有人假设，液体在椎间盘更快地扩散会促进椎间盘内细胞活性，并提升含氧水平，进而促进椎间盘内骨胶原和蛋白多糖的形成。虽然这些效果是在关节松动术后几小时才发生的，但它们仍然对椎间盘的健康和稳定性有帮助。

关节松动术已被证实能够影响人体的交感神经活动，进而影响血流、血压、心率或呼吸频率（Jowsey 与 Perry 2010，Zusman 2011，Moutzouri 等 2012，Kingston 等 2014）。这些交感反应也许是由关节松动术减少炎症蛋白，进而引发血液成分改变而导致的（Teodorczyk-Injeyan 等 2006）。

因此，受伤关节早期的松动术治疗与管理，对于患者的恢复与长期管理都十分重要（Hockenbury 与 Sammarco 2001，Wolfe 等 2001）。Green 等（2001）的一项研究发现，与对照组相比，被动关节松动术能极大地帮助急性扭伤的脚踝恢复无痛行动能力，这为被动关节松动术在急性损伤治疗中的应用提供了重要证据。这一发现也为 Collins 等（2004）的研究所证实，他们发现针对踝关节的关节松动术使关节活动范围增加了，不过此项研究没有发现关节松动术有显著的痛觉减退效应。然而，Yeo 与 Wright（2011）确实发现被动关节松动术能使痛觉减退且增加活动范围。

滑膜关节的结构

滑膜关节由两块相对的骨骼组成，它们由关节囊连在一起，关节囊围合形成关节腔。关节囊由两层结构组成：第一层是外层的纤维被膜；第二层是内层滑膜，这一层对于关节腔内滑液的分泌起重要作用。两块骨骼相对的部分分别被一层关节软骨覆盖，这些软骨可以帮助缓震并使关节运动更为流畅。这种滑膜腔只出现在滑膜关节中，故能使关节产生内部运动。

软骨

软骨主要有 3 种类型：透明软骨、白色纤维软骨和黄色纤维软骨。

- 透明软骨是胚胎骨骼的组成部分，也存在于滑膜关节的关节软骨中。在关节软骨中，它能提供部分弹性来承受关节压力。
- 白色纤维软骨有很强的拉伸强度。它见于椎间盘、膝关节半月板、下颌和腕关节的关节盘中，并帮助形成关节盂唇和髋关节。
- 黄色纤维软骨具有弹性，与透明软骨不同的是，它不会硬化或钙化，主要出现在耳郭、喉部和会厌的一些软骨中。

关节软骨是滑膜关节中的承重物质，在分散接触力和减少摩擦与磨损方面很重要。它能压缩其厚度的 5%～20%（Eckstein 等 2000，Kersting 等 2005）。关节软骨是一种无血管结构，即缺少血管、淋巴通道和神经。软骨的营养供给绝大部分来自于滑液，因此，关节的主动或被动活动不仅对关节软骨的健康很重要，对受损后的恢复（da Gracca Macoris 与 Bertone 2001，Viitanen 等 2003，Bertone 2008）以及关节面的润滑也很重要。润滑效果的存在和关节面的自身结构使得关节面的光滑度非常好、摩擦系数非常低，关节面的光滑度可达冰面的 5 倍（O'Meara1993）。

人们很难通过技术上的生物运动模型来分析关节软骨，这是因为其成分是一种充满液体的浸透性固体介质（Mow 与 Lai 1980）。软骨基质的主要成分是二型骨胶原、蛋白多糖（60%～87%），其他成分是蛋白质和脂类（Armstrong 与 Mow 1982，Poole 等 2001）。从组织学上来说，软骨是由方向各异的纤维组成的 3 层结构，这种结构承重性能很好（Mow 等 1989）。3 层结构分别是浅表区（软骨深度的 10%～20%）、过渡区（40%～60%）和深层区（30%）。这种层式结构使得液体可以在软骨基质内移动，使软骨成为一种快速黏弹反应组织，可以在受压时形变而不会受创（Mow 等 1980）。软骨的水合作用使其略微肿胀并提供更强的缓震性（Lai 等 1991，Khalsa 与 Eisenberg 1997，Bursac 等 2000）。各层纤维方向不同使软骨能同时应对拉力和压力且不会受到结构性损伤，软骨组织中的蛋白多糖分布受力的方向影响，甚至到软骨细胞层面也是如此（Guilak 1995，Quinn 等 2001）。因此，关节的主动或被动运动对于软骨的营养健康和恢复潜力都很重要。

关节滑膜与滑液

在关节囊内侧有一种重要的膜，称为关节滑膜，它的作用是向关节腔内分泌滑液。这种滑液对关节的润滑作用是防止关节磨损和撕裂的一个重要因素。滑液的用途之一是在关节软骨之间进行缓冲，防止软骨直接接触。这在关节承压时尤其有效：当软骨被压缩发生形变时，它会将滑液挤压到软骨之间（Mansour 与 Mow 1976）。由于滑液含有大分子的多聚阴离子透明质酸，且是血浆的透析液，故对其进行量化描述是比较困难的（Mow 与 Lai 1980，Forster 与 Fisher 1996）。

有关关节润滑的理论有很多，例如，液膜润滑（Macconail 1932，Dowson 等 1969），边界润滑（Charnley 1960，Hills 1989，Jay 等 2001，Schmidt 等 2007）。Caligaris 等（2009）的研究表明，滑液的效果主要来自边界润滑，而不是液膜润滑或通过软骨挤压滑液而来的润滑（Forster 与 Fisher 1996，Krishnan 等 2004）。

滑液润滑关节的 3 种主要理论如下。

- 间质（渗出液）润滑

· 液膜润滑

· 边界润滑

间质（渗出液）润滑

McCutchen（1959）在早期研究中，将软骨压在一块大而扁平的玻璃上，并观察到了他所提出的间质（渗出液）润滑，这种现象使摩擦力变小，使运动更容易。他后来对动物身上的"渗出液支撑"关节假想效果的研究也支持这一结论（McCutchen 1962）。2004年，Krishnan及其同事猜想，关节软骨润滑是依靠关节压力和"软骨间质液体"（Krishnan 等 2004），由此，关节的负载转移到了低摩擦的关节基质上（Forster 与 Fisher 1996，Ateshian 等 1998，Krishnan 等 2004，Caligaris 等 2009）。McCutchen（1962）和 Forster 与 Fisher（1996）分别将其称为"自加压流体静力学润滑"和"双相润滑"。

液膜润滑

液膜润滑出现在关节面之间完全被一个润滑膜隔开的情况下（Hamrock 等 2004）。在此理论中，软骨上的滑液层承受压力并将关节面上的机械力分散。类似于汽车发动机中润滑活塞的机油，在高压情况下能保持低摩擦力。然而，此理论在滑膜关节中未被证实，可能是由于关节软骨的多孔性（Ateshian 2009），而目前支持边界润滑理论的证据更多（Jahn 等 2016）。

边界润滑

边界润滑出现在表面接触的情况下，且依赖于周围液体的润滑质量（Schmidt 等 2007）。在 Caligaris 等（2009）的一项研究中，作者假定，尽管边界润滑看起来比渗出液润滑更有效，但是滑膜关节的润滑需要二者同时作用。这一说法被多项研究证实（Jay 等 1992，Hills 与 Monds 1998a，Forsey 等 2006，Zappone 等 2007），这些研究显示滑液的边界润滑比盐水润滑对关节软骨更有效。这证实了在关节受伤恢复的过程中，关节松动术对保证关节有效润滑的重要性，这一结论被 da Gracca Macoris 与 Bertone（2001）、Viitanen 等（2003）和 Bertone（2008）的研究证实。

另一方面，有人提出废用和退化是相关联的（Rapperport 等 1985，Salter 1989，Responte 等 2012）。这是由于关节在静止时缺乏润滑导致营养输入减少，因此，运动和松动对关节很重要，尤其是对活动受限的患者。间质润滑的减少可以解释出现骨性关节炎病变后关节内摩擦的增加（Basalo 等 2004，2005）。另外，骨性关节炎影响滑液成分形成的同时，还会影响边界润滑剂的产生（Hills 与 Monds 1998b，Elsaid 等 2007、2008，Teeple 等 2008，Caligaris 等 2009）。此效应又一次证实：通过受控手段实施的关节牵引松动有助于关节润滑，人们有时将其称为跨滑膜泵作用（Fernandez 2010）。跨滑膜泵作用可提升关节活动性的作用机制由以下3个部分组成。

1. 使关节内压力产生波动，从而促进关节润滑。
2. 促进血液流向关节。
3. 促进区域淋巴回流。

这3种机制共同作用，促进了滑液成分改善，并改善滑液在关节内的循环。因此，当滑膜关节的松动作为操作疗法的一部分时，我们可以假设其促进了跨滑膜泵作用，并通过改善进出关节的液体循环，潜在地促进了关节内及周边组织的恢复。

肌腱和韧带

韧带一词来自于拉丁语，原意为连接、联合。肌腱和关节囊共同包围着骨骼系统中的关节。韧带和关节囊的作用是连接关节两端的骨骼并稳定它们，同时帮助引导关节的运动（Frank

与 Shrive 1999）。它们让关节稳定，在需要时固定关节，并限制关节的活动范围。多数韧带位于关节周围，为关节外组织。少部分韧带位于关节内部，为关节内组织（例如，膝部十字韧带）。

　　肌腱和韧带等结缔组织是由几乎平行的胶原纤维组成的，这些胶原纤维按照张应力方向排布，其中混有一些弹性纤维。有趣的是，椎骨之间的黄韧带比其他韧带含有更多的弹性蛋白成分（Nachemson 与 Evans 1968，Williams 等 1989）。虽然纤维是平行排列的，但是它们呈一种波浪形的褶皱结构，并不影响其结构完整性。关节在活动范围内伸展时，结缔组织也会变直（图 1.1）。一些操作治疗师将此称为组织的"拉紧"（Maitland 1986，Kaltenborn 1989）。

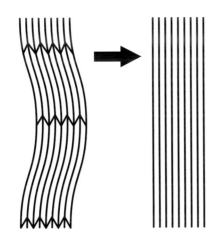

图 1.1　在关节运动过程中，肌腱中的胶原纤维形态从波浪形（左）变为平直形（右）

　　在韧带和肌腱受伤后，恢复其运动是十分重要的，不论是主动的还是被动的，因为沿机械压力方向的运动有助于它们的恢复（Sawhney 与 Howard 2002）。物理张力可以影响细胞中蛋白质链和蛋白质配体的动力链。对结缔组织和肌肉组织施加压力可以增强组织的力量和强度（Veigel 等 2003）。这种对机械应激因子的结构性调整在人体的大部分组织中都存在（Schmidt 与 Wrisberg 2008）。肌腱是这种组织结构的一个很好的示例，但会出现这种反应的并不只有肌腱，血管、神经束和肌束的形态和结构都是用来承受组织和关节的压力的，甚至细胞基膜的形态也是这样（Ralphs 等 2002，Huijing 与 Jaspers 2005）。

　　有证据显示，在结缔组织上施加压力对其营养输送和血管健康很重要（Noel 等 2000，Schild 与 Trueb 2002，Heinemeier 等 2007）。而且，已证明关节运动有助于其润滑，这反过来促进了炎症恢复期的代谢（Hargens 与 Akeson 1986，Hawley 2010）。一些研究表明，受伤后，关节的早期松动治疗可帮助韧带增加拉伸强度，不过动作不能过大（Takai 等 1991，Thomopoulos 等 2009）。

　　关节松动术一般通过拉伸纤维组织来缓解疼痛和扩大关节活动范围（Refshauge 与 Gass 2004）。这使得组织在承受持续性负载的情况下发生形变。已证明及时的关节松动治疗可以减少肌腱和腱鞘之间的纤维组织增生与粘连，从而使肌腱和腱鞘间形成正常滑动（Thomopoulos 等 2009）。

　　为了引起物理改变并使结缔组织变长，我们需要在关节最大活动范围的末段进行松动治疗（Threlkeld 1992）。当肌腱和韧带承受压力时，会在结构极限内根据压力发生形变（Herzog 与 Gal 1999）。它们在压力下会变得更硬更强韧，而压力变小时它们会变弱（Wang 等 2012）。肌腱和韧带会随身体一起老化，胶原纤维中会产生更多的交联（Couppe 等 2009）。随着组织的老化，纤维中的胶原成分变少，使纤维强度变弱但直径变大（Dressler 等 2002，Karamanidis 与 Arampatzis 2006，Couppe 等 2009）。因此，当患者年龄大了之后，肌腱损伤也会变多（Dressler 等 2002），所以，当你在实施关节松动术时，必须针对具体患者考虑欲达到的个体化治疗效果。

滑膜襞（半月板样物）

囊内滑膜襞（半月板样物）可在胚胎中形成，也可能是关节受伤的产物。人们之前认为，脊椎关节中的半月板样物主要出现在颈椎和腰椎，但后续研究显示它们在大多数椎间关节中都存在（Kos 等 2001，Webb 等 2009）。Farrell 等（2015）发现他们检查过的颈椎关节中，有 86% 都存在半月板样物。半月板样物的大小形状不一（Kos 等 2001），且其大小、在不同性别间和关节类型等方面都没有特异性（Farrell 等 2015）。关节面中的半月板样物来自胚胎，但是，在其他滑膜关节中它们可能是损伤的产物。踝关节受伤后通常都会出现半月板样物（Lahm 等 1998，Baums 2006，Glazebrook 等 2009），我们会在第 14 章具体讨论。

半月板样物可分为 3 种类型（Schulte 等 2010）。

- 1 型（占 90%，平均长度 3.1mm）是在关节面之间延伸的薄而结实的组织，是从一个关节囊延伸出来的、具有丰富血管的结缔组织。
- 2 型（占 6%）出现在关节中相对隐蔽的地方，不在关节面之间延伸，由松散的结缔组织构成。
- 3 型（占 4%）是滑膜关节囊变厚的部分。

早期人们对半月板样物损伤（开放或包埋）的看法是，虽然半月板样物本身不一定引发疼痛，但疼痛是由于关节囊功能障碍导致的牵拉所引起的（Kos 与 Wolf 1972）。这一说法被 Bogduk 与 Jull（1985）所否认，他们认为半月板样物损伤不足以影响关节囊，而是由于半月板样物顶部撕裂产生的游离体，或是因为半月板样物基底部撕裂产生的关节囊下出血，从而导致疼痛和严重的关节面锁死（Bogduk 与 Engel 1984，Mercer 与 Bogduk 1993）。

针对半月板样物的相关问题，操作治疗师应着眼于将关节面打开，使半月板样物回到其正常位置并恢复关节的活动范围（Lewit 2010），如图 1.2 所示。在关节囊下出血的情况下，关节松动治疗对促进跨滑膜泵作用十分重要，而跨滑膜泵作用有助于滑液的生成和排出（Fernandez 等 2010）。

皱襞

皱襞是主要出现在膝关节中的胚胎滑膜襞，在其他滑膜关节中也有出现，如肘关节（Kim 等 2006，Steinert 等 2010）。皱襞是一种常见的结构，很少导致症状出现（Dupont 1997，Kenta 与 Khandujab 2010）。由于它经常和膝关节相关联，对其解剖分析和临床相关内容我们将在第 13 章详细讨论。

半月板和关节盘

一些关节内的纤维软骨结构能优化关节面的功能，增强关节的适应性，例如，颞下颌关节和膝关节等。通过增强关节适应性，关节的活动能力也增强了，否则关节会不稳定，且机械性能变弱。而且，这些纤维软骨结构能通过吸收外力和分散外力来增强关节缓冲能力，膝部半月板的此作用尤为明显。

偶而，关节损伤会导致关节内组织卡在或折叠在关节面之间，从而导致疼痛和关节活动受限。对这些问题进行关节松动术治疗是极为有益的，将关节打开使关节内组织恢复其正常位置，例如，展开颞下颌关节盘。很明显，如果关节损伤极为严重，那么手术干预是必要的，你需要进行临床诊断来决定是治疗还是转诊。

关节松动术的神经学效应

关节的主动和被动运动能刺激关节组织、

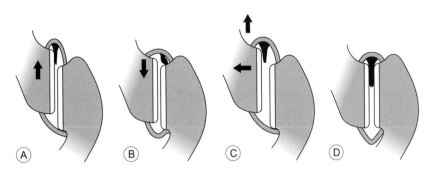

图 1.2　半月板样物分离。A. 关节面分离，半月板样物随关节囊移动；B. 关节面归位，半月板样物与关节一侧接触，因此它没有回到初始位置，而是被压缩在关节囊与骨骼之间；C. 用关节松动术重新打开关节，解除半月板样物受压状态，并使关节空间开放，让其回到正常位置（D）（修改自 Bogduk 1997）

韧带和关节囊内的机械感受器（Dutton 2002）。当关节组织在正常延伸范围极限内受力时，疼痛神经感受器（又称为痛觉感受器）会被激活并引发疼痛。

　　实施关节松动术可增强一些机械效应，而这些机械效应可以增加目标关节组织的延展性和行动能力，并改善关节结合。由此，疼痛和肌肉痉挛可以缓解，关节活动范围和灵活性进而得到增加。应注意，在不刺激神经系统的情况下人是不能使关节正常运动的，无论是主动运动还是被动运动。

　　几项研究显示，关节松动术可极大减轻痛觉，并增加关节的无痛活动范围。Moss 等（2007）发现对发生关节炎的膝关节施予关节松动术会立刻在局部和远端出现痛觉减退的现象。Sluka 等（2006）发现对大鼠膝关节进行有节律的关节松动，可降低慢性发炎关节和肌肉区域的痛阈。他们还发现关节松动术可引发躯体双侧区域痛觉敏感度的降低，说明有一种中枢神经介质介导了局部止痛。Courtney 等（2010）认为，与对照组比较，关节松动术显著减低了膝骨关节炎患者的屈肌回撤反应，又一次说明关节松动术能降低关节内的痛阈。关节松动术治疗后的痛阈降低现象也出现在颈椎（Vicenzino 1995，Sterling 等 2001，Coppieters 等 2003）和腰椎（Krouwel 等

2010，Willett 等 2010，Pentelka 等 2012）区域。

痛觉闸门理论

Patrick Wall 和 Roland Melzack 首先提出了痛觉闸门理论，这种理论认为不是所有痛觉信号都能到达大脑。Melzack 与 Wall（1965）提出"门"的概念，认为痛觉信号在到达脊髓之前需要通过一系列的"门"，且只有在这些门"打开"的情况下才能通过。

　　这一理论背后的想法如下。

· 传入（知觉）信号前往脊髓并在背侧角为门所阻隔，如果刺激足够强，则门被打开，信息传递至下一神经元。

· 门是由两种神经纤维控制的，直径粗的神经纤维负责关闭门，而直径细的神经纤维负责打开门。

· 门控系统通过中枢神经系统的下行通路控制。

· 如果刺激足够强，可以超过门控神经阈，则上行纤维会激活大脑感受痛觉。而超敏反应则正相反，门控系统一直打开且神经阈降低了。这是和中枢致敏相关的一个概念（Dickenson 2002）。

这个理论就是，我们按摩或松动某个区域

时，可激活大量有髓鞘神经纤维，引起神经中的 C 型痛觉纤维的回潮效应，导致神经系统的痛阈改变和门控系统的关闭。

痛觉门理论的另一个部分是通过导水管周围灰质的下行通路抑制。对中脑导水管周围灰质的刺激会引起通向脊髓背侧角的下行通路的反应，进而抑制位于胶状质中的互联神经元（图1.3）。这又反过来限制了一级神经元释放 P 物质，进而导致二级神经元抑制，因而阻断了传向脊髓丘脑束和丘脑的信号（Bee 与 Dickenson 2007，Staud 等 2007，Apkarian 等 2009）。徒手治疗可影响这一通路（Schmid 等 2008），引起神经生理学反应。Kandel 等（2000）发现对导水管周围灰质的刺激会对选择性镇痛产生很大影响。

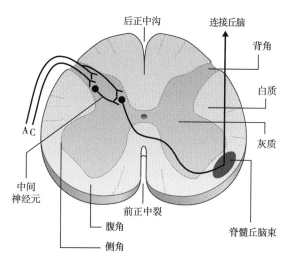

图 1.3 脊髓横截面，显示了胶状质的和抑制性神经元的位置

Lundberg（2000）论述了心理压力是如何导致肾上腺素和去甲肾上腺素分泌增加的，这导致了血糖水平升高，而后由于葡萄糖的促炎症效应又会导致更严重的炎症（Dandona 等 2013）。这种情况与交感神经兴奋一起导致受损的神经和组织的敏感性上升（Chabal 等 1992，

Raja 与 Treede 2012），从而加重中枢敏感状态。Watkins 与 Maier（1999，2000）、Black（1995）和 Sternberg 与 Gold（1997）的研究综述了免疫系统和痛觉的效应。随着我们对痛觉和中枢敏感化认识的不断加深，我们意识到中枢敏化状态是由多个系统对痛觉的反应引起的，因此，我们在治疗中必须要考虑这一点。

关节松动术的幅度

关节松动术的幅度（或距离）与技术本身同等重要。幅度应足够大，以产生运动，但不能过大，以避免疼痛。随着症状的减轻，幅度应根据患者反馈慢慢增加。目前，对于关节松动技术的持续时间、频率和幅度还没有决定性的论证。在一项研究中，受试者在 3 次 60 秒的松动术治疗后立刻出现局部及周围大范围的痛觉减退现象（Goodsell 等 2000，Krouwel 等 2010，Willett 等 2010）。Pentelka 等（2012）也观察到对腰椎进行松动治疗可降低患者的痛阈，但需要至少 4 组 30～60 秒的治疗才能发生痛阈改变。然而，松动术的速率、持续时间、幅度和频率要根据具体患者、具体关节和具体治疗师来制定（Maitland 等 2005）。基于以上原因，在检查关节或对关节进行松动治疗时给出绝对的治疗力度或幅度参数值是不可能的。

针对滑膜关节进行松动治疗对改善关节活动范围和痛阈有很大的效果，但是研究关节松动术如何影响组织的细胞结构也很重要。不论是对肌肉、肌腱、韧带、滑膜还是骨骼，关节松动术、现有的徒手疗法和康复手段都会对细胞骨架产生效果。我们建议，受伤后干预应在早期进行，但对慢性损伤的治疗也很重要，尤其是那些由于身体不便、疼痛或需避免运动而导致活动受限的患者。

参考文献

Apkarian AV, Baliki MN, Geha PY (2009). Towards a theory of chronic pain. Progress in Neurobiology 87(2):81-97.

Arnoczky SP, Tian T, Lavagnino M, et al (2002). Activation of stress-activated protein kinases (SAPK) in tendon cells following cyclic strain: the effects of strain frequency, strain magnitude, and cytosolic calcium. Journal of Orthopaedic Research 20(5):947-952.

Armstrong CG, Mow VC (1982). Variations in the intrinsic mechanical properties of human articular cartilage with age, degeneration, and water content. Journal of Bone and Joint Surgery 64A:88-94.

Ateshian GA (2009). The role of interstitial fluid pressurization in articular cartilage lubrication. Journal of Biomechanics 42(9):1163-1176.

Ateshian GA, Wang H, Lai WM (1998). The role of interstitial fluid pressurization and surface porosities on the boundary friction of articular cartilage. Journal of Tribology 120:241-248.

Basalo IM, Mauck RL, Kelly TA, et al (2004). Cartilage interstitial fluid load support in unconfined compression following enzymatic digestion. Journal of Biomechanical Engineering 126(6):779-786.

Basalo IM, Raj D, Krishnan R, et al (2005). Effects of enzymatic degradation on the frictional response of articular cartilage in stress relaxation. Journal of Biomechanics 38(6):1343-1349.

Baums MH, Kahl E, Schultz W, et al (2006). Clinical outcome of the arthroscopic management of sports-related 'anterior ankle pain': a prospective study. Knee Surgery, Sports Traumatology, Arthroscopy 14(5):482-486.

Beattie PF, Donley JW, Arnot CF, et al (2009). The change in the diffusion of water in normal and degenerative lumbar intervertebral discs following joint mobilization compared to prone lying. Journal of Orthopaedic and Sports Physical Therapy 39(1):4-11.

Bee LA, Dickenson AH (2007). Rostral ventromedial medulla control of spinal sensory processing in normal and pathophysiological states. Neuroscience 147(3):786-793.

Bertone AL (2008). Joint physiology: responses to exercise and training. In: KW Hinchcliff, RJ Geor, AJ Kaneps eds. Equine Exercise Physiology. Elsevier Limited; 132-142.

Black PH (1995). Psychoneuroimmunology: brain and immunity. Science and Medicine 2:16-27.

Bogduk N (1997). Clinical Anatomy of the Lumbar Spine and Sacrum, 3rd ed. Edinburgh: Churchill Livingstone.

Bogduk N, Engel R (1984). The menisci of the lumbar zygapophyseal joints: a review of their anatomy and clinical significance. Spine 9(5):454-460.

Bogduk N, Jull G (1985). The theoretical pathology of acute locked back: a basis for manipulative therapy. Manual Medicine 1:78-82.

Bortnem G, Zavertnik J (2009). Neuromuscular Effects of Joint Mobilizations and Manipulations. Oregon: Pacific University Oregon.

Buckwalter JA (1995). Activity vs rest in the treatment of bone, soft tissue and joint injuries. Iowa Orthopaedic Journal 15:29-42.

Buckwalter JA (1998). Articular cartilage: injuries and potential for healing. Journal of Orthopaedic and Sports Physical Therapy 28(4):192-202.

Buckwalter JA, Einhorn TA, Bolander ME, et al (1996). Healing of musculo-skeletal tissue. In: CA Rockwood, D Green eds. Fractures. Philadelphia: JB Lippincott; 261-304.

Bursac P, McGrath CV, Eisenberg SR, et al (2000). A microstructural model of elastostatic properties of articular cartilage in confined compression. Journal of Biomechanical Engineering 122:347-353.

Caligaris M, Canal CE, Ahmad CS, et al (2009). Investigation of the frictional response of osteoarthritic human tibiofemoral joints and the potential beneficial tribological effect of healthy synovial fluid. Osteoarthritis and Cartilage 17(10):1327-1332.

Chabal C, Jacobson L, Russell LC, et al (1992). Pain response to perineuromal injection of normal saline, epinephrine and lidocaine into humans. Pain 49:9-12.

Charnley J (1960). The lubrication of animal joints in relation to surgical reconstruction by arthroplasty. Annals of the Rheumatic Diseases 19:10-19.

Collins N, Teys P, Vicenzino B (2004). The initial effects of a Mulligan's mobilization with movement technique on dorsiflexion and pain in subacute ankle sprains. Manual Therapy 9(2):77-82.

Cook C (2007). Orthopedic Manual Therapy: An Evidence-based Approach. Upper Saddle River, NJ: Pearson/Prentice Hall.

Coppieters MW, Stappaerts KH, Wouters LL, et al (2003). The immediate effects of a cervical lateral glide treatment technique in patients with neurogenic cervicobrachial pain. Journal of Orthopaedic and Sports Physical Therapy 33(7):369-378.

Couppe C, Hansen P, Kongsgaard M, et al (2009). Mechanical properties and collagen cross-linking of the patellar tendon in old and young men. Journal of Applied Physiology 107(3):880-886.

Courtney CA, Witte PO, Chmell SJ, et al (2010). Heightened flexor withdrawal response in individuals with knee osteoarthritis is modulated by joint compression and joint mobilization. The Journal of Pain 11(2): 179-185.

da Gracca Macoris D, Bertone A (2001). Intra-articular pressure profiles of the cadaveric equine fetlock joint in motion. Equine Veterinary Journal 33(2):184-190.

Dandona P, Ghanim H, Green K, et al (2013). Insulin infusion suppresses while glucose infusion induces Toll-like receptors and high-mobility group-B1 protein expression in mononuclear cells of type 1 diabetes patients. American Journal of Physiology: Endocrinology and Metabolism 304(8):E810-E818 doi: 10.1152/ajpendo.00566.2012.

Dickenson AH (2002). Editorial I: Gate Control Theory of pain stands the test of time. British Journal of Anaesthesia 88(6):755-757.

Dowson D, Wright V, Longfield MD (1969). Human joint lubrication. Biomedical Engineering 4:160-165.

Dressler MR, Butler DL, Wenstrup R, et al (2002). A potential mechanism for age-related declines in patellar tendon biomechanics. Journal of Orthopaedic Research 20(6):1315-1322.

Dupont JY (1997). Synovial plicae of the knee: controversies and review. Clinics in Sports Medicine 16(1):87-122.

Dutton M (2002). Manual Therapy of the Spine: an integrated approach. New York: McGraw-Hill.

Eckstein F, Lemberger B, Stammberger T, et al (2000). Patellar cartilage deformation in vivo after static versus dynamic loading. Journal of Biomechanics 33:819-825.

Elsaid KA, Jay GD, Chichester CO (2007). Reduced expression and proteolytic susceptibility of lubricin/superficial zone protein may explain early elevation in the coefficient of friction in the joints of rats with antigen-induced arthritis. Arthritis and Rheumatism 56(1):108-116.

Elsaid KA, Fleming BC, Oksendahl HL, et al (2008). Decreased lubricin concentrations and markers of joint inflammation in the synovial fluid of patients with anterior cruciate ligament injury. Arthritis and Rheumatism 58(6):1707-1715.

Farrell SF, Osmotherly PG, Cornwall J, et al (2015). The anatomy and morphometry of cervical zygapophyseal joint meniscoids. Surgical and Radiologic Anatomy 37(7):799-807.

Fernandez C, Arendt-Nielsen L, Gerwin R (2010). Tension-type and Cervicogenic Headache: Pathophysiology, Diagnosis, and Management. Burlington, MA: Jones & Bartlett Learning.

Forsey RW, Fisher J, Thompson J, et al (2006). The effect of hyaluronic acid and phospholipid-based lubricants on friction within a human cartilage damage model. Biomaterials 27(26):4581-4590.

Forster H, Fisher J (1996). The influence of loading time and lubricant on the friction of articular cartilage. Proceedings of the Institution of Mechanical Engineers, Part H 210(2):109-119.

Frank CB, Shrive NG (1999). Ligament. In: BM Nigg, W Herzog eds. Biomechanics of the Musculoskeletal System, 2nd ed. New York: John Wiley & Sons; 107-126.

Geborek P, Moritz U, Wollheim FA (1989). Joint capsular stiffness in knee arthritis. Relationship to intra-articular volume, hydrostatic pressures, and extensor muscle function. Journal of Rheumatology 16(10):1351-1358.

Glazebrook MA, Ganapathy V, Bridge MA, et al (2009). Evidence-based indications for ankle arthroscopy. Arthroscopy 25(12):1478-1490.

Goodsell M, Lee M, Latimer J (2000). Short-term effects of lumbar posteroanterior mobilisation in individuals with low back pain. Journal of Manipulative and Physiological Therapeutics 23(5):332-342.

Green T, Refshauge K, Crosbie J, et al (2001). A randomised controlled trial of a passive accessory joint mobilisation on acute ankle inversion sprains. Physical Therapy 81(4):984-994.

Guilak F (1995). Compression-induced changes in the shape and volume of the chondrocyte nucleus. Journal of Biomechanics 28:1529-1541.

Hamrock BJ, Schmid SR, Jacobson BO (2004). Fundamentals of Fluid Film Lubrication. Boca Raton, FL: CRC Press.

Hargens AR, Akeson WH (1986). Stress effects on tissue nutrition and viability. In: AR Hargens ed. Tissue Nutrition and Viability. New York: Springer-Verlag.

Hawley B (2010). Joint motion and motion therapy. Dynamic Chiropractic, August 26, vol. 28, issue 18.

Heinemeier KM, Olesen JL, Haddad F, et al (2007). Expression of collagen and related growth factors in rat tendon and skeletal muscle in response to specific contraction types. Journal of Physiology Aug 1, 582(Pt 3):1303-1316.

Herzog W, Gal J (1999). Tendon. In: BM Nigg, W Herzog eds. Biomechanics of the Musculoskeletal System, 2nd ed. New York: John Wiley & Sons; 127-147.

Hills BA (1989). Oligolamellar lubrication of joints by surface active phospholipid. Journal of Rheumatology 16:82-91.

Hills BA, Monds MK (1998a). Deficiency of lubricating surfactant lining the articular surfaces of replaced hips and knees. British Journal of Rheumatology 37(2):143-147.

Hills BA, Monds MK (1998b). Enzymatic identification of the load-bearing boundary lubricant in the joint. British Journal of Rheumatology 37(2):137-142.

Hockenbury RT, Sammarco GJ (2001). Evaluation and treatment of ankle sprains. The Physician and Sports Medicine 29(2):57-64.

Huang C, Holfeld J, Schaden W, et al (2013). Mechanotherapy: revisiting physical therapy and recruiting mechanobiology for a new era in medicine. Trends in Molecular Medicine 19(9):555-564.

Huijing PA, Jaspers RT (2005). Adaptation of muscle size and myofascial force transmission: a review and some new experimental results. Scandinavian Journal of Medicine and Science in Sports 15:349-380.

Ingber DE (2006). Cellular mechanotransduction: putting all the pieces together again. FASEB Journal 20(7):811-827.

Jahn S, Seror J, Klein J (2016). Lubrication of articular cartilage. Annual Review of Biomedical Engineering 18(1).

Jay GD, Lane BP, Sokoloff L (1992). Characterization of a bovine synovial fluid lubricating factor. III. The interaction with hyaluronic acid. Connective Tissue Research 28(4):245-255.

Jay GD, Tantravahi U, Britt DE, et al (2001). Homology of lubricin and superficial zone protein (SZP): products of megakaryocyte stimulating factor (MSF) gene expression by human synovial fibroblasts and articular chondrocytes localized to chromosome 1q25. Journal of Orthopaedic Research 19:677-687.

Jowsey P, Perry J (2010). Sympathetic nervous system effects in the hands following a grade III postero-anterior rotatory mobilisation technique applied to T4: a randomised, placebo-controlled trial. Manual Therapy 15(3):248-253.

Kaltenborn FM (1989). Manual Mobilization of the Extremity Joints: Basic Examination and Treatment Techniques, 4th ed. Oslo, Norway: Olaf Norlis Bokhandel Universitatsgaten.

Kandel E, Schwartz J, Jessell T (2000). Principles of Neural Science, 4th ed. New York: McGraw-Hill.

Karamanidis K, Arampatzis A (2006). Mechanical and morphological properties of human quadriceps femoris and triceps surae muscle–tendon unit in relation to aging and running. Journal of Biomechanics 39(3):406-417.

Kenta M, Khandujab V (2010). Synovial plicae around the knee. The Knee 17(2):97-102.

Kersting UG, Stubendorff JJ, Schmidt MC, et al (2005). Changes in knee cartilage volume and serum COMP concentration after running exercise. Osteoarthritis Cartilage 13:925-934.

Khalsa PS, Eisenberg SR (1997). Compressive behaviour of articular cartilage is not completely explained by proteoglycan osmotic pressure. Journal of Biomechanics 30:589-594.

Khan KM, Scott A (2009). Mechanotherapy: how physical therapists' prescription of exercise promotes tissue repair. British Journal of Sports Medicine 43(4):247-252.

Kim DH, Gambardella RA, ElAttrache NS, et al (2006). Arthroscopic treatment of posterolateral elbow impingement from lateral synovial plicae in throwing athletes and golfers. The American Journal of Sports Medicine 34(3):438-444.

Kingston L, Claydon L, Tumilty S (2014). The effects of spinal mobilizations on the sympathetic nervous system: a systematic review. Manual Therapy, 19(4):281-287.

Kos J, Hert J, Sevcik P (2001). Meniscoids of the intervertebral joints.

Acta Chirurgiae Orthopaedicae et Traumatologiae Cechoslovaca 69(3):149-157.

Kos J, Wolf J (1972). Les menisques intervertebraux et leur role possible dans les blocages vertebraux. Annales de Medicine Physique 15:203-218.

Krishnan R, Kopacz M, Ateshian GA (2004). Experimental verification of the role of interstitial fluid pressurization in cartilage lubrication. Journal of Orthopaedic Research 22:565-570.

Krouwel O, Hebron C, Willett E (2010). An investigation into the potential hypoalgesic effects of different amplitudes of PA mobilisations on the lumbar spine as measured by pressure pain thresholds (PPT). Manual Therapy 15:7-12.

Lafeber FPJG, Veldhuijzen JP, Vanroy JLAM, et al (1992). Intermittent hydrostatic compressive force stimulates exclusively the proteoglycan synthesis of osteoarthritic human cartilage. Rheumatology 31(7):437-442.

Lahm A, Erggelet C, Reichelt A (1998). Ankle joint arthroscopy for meniscoid lesions in athletes. Arthroscopy 14(6):572-575.

Lai WM, Hou JS, Mow VC (1991). A triphasic theory for the swelling and deformation behaviors of articular cartilage. Journal of Biomechanical Engineering 113:245-258.

Lederman E (1997). Fundamentals of Manual Therapy: Physiology, Neurology and Psychology. London: Churchill Livingstone.

Lewit K (2010). Manipulative Therapy: Musculoskeletal Medicine. Philadelphia: Elsevier Health Sciences.

Lundberg U (2000). Catecholamines. In: G Fink ed. Encyclopedia of Stress. San Diego: Academic Press.

McCollam RL, Cindy BJ (1993). Effects of posterio-anterior mobilisation on lumbar extension and flexion. Journal of Manual and Manipulative Therapy vol. 1, no. 4.

Macconaill MA (1932). The function of intra-articular fibrocartilages, with special reference to the knee and inferior radio-ulnar joints. Journal of Anatomy 66:210-227.

McCutchen CW (1959). Sponge-hydrostatic and weeping bearings. Nature 184:1284-1285.

McCutchen CW (1962). The frictional properties of animal joints. Wear 5(1):1-17.

Maitland GD (1986). Vertebral Manipulation, 5th ed. London: Butterworth.

Maitland GD, Hengeveld E, Banks K, et al (2005). Vertebral Manipulation, 7th ed. London: Butterworth–Heinemann.

Mankin HJ, Buckwalter JA (1997). Articular cartilage. II. Degeneration and osteoathrosis, repair, regeneration and transplantation. Journal of Bone and Joint Surgery 79A(4):612-632.

Mansour JM, Mow VC (1976). The permeability of articular cartilage under compressive strain and at high pressures. Journal of Bone and Joint Surgery 58A:509-516.

Melzack R, Wall PD (1965). Pain mechanisms: a new theory. Science (New York) 150(3699):971-979 PMID: 5320816.

Mercer S, Bogduk N (1993). Intra-articular inclusions of the cervical synovial joints. Rheumatology 32(8):705-710.

Moss P, Sluka K, Wright A (2007). The initial effects of knee joint mobilisations on osteoarthritic hyperalgesia. Manual Therapy 12:109-118.

Moutzour, M, Perry J, Billis E (2012). Investigation of the effects of a centrally applied lumbar sustained natural apophyseal glide mobilization on lower limb sympathetic nervous system activity in asymptomatic subjects. Journal of Manipulative and Physiological Therapeutics 35(4):286-294.

Mow VC, Kuei SC, Lai WM, et al (1980). Biphasic creep and stress relaxation of articular cartilage in compression: theory and experiments. Journal of Biomechanical Engineering 102:73-84.

Mow V, Lai M (1980). Recent developments in synovial joint biomechanics. SIAM Review vol. 22, no. 3 (Society for Industrial and Applied Mathematics).

Mow VC, Proctor CS, Kelly MA (1989). Biomechanics of articular cartilage. In: M Nordin, VH Frankel eds. Basic Biomechanics of the Musculoskeletal System, 2nd ed. Philadelphia, PA: Lea & Febiger; 31-58.

Nachemson AL, Evans JH (1968). Some mechanical properties of the third human lumbar interlaminar ligament (ligamentum flavum). Journal of Biomechanics 1:211-220.

Noel G, Verbruggen LA, Barbaix E, et al (2000). Adding compression to mobilization in a rehabilitation program after knee surgery. A preliminary clinical observational study. Manual Therapy 5(2):102-107.

O'Meara PM (1993). The basic science of meniscus repair. Orthopaedic Review 22(6):681-686.

Pentelka L, Hebron C, Shapleski R, et al (2012). The effect of increasing sets (within one treatment session) and different set durations (between treatment sessions) of lumbar spine posteroanterior mobilisations on pressure pain thresholds. Manual Therapy 17(6):526-530.

Poole AR, Kojima T, Yasuda T, et al (2001). Composition and structure of articular cartilage: a template for tissue repair. Clinical Orthopaedics 391(suppl):S26-33.

Powers CM, Beneck GJ, Hulig K, et al (2008). Effects of a single session of posterior to anterior spinal mobilisation and press-up exercise on pain and response with lumbar spine extension in people with nonspecific low back pain. Journal of the American Physical Therapy Association 88:485-493.

Quinn TM, Dierickx P, Grodzinsky AJ (2001). Glycosaminoglycan network geometry may contribute to anisotropic hydraulic permeability in cartilage under compression. Journal of Biomechanics 34:1483-1490.

Raja SN, Treede RD (2012). Testing the link between sympathetic efferent and sensory afferent fibers in neuropathic pain. The Journal of the American Society of Anesthesiologists 117(1):173-177.

Ralphs JR, Waggett AD, Benjamin M (2002). Actin stress fibers and cell–cell adhesion molecules in tendons: organisation in vivo and response to mechanical loading of tendon cells in vitro. Matrix Biology 21:67-74.

Rapperport DJ, Carter DR, Schurman DJ (1985). Contact finite element stress analysis of the hip joint. Journal of Orthopaedic Research 3(4):435-446.

Refshauge K, Gass E (2004). Musculoskeletal Physiotherapy: Clinical Science and Evidence-based Practice, 2nd ed. Oxford: Butterworth–Heinemann.

Responte DJ, Lee JK, Hu JC, et al (2012). Biomechanics-driven chondrogenesis: from embryo to adult. FASEB Journal 26(9):3614-3624.

Rice D, McNair P (2009). Quadriceps arthrogenic muscle inhibition: neural mechanisms and treatment perspectives. Seminars in Arthritis and Rheumatism 40(3):250-266.

Salter RB (1989). The biologic concept of continuous passive motion of synovial joints. The first 18 years of basic research and its clinical application. Clinical Orthopaedics and Related Research 242:12-25.

Salter RB (1993). Continuous passive motion (CPM): a biological concept for the healing and regeneration of articular cartilage, ligaments and tendons. In: Original Research to Clinical Applications. Baltimore: Williams & Wilkins; 419.

Saunders HD, Saunders R (2004). Evaluation, Treatment, and Prevention of Musculoskeletal Disorders. Chaska, MN: Saunders Group.

Sawhney RK, Howard J (2002). Slow local movements of collagen fibers by fibroblasts drive the rapid global self-organization of collagen gels. Journal of Cell Biology 157(6):1083-1092. doi: 10.1083/jcb.200203069.

Schild C, Trueb B (2002). Mechanical stress is required for high-level expression of connective tissue growth factor. Experimental Cell Research 274(1):83-91.

Schmid A, Brunner F, Wright A, et al (2008). Paradigm shift in manual therapy? Evidence for a central nervous system component in the response to passive cervical joint mobilization. Manual Therapy 13(5):387-396.

Schmidt TA, Gastelum NS, Nguyen QT, et al (2007). Boundary lubrication of articular cartilage: role of synovial fluid constituents. *Arthritis and Rheumatism* 56:882-891.

Schmidt RA, Wrisberg CA (2008). Motor Learning and Performance: A Situation-based Learning Approach. Human Kinetics.

Schulte TL, Filler TJ, Struwe P, et al (2010). Intra-articular meniscoid folds in thoracic zygapophysial joints. Spine 35(6):E191-E197.

Shum GL, Tsung BY, Lee RL (2012). Immediate effect of posteroanterior mobilisation on reducing back pain and the stiffness of the lumbar spine. Archive of Physical Medicine and Rehabilitation doi:10,1016/j.amr.2012.11.020.

Sluka KA, Skyba DA, Radhakrishnan R, et al (2006). Joint mobilization reduces hyperalgesia associated with chronic muscle and joint inflammation in rats. The Journal of Pain 7(8):602-607.

Staud R, Craggs JG, Robinson ME, et al (2007). Brain activity related to temporal summation of C-fiber evoked pain. Pain 129:130-142.

Steinert AF, Goebel S, Rucker A, et al (2010). Snapping elbow caused by hypertrophic synovial plica in the radiohumeral joint: a report of three cases and review of literature. Archives of Orthopaedic and Trauma Surgery 130(3):347-351.

Sterling M, Jull G, Wright A (2001). Cervical mobilisation: concurrent effects on pain, sympathetic nervous system activity and motor activity. Manual Therapy 6:72-81.

Sternberg EM, Gold PW (1997). The mind–body interaction in disease. Scientific American 7, Special Issue, Mysteries of the Mind:8-17.

Sun HB (2010). Mechanical loading, cartilage degradation, and arthritis. Annals of the New York Academy of Sciences 1211(1):37-50.

Takai S, Woo SL, Horibe S, et al (1991). The effect of frequency and duration of controlled passive mobilization on tendon healing. Journal of Orthopaedic Research 9(5):705-713.

Teeple E, Elsaid KA, Fleming BC, et al (2008). Coefficients of friction, lubricin, and cartilage damage in the anterior cruciate ligament-deficient guinea pig knee. Journal of Orthopaedic Research 26(2):231-237.

Teodorczyk-Injeyan J, Injeyan H, Ruegg R (2006). Spinal manipulative therapy reduces inflammatory cytokines but not substance P production in normal subjects. Journal of Manipulative and Physiological Therapeutics 29:14-21.

Thomopoulos S, Das R, Silva M, et al (2009). Enhanced flexor tendon healing through controlled delivery of PDGF-BB. *Journal of Orthopaedic Research* September, 27(9):1209-1215. doi:10.1002/jor.20875.

Threlkeld A (1992). The effects of manual therapy on connective tissue. Physical Therapy 72(12):893-902.

Veigel C, Molloy JE, Schmitz S, et al (2003). Load-dependent kinetics of force production by smooth muscle myosin measured with optical tweezers. Nature Cell Biology 5:980-986.

Vicenzino B (1995). An investigation of the effects of spinal manual therapy on forequarter pressure and thermal pain thresholds and sympathetic nervous system activity in asymptomatic patients: a preliminary study. In: M Shacklock ed. Moving in on Pain. Melbourne, Australia: Butterworth–Heinemann; 185-193.

Viitanen MJ, Wilson AM, McGuigan HP, et al (2003). Effect of foot balance on the intra articular pressure in the distal interphalangeal joint in vitro. Equine Veterinary Journal 35(2):184-189.

Wang JH, Guo Q, Li B (2012). Tendon biomechanics and mechanobiology – a mini review of basic concepts and recent advancements. Journal of Hand Therapy 25(2):133-141.

Watkins LR, Maier SF (1999). Cytokines and Pain. Basel: Birkhauser.

Watkins LR, Maier SF (2000). The pain of being sick: implications of immune-to-brain communication for understanding pain. Annual Review of Psychology 51:29-57.

Webb AL, Darekar AA, Sampson M, et al (2009). Synovial folds of the lateral atlantoaxial joints: *in vivo* quantitative assessment using magnetic resonance imaging in healthy volunteers. Spine 34(19):E697-E702.

Willett E, Hebron C, Krouwel O (2010). The initial effects of different rates of lumbar mobilisations on pressure pain thresholds in asymptomatic subjects. Manual Therapy 15(2):173-178.

Williams JM, Brandt KD (1984). Immobilization ameliorates chemically induces articular cartilage damage. Arthritis and Rheumatism 27:208-216.

Williams JM, Moran M, Thonar EJ, et al (1994). Continuous passive motion stimulates repair of rabbit knee articular cartilage after matrix proteoglycan loss. Clinical Orthopaedics 304:252-262.

Williams PL, Warwick R, Dyson M, et al (1989). Gray's Anatomy, 37th ed. New York: Churchill Livingstone; 69-70.

Wolfe MW, Uhl TL, Mattacola CG, et al (2001). Management of ankle sprains. American Family Physician 63(1):93-104.

Yeo HK, Wright A (2011). Hypoalgesic effect of a passive accessory mobilisation technique in patients with lateral ankle pain. Manual Therapy 16(4):373-377.

Zappone B, Greene GW, Oroudjev E, et al (2007). Molecular aspects of boundary lubrication by human lubricin: effect of disulfide bonds and enzymatic digestion. Langmuir 24(4):1495-1508.

Zusman M (2011). Mechanism of mobilization. Physical Therapy Reviews 16(4):233-236.

第2章
运动与关节导论

张 路 蒋 磊 徐 峰 武 峰 代 兵译

本章将介绍不同类型的关节及其分类和关节运动。

运动的描述

为方便描述运动，我们引入"面"这个术语。人体有3个运动面（图2.1A）。

冠状面——将人体分为前部和后部。这个面中的典型运动之一是在做展腹跳时将四肢向两侧举起，此时四肢是在冠状面中运动。

水平面——是一个与地面平行的面。扭动和转动动作，例如回头看身后，即发生在水平面。

矢状面——从前至后将人体分为左半边和右半边。走路时，脚即在矢状面中运动。

描述运动方向的词有：上/下、前/腹侧、后/背侧（图2.1B）。

关节是什么

肌肉骨骼系统的主要功能是运动与支撑，而关节使运动成为可能。不同关节的活动性差异很大，这取决于多种因素，例如，关节类型、韧带与肌肉的张力以及关节内的结缔组织的位置关系。关节的结构决定了运动的角度与方向，但关节必须足够稳定以保证其完整性。每个关节都在稳定性和活动性之间保持着平衡：

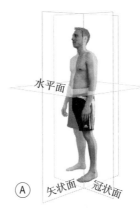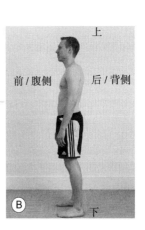

图2.1 运动的面与方向

关节活动性越强，稳定性就越差，反之亦然。

关节的作用不仅是运动，它们还能帮助减震。人体部分减震效果来源于关节内液体和软骨的力学特性（第1章）。脊椎和下肢的减震尤为重要，因为它们能帮助分散可能损害身体其他部分的外力，例如，我们跑步、起跳或者锻炼时受到的力。其原理和车辆减震器相似，减震器能够减少路面冲击力对车辆的伤害或磨损。

在对关节进行检查时，要着重评估运动的"质"和"量"，量是指关节的活动范围。我们检查的目标是评估关节在某个面中活动的最大程度。关节活动受限可能是由于疼痛或肌肉收缩，或是由于骨骼、结缔组织或软组织相互接触。

当骨骼之间接触时，可以感觉到关节的运动突然停止。骨骼接触可能是由于关节面之间天然的解剖结构导致的，也可能是由于关节囊外或囊内骨质增生。结缔组织导致的活动范围限制也会有很强的停止感，但同时又会有一点弹性。这种带弹性的活动范围限制是由关节囊或关节周围的韧带导致的。软组织导致的活动范围限制的停止感更软，且没有明确的运动停止点。在对体型较大的患者进行检查时，精确定义其关节活动范围可能比较困难。

关节运动

关节运动有时也叫关节活动或关节动作，是指多个关节面同时完成的特定动作。这些动作可分为滚动、滑动和转动。

· 滚动是指一个骨面"滚过"另一个骨面，类似车轮滚过地面。

· 滑动是指两个关节面之间平行地运动，并保持两个关节面之间的空间不变。

· 转动是指一个骨/关节相对另一个骨/关节绕轴"转动"。

关节中关节面的形状决定了它们能做何种类型的运动（见本章"关节的类型"）。我们将在之后的章节详细描述各个关节，这里我们简单以膝关节为例，来解释一个关节是如何进行各种类型的运动的。

膝关节可定义为改良的屈戌关节，因为它可以做所有类型的运动：滚动、滑动和转动。膝盖屈曲时，滚动力和滑动力出现在股骨髁突和胫骨平台的接合处。这些运动受膝关节半月板的形状和韧带组织牵引的影响。转动出现在膝盖完全伸展的过程中，就是在胫骨向外绕其长轴转动时来完成膝盖的完全伸展。这一过程十分重要，因为在人站立时，各种力作用于膝盖的支撑结构，形成一种省力的生物力学张力（我们在第13章会详细讨论）。

关节的类型

关节可被分为3种类型。

· 纤维关节
· 软骨关节
· 滑膜关节

纤维关节

纤维关节是很强韧的关节，可以做小幅度的活动，有些则根本无法活动。纤维关节可进一步分为3个亚型。

· 缝线型——例如，成人头部的颅骨（图2.2）。
· 钉状型——例如，牙根。
· 韧带联合型——例如，胫腓骨（图2.3）。

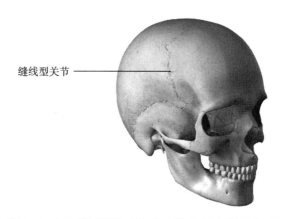

缝线型关节

图2.2　颅骨的缝线型关节。箭头指向的是额骨和颞骨之间的关节

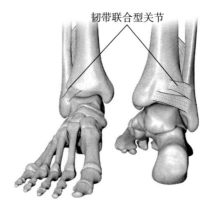

韧带联合型关节

图2.3　远端胫骨和腓骨之间的韧带联合型关节

缝线型和钉状型的关节基本上不能活动。韧带联合型关节（如胫骨和腓骨之间的关节）可以有小幅度的活动（我们会在第 13 章进一步讨论）。

软骨关节

软骨关节通常柔软结实、具有减震功能、没有直接血供且软骨组织与骨骼组织之间没有空隙。它们有 2 种亚型。

- 软骨结合型——第 1 肋和胸骨（图 2.4）。
- 软骨联合型——耻骨联合、椎间盘和脊椎（图 2.5）。

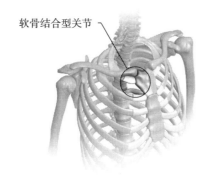

图 2.4　第 1 肋与胸骨之间的软骨结合型关节

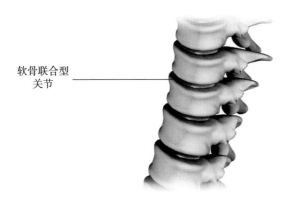

图 2.5　脊椎中的软骨联合型关节

滑膜关节

滑膜关节是人体内最常见的关节，当处于健康状态时，它们基本都是活动的。骨组织中的关节部分被光滑的关节软骨／滑膜软骨覆盖。关节中韧带组织和一个滑膜关节囊支撑，这些结构在确保关节健康而平顺地活动以及保持关节稳定性和完整性方面发挥重要作用。

滑膜关节根据形状和结构，可进一步分为 6 种不同亚型，分别可做不同类型的活动。

- 平面关节
- 铰链关节
- 枢轴关节
- 髁状关节
- 鞍状关节
- 球窝关节

滑膜关节是人体内的主要关节，也是操作治疗师最常接触的关节。我们将就此进行进一步的讨论。

平面关节

平面关节的关节面有轻微弧度，可以做滑动运动。因此，平面关节有时也称为"滑动关节"。平面关节的活动范围有限。例如，手部的腕关节和足部的跗关节都是平面关节（图 2.6）。

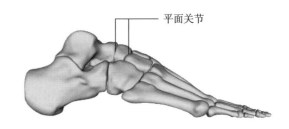

图 2.6　足部的平面关节

铰链关节

铰链关节只能做一种主要动作。关节中的一块骨骼微凸，另一块微凹，两块骨骼连接在一起。这说明，当关节活动时，一块骨骼移动而另一块保持静止，类似门上的铰链。肱尺（肘）关节是典型的铰链关节（图 2.7）。

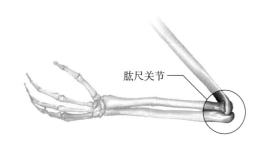

图 2.7　肘部的肱尺铰链关节

枢轴关节

这种关节中的一块骨骼嵌在另一块环形骨骼中，这种结构可以做转动动作。寰枢关节是这种关节的一个例子（颈椎第 1 节和第 2 节之间）（图 2.8）。

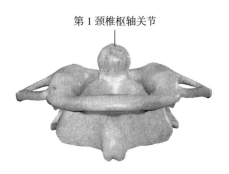

图 2.8　第 1 颈椎枢轴关节

髁状关节

髁状关节也称椭圆关节。它的一个关节面呈橄榄球形，与另一个关节面上的橄榄球形凹洞相接合。这种关节可以做沿主轴的主要运动。例如，手指（除拇指）（图 2.9）和脚趾的指骨间关节。

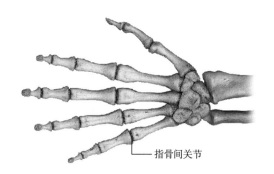

图 2.9　手指（除拇指）的指骨间关节

鞍状关节

鞍状关节和髁状关节运动方式差不多，但是鞍状的关节面（该关节因此得名）使得其可动范围更大。例如，大拇指的鞍状关节面使其活动范围比其余四指更大（图 2.10）。

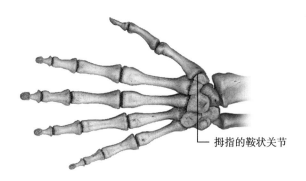

图 2.10　拇指的鞍状关节

球窝关节

球窝关节是滑膜关节中活动性最强的，可做各个方向的运动，具有所有关节中最大的活动范围。球窝关节由一个球形关节面和一个杯形关节面连接而成。例如，髋关节和盂肱关节（图 2.11）。

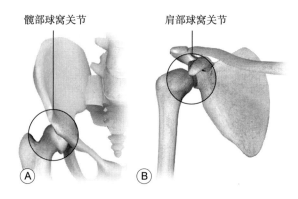

图 2.11　球窝关节。A. 髋关节；B. 盂肱关节

骨运动学

骨运动学，或称骨运动是指一个关节的基本运动。例如，屈曲、伸展、外展、内收。用以理解和描述身体如何运动以及运动和动作的

范围，对于评估患者情况以及与患者、授课老师及其他专家之间的交流十分重要。

在讨论运动和动作的位面时，我们总是从解剖中立位开始（图 2.12）。

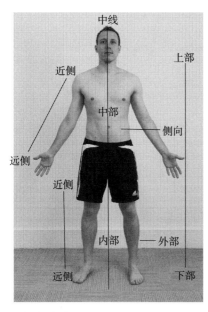

图 2.12 解剖中立位

用来描述运动的术语也可用来描述位置——例如，"将关节保持在屈曲位"或"从内旋位置开始"。这些术语被用来描述某个位置与解剖中立位的比较。

几乎所有的动作都是成对的，这是因为大多数动作都有相反动作，也就是关节在同一个面中向反方向运动。我们将按如下顺序加以讨论。

- 屈曲和伸展
- 水平屈曲和水平伸展
- 侧屈
- 内收和外展
- 内旋和外旋
- 上提和下压
- 伸展和收缩
- 旋前和旋后
- 外翻和内翻
- 内偏和外偏

- 对掌和并置
- 背伸和跖屈
- 环形运动
- 牵引和发散

屈曲和伸展（图 2.13）

屈曲和伸展是在矢状面中进行的动作。

屈曲基本上可以归类为一种弯曲运动，例如，当膝盖弯曲时，将脚跟靠近臀部的动作。在这个动作中，随着脚跟靠近臀部，膝关节的角度逐渐缩小。

伸展是指关节从屈曲位回到解剖静息位的动作。还是用膝关节举例，随着腿的伸展，关节角度逐渐增大。过度伸展是指伸展动作超过了解剖中立位置。

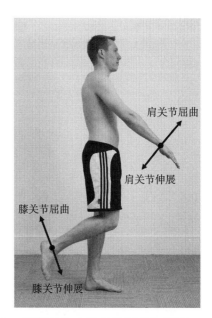

图 2.13 膝关节和肩关节的屈曲和伸展

水平屈曲和水平伸展（图 2.14）

这些动作是在水平面中进行的。

水平屈曲是指关节角度在水平面中缩小的动作。

水平伸展是指关节角度在水平面中增大的动作。

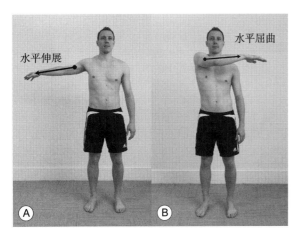

图 2.14　肩部的水平伸展（A）和水平屈曲（B）

侧屈（图 2.15）

侧屈一词被一些治疗师用来指代脊柱偏离中线的动作，也可以称作侧弯。

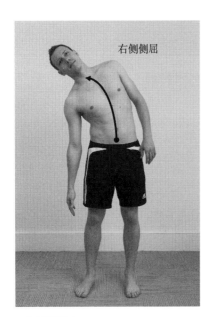

图 2.15　右侧侧屈

内收和外展（图 2.16）

内收和外展是用来描述在冠状面中，朝向或远离身体中线的运动术语。

内收指靠近中线的运动。
外展指远离中线的运动。

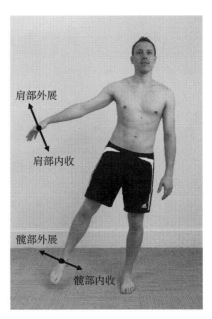

图 2.16　肩部和髋部的内收和外展

内旋和外旋（图 2.17）

内旋和外旋指四肢沿其长轴的运动。
内旋是关节靠近中线的运动。
外旋是关节远离中线的运动。

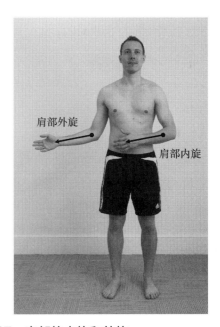

图 2.17　肩部的内旋和外旋

上提和下压（图 2.18）

上提和下压一般指肩胛骨的运动。

上提是肩胛骨向上的运动（如耸肩）。

下压和上提相反，指肩胛骨向下的运动。

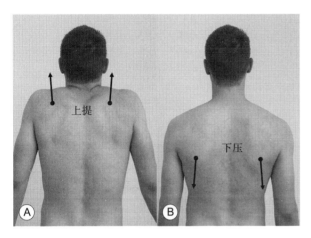

图 2.18 肩胛骨的上提（A）和下压（B）

伸展和收缩（图 2.19）

这两个动作是肩部的附加动作，主要发生在肩胸假关节。

伸展是肩部在冠状面进行向前的运动。

收缩是肩胛骨向后，朝向身体中线的运动。

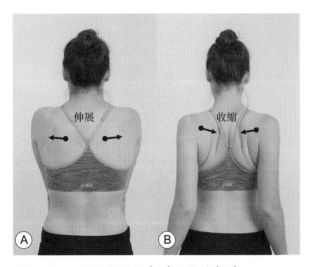

图 2.19 肩胛骨的伸展（A）和收缩（B）

旋前和旋后（图 2.20，2.21）

旋前和旋后动作出现在肘关节和足部的距下关节。在肘部，当肘关节处于半屈曲位时，旋前和旋后动作取决于前臂的位置。

旋前是指肘关节屈曲 90°，使掌心向下时，前臂的动作或位置。在距下关节，指足部向外侧旋转。

旋后是指肘关节屈曲 90°，使掌心向上时，前臂的动作或位置。在距下关节，指足部向内侧旋转。

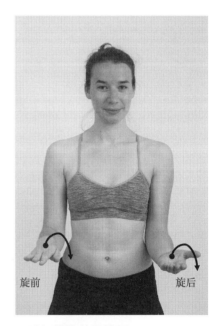

图 2.20 肘部的旋前和旋后

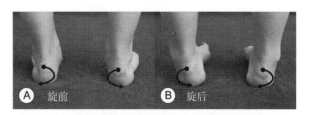

图 2.21 足部距下关节的旋前（A）和旋后（B）

内偏和外偏（图 2.22，2.23）

偏离是指以解剖正中线为基准，关节向外或向内的运动。

在腕关节，手腕或手可以做内偏和外偏动作，也可以分别称为尺骨侧偏离和桡骨侧偏离（图 2.22）。

膝关节也可做内偏和外偏，尽管膝部的偏离更多用外翻（内偏或 X 型腿，图 2.23A）和内翻（外偏或 O 型腿，图 2.23B）来描述。

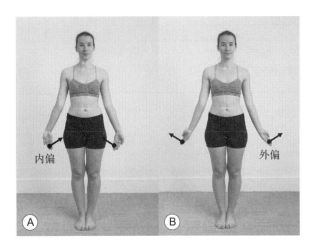

图 2.22　手腕 / 手的内偏（A）和外偏（B）

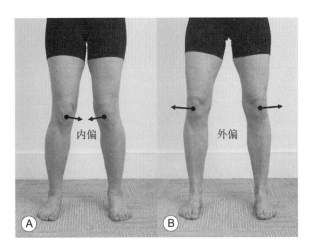

图 2.23　膝的内偏（A）和外偏（B）

对掌和并置（图 2.24）

这两个动作是人类和某些灵长类动物所独有的，发生在腕掌关节的大拇指上。

对掌是指大拇指横跨手掌，向小指方向运动。

并置（也叫复位）是指大拇指横跨手掌，从对掌位置回到原始解剖位的运动。

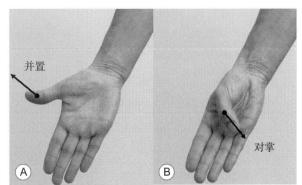

图 2.24　大拇指的对掌和并置

背伸和跖屈（图 2.25）

背伸和跖屈是踝关节的运动，对这一运动的描述要参考足部的两部分：足背和足底。

背伸是指足背朝头部抬起，一些治疗师将这一动作归类为踝的屈曲。

跖屈指足底向下，也可归类为踝的伸展。

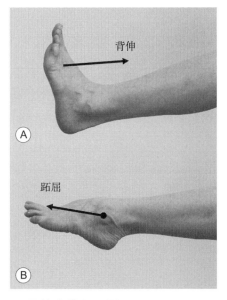

图 2.25　足的背伸和跖屈

环形运动（图 2.26）

环形运动是球窝关节的运动，它实际上是一组围绕关节进行的环向运动：从屈曲、内收和内旋转为伸展、外展和外旋运动。

牵引和发散（图 2.27）

牵引和发散是一种治疗性动作，是由外力施加的，而非由肌肉直接控制。人们把这两个动作归类为关节面的分离动作，且对周遭软组织不造成构造上的伤害。

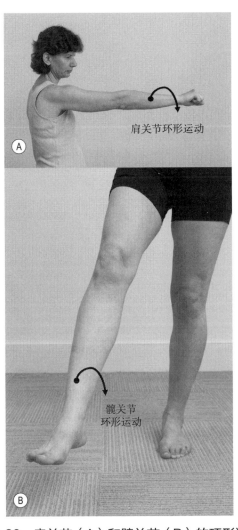

图 2.26　肩关节（A）和髋关节（B）的环形运动

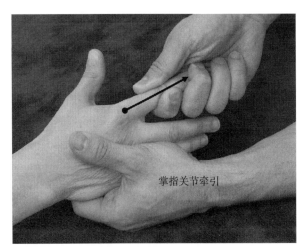

图 2.27　示指掌指关节的牵引

第3章

关节松动术的禁忌证及注意事项

张　路　高铸烨　武　峰　代　兵　吴心月 译

> 本章我们着眼于医师在施行关节松动技术前需要考虑的禁忌证及注意事项。

选择对患者最有利的治疗方式是医师的责任，而且应该时刻谨记，徒手疗法不是万能的。应根据症状选择特定的治疗手段，来让患者的情况好转；同时应根据禁忌证来避免危险或不适当的治疗。

所有的医疗手段都至少有一个禁忌证。顶尖的专家在处理特定情况时，有能力发现预警征兆，并采取必要的预防措施。有经验的徒手治疗师在把手放到患者身体上时，就能立刻察觉到问题，因而会更加小心地处理。在处理问题方面，临床经验和良好的相关教育同等重要。

发现预警征兆时，治疗师应该暂停一下，重新考虑要采用的疗法。这是对这位患者最好的治疗手段吗？还是应该考虑换一种疗法？即使出于谨慎而不采取任何治疗，也比鲁莽行事、使用了错误的治疗手段要好得多，因为后者会造成更大的伤害（Hartman 1997）。

绝对禁忌证和相对禁忌证

从定义上来说，禁忌证是指某种会对患者造成伤害的操作、药物、疗法或者手术，应该避免使用。在医学上，禁忌证可分为两类：绝对禁忌证和相对禁忌证。

在特定情况下，由于没有合理的理由，某些治疗手段不能采用。例如，不能让对某种食物严重过敏的人吃此种食物，因为这会导致严重过敏反应。这种禁忌证被称为绝对禁忌证。

然而，并非所有禁忌证都是绝对的，有些禁忌证是相对的。也就是说患者也许会因某种治疗而承受高风险的副作用或并发症，但这些风险相对其可能获益来说还是小些（图3.1）。例如，对孕妇使用X线检查是应严格禁止的，因其可对子宫中的胎儿造成不良影响。然而，在某些情况下，接触X线是必要的，因为孕

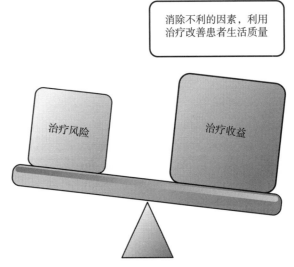

图3.1　相对禁忌证图解：治疗手段带来的获益超过了风险

妇或胎儿可能处于危险之中，例如，肺结核。在这种情况下，建议使用X线检查（Starke 1997）。医师在为具体患者制订最佳治疗计划时，应时刻谨记这些注意事项。

适应证是为患者选择治疗手段的依据，它们和禁忌证正相反。一个专业的医师必须找到对患者最有利的治疗手段，且将副作用控制在最小，要是可能，要完全消除。

不是所有情况都适用徒手疗法（图3.2，表3.1），我们应当选择不造成伤害的方法。然而，如果患者当前情况十分严重，无暇顾及潜在的慢性伤害或副作用，则应该在开始任何治疗之前向患者说明其受治疗区域可能面临的风险与副作用，及其当前情况（Hartman 1997）。

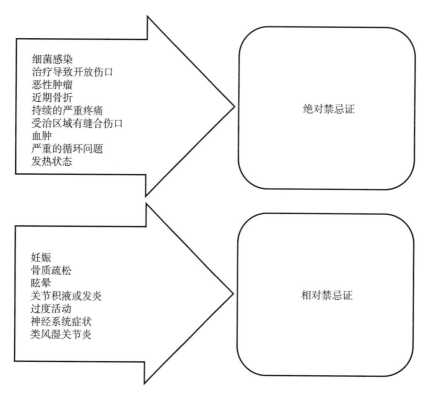

图 3.2　操作疗法的禁忌证

表 3.1　关节松动术和其他徒手疗法的适应证与禁忌证

治疗方法	适应证	禁忌证
关节松动术	关节活动受限 关节错缝 活动导致的关节机械性疼痛 肌肉紧张及失调 神经根压迫、关节盘受损、椎关节僵硬	椎动脉疾病体征 徒手疗法加重疼痛 脊髓损害体征和症状 骨裂或脱臼 关节或韧带不稳定 非机械性原因引起疼痛 活动性骨病／肿瘤
徒手牵引	关节僵硬或受压迫 使用徒手牵引有疗效的神经根压迫或椎间盘突出	同上

关节松动术

关节松动术是一种徒手疗法干预技术——由资深的徒手治疗师施行的关节面或骨关节的被动运动。关节松动术致力于为患者提供有效的治疗，其中的技术为治疗师所广泛使用，以改善关节排列、增强灵活性和活动度，也用来减轻疼痛、不适，以及缓解肌肉痉挛。这些症状的改善反过来又增加了关节活动度（Mulligan 2010）。

应用在脊椎上的关节松动术可以称为脊椎松动术。人类脊椎有 24 节是可活动的，当这些可动椎体协同活动时，它们可以将受力负荷沿脊椎向上或向下传导。在进行脊椎松动术时，有许多禁忌证需要特别注意（表 3.2），意识到这些非常重要。

表 3.2　脊椎松动术的禁忌证和注意事项

禁忌证	预防
过度活动	若某一节脊椎相比其他脊椎呈过度活动状态，应注意避免给其施加过大压力
神经效应	脊髓症状 膀胱及肠道功能紊乱 由神经根原因所引起的手臂疼痛
影像学改变	骨质疏松及风湿性关节炎，禁止高强度的松动术 出现眩晕的患者需要特殊监护 潜在的骨质减弱风险，例如感染、肿瘤、骨折和长期使用皮质醇类药物
血液因素	血液流进关节，例如严重的血友病或主动脉瘤
肌肉骨骼变形	脊椎滑脱和脊椎前移
妊娠	患有糖尿病的孕妇 心脏疾患，例如心脏病 高血压 先前的妊娠问题，例如流产 系统性疾病病史

肌肉骨骼病症的旗语提示系统

疼痛有时更多的是心理性的，而非生理性的。例如，一位患者来找治疗师，说他的疼痛"难以忍受"，但仍然能够正常走路并做一些运动动作，而这些是承受"难以忍受"的疼痛的人无法做到的。在这种情况下，为了更加客观地测评疼痛程度，治疗师可以使用"旗语提示系统"，这一系统采用"不同颜色的彩旗"表示肌肉骨骼病症中的风险因素。

目前临床上使用 5 种颜色——红、黄、蓝、黑和橘黄来界定。这些彩旗能帮治疗师判断患者的致残风险，并制定合适的干预措施来预防这些风险。它们还能帮助治疗师评估康复治疗中潜在的风险有多大（表 3.3）。

表 3.3　下背部疼痛评估中旗语提示系统的应用

旗子颜色	用途
红	严重病理症状，需外科医师立即诊断
黄	不良心理因素，例如抑郁或对自身情况的错误认识
蓝	患者由于工作而产生的感受
黑	可能阻碍恢复的工作条件，例如需要搬重物的职业
橘黄	异常的心态或药物滥用，可能需要专家意见

恐惧—回避信念问卷法

恐惧—回避信念问卷法（FABQ）是由 Waddell 及其同事发明的，目的是研究下背部疼痛患者的恐惧—回避信念（Waddell 等 1993）。这一方法能够帮助治疗师筛选具有高度疼痛—回避行为的患者，这些患者相对那些能够面对疼痛和不适的患者需要更严密的监护。

此问卷由两个相互独立的子问卷组成：身体活动子问卷（FABQPA）和工作子问卷（FABQW）。每个子问卷都是根据受试者的答案来进行评分的，具体如下。

- 要得到身体活动子问卷评分，求和第2、3、4、5个问题得分。
- 要得到工作子问卷评分，求和第6、7、9、10、11、12、15个问题得分。

图 3.3 是 FABQ 的一个应用范例。

患者病史采集

病史采集的重要性

在形成诊断的过程中，有3个重要因素：

姓名： _____   日期： _____

下面是其他患者讨论过的有关疼痛的一些情况。在 0 ~ 6 中选一个数字，告诉我们走路、举重物、弯腰或开车等活动会在多大程度上影响你的下背部疼痛。

	身体活动	完全不同意		不确定			完全同意	
1.	疼痛是由身体活动引起的	0	1	2	3	4	5	6
2.	身体活动会加剧疼痛	0	1	2	3	4	5	6
3.	身体活动会伤害我的背	0	1	2	3	4	5	6
4.	我应该避免做会加剧疼痛的活动	0	1	2	3	4	5	6
5.	我无法做加剧疼痛的活动	0	1	2	3	4	5	6

同上，告诉我们你的工作如何或是否影响你的下背部疼痛

	工作	完全不同意		不确定			完全同意	
6.	我的疼痛是由工作或工作中的意外引起的	0	1	2	3	4	5	6
7.	我的工作加剧了疼痛	0	1	2	3	4	5	6
8.	由于疼痛，我要求了赔偿	0	1	2	3	4	5	6
9.	我的工作对我来说太繁重了	0	1	2	3	4	5	6
10.	我的工作会使疼痛恶化	0	1	2	3	4	5	6
11.	我的工作会伤害我的背部	0	1	2	3	4	5	6
12.	我不该在目前的疼痛状态下工作	0	1	2	3	4	5	6
13.	我目前的疼痛状态使我无法完成日常工作	0	1	2	3	4	5	6
14.	只有疼痛减轻，我才能做日常工作	0	1	2	3	4	5	6
15.	我认为3个月内我无法返回工作岗位	0	1	2	3	4	5	6
16.	我认为我永远无法再从事该工作了	0	1	2	3	4	5	6

图 3.3　恐惧—回避信念问卷范例。根据 Waddell 等（1993）问卷修改

从患者处得知的病史、进行体格检查时注意到的体征、实验室检查结果。过去有些专家认为，临床诊断应该只建立在病史采集之上。有些医学教科书专注于体征，而不注重彻底的病史采集。而今天，人们越来越依赖实验室检查，从医疗卫生服务机构近年来工作量的增加程度就能看出这一点。现在我们有失去临床病史采集这一技能的危险，但这是一项必要的技能，其重要性再怎么强调也不过分。

在临床实践中，采集一份详细而准确的病史可能是我们要掌握的最重要的技能了。这一技能会随着时间而提升——它需要经验积累、专注度和理解力。通过病史采集和接受患者咨询，你的最终目的是确保每一项治疗都是安全的。作为医师，你要在病史中找到徒手疗法中的禁忌证，即任何让你的治疗变得不安全的事情。同时还要对照病史，修改自己的治疗方案。病史采集不准确或不完整会对临床诊断产生负面影响，缺乏准确数据也会影响医师的治疗质量。

良好的病史采集对建立好的医患关系也很必要。这能帮医师更好地了解患者，了解他们的担忧，进而赢得他们的信任，并帮助他们更深刻地理解自身的问题。一次成功的咨询能增强患者的信心，并让他们放松，缓解他们的压力和担忧，或者把痛苦的情绪发泄出来（Bub 2004）。

有些人把病史采集当作一次专家会诊，在会诊中，患者是感受和表述自身疾病的专家，而医师是诊断和治疗疾病的专家。

病史采集的主要目标有 3 个。

1. 找到病症源于哪个器官系统。

2. 辨别患者肌肉功能紊乱的本质。

3. 在社会背景下描述患者的病症，包括他们对自身症状的阐述，对自身情况的看法以及病症对他们日常生活的限制（Bickley 1999）。

收集信息

对于走进诊所的患者，你要探究其问题的每一个方面。图 3.4 总结了在病史采集中要注意收集的信息。

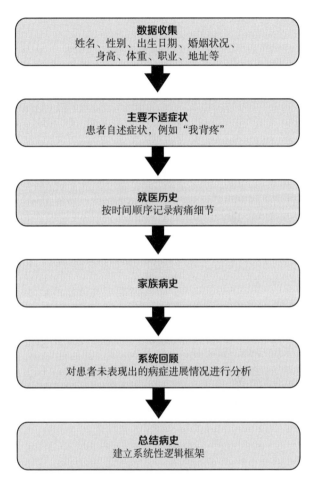

图 3.4　在病史采集中应当获得的信息

有效聆听

让患者把来看病前准备的所有事讲完，这一点很重要。你需要具备有效聆听的技能，这一技能是在培训过程中和总结自身经验教训中形成的。

有效聆听是指你必须对患者的陈述表现出足够的注意力和兴趣。给患者足够的时间来完成对其自身病痛的叙述，而不要直接问其一连串的问题，这将帮助你了解他们自身对问题的理解。当然，你要让患者专注于病情，而不是漫无目的地闲聊。给患者足够的时间来叙述，但是一旦偏题，也不要害怕打断他们。

提出问题

下一步，你要针对患者的症状提出具体的问题。这些问题的答案会帮助你了解症状的本质，并为诊断提供充足的细节。注意时间顺序很重要。确保你所记录的症状与患者的叙述顺序一致。这能让你明确症状的时间顺序，并且可能帮助辨明问题的原因。能理出清晰明确的时间线是有经验医师的标志之一。

有些患者并不会准备关于自身病痛的叙述，这种情况下你得从一开始就提出问题，并尝试建立完整的病史。如果在这一过程中，患者突然想起了一段故事，一定要认真聆听，因为其中可能包含重要信息。

你必须通过各种手段来收集尽可能多的信息。如果直接沟通有困难，可以考虑使用辅助手段，例如，符号语言、翻译、绘画和图板来让患者描述或展示疼痛的位置，使用灵活多变的方式来收集信息。

观察

在病史采集过程中，只听是不够的。观察也很重要——从患者走进房间开始。确保你抓住了患者身上所有的线索，例如，面部表情的变化、说话流利程度和肢体语言的变化。如果患者的身体症状来源于心理问题，那这些因素就尤其重要了（当然，是在患者不自觉的情况下）。例如，你也许会注意到，患者在谈论其问题的某一方面时变得不自然或者很犹豫。

准确的信息采集将在设计合理而安全的治疗计划时发挥重要作用。

参考文献

Bickley LS (1999). Bates' Guide to Physical Exam and History Taking, 7th ed. Philadelphia: Lippincott; 1-42.

Bub B (2004). The patient's lament: hidden key to effective communication: how to recognise and transform. Medical Humanities 30:63-69.

Hartman L (1997). Handbook of Osteopathic Technique, 3rd ed. Oxford: Chapman & Hall.

Mulligan BR (2010). Manual Therapy: Nags, Snags, MWMs, 6th ed. Orthopedic Physical Therapy & Rehabilitation.

Starke JR (1997). Tuberculosis. An old disease but a new threat to the mother, foetus and neonate. Clinics in Perinatology 24(1): 107-127.

Waddell G, Newton M, Henderson I, et al (1993). A Fear-Avoidance Beliefs Questionnaire (FABQ) and the role of fear-avoidance beliefs in chronic low back pain and disability. Pain 52:157-168.

第4章

治疗师的姿势与体位

张 路　蒋 磊　徐 峰　武 峰　代 兵 译

为了成功治疗患者，操作治疗师需要具备高水平的知识和技能。在这些技能中，最关键的是要知道如何在治疗过程中使用并保护自己的身体。本章我们将对治疗师的最佳姿势与体位提供指导。

操作治疗师是一份很有挑战性的工作，它要求在临床实践之前就要学会并熟练掌握一系列复杂技能。除了要能够熟练且正确地使用某项技术之外，你还要在理解物理定律的情况下，学习并训练如何移动自己的身体。这会让你在工作中事半功倍，用更少的体力施加更大的力量，且让自己的身体更少受力（Domholdt 2000）。无论你在工作中怎样使用你的技术，理解并良好使用身体机制的基本知识都是十分重要的。在治疗过程中，高效地使用你自己的身体是最重要的，这不仅是为了治疗的质量，也是为了你自身的健康和长期行医的能力。一旦你明白了如何将自己的身体作为一个整体来使用，你就能够把各种技术发挥到极致了（Muscolino 2008）。

然而，在操作疗法领域，人体力学的研究还没有得到很好的重视。因此，许多成熟的医师和新毕业的学生都喜欢蛮干，而不是巧干，结果就是他们中的许多人都面临着可能终结职业生涯的伤病（Muscolino 2006）。本章将讨论健康人体力学的要点之一：在进行治疗时你的身体位置，特别是姿势和体位。

治疗姿势

操作疗法中，好的治疗姿势意味着治疗师的身体处于最佳位置，能够让全身的工作高效且省力，避免让肌肉过度用力。不良姿势会引起肌肉的不平衡和低效率的身体动作。这会导致在需要做大力动作时肌肉过度用力，造成不必要的体力消耗（Di Fabio 1992）。

正确的治疗姿势让治疗师可以高效地前后左右转换重心，同时也可以让治疗师的身体和手的动作更协调。总的来说，好的姿势就是你感觉重心很稳，同时又能自如地转身和做动作（Cassar 2005）。

姿势的调整或校正没有听起来这么简单，需要大量的练习和持续的自我纠正。你需要熟练运用自身的重量、身体姿势，并掌握力量的转换，才能在运用某项技术之前掌握正确的姿势（Cassar 2005）。

在寻找正确姿势过程中，你应该把主要精力放在如下几点上。

- 你个人的身体结构（身体比例）
- 你的体重和重力

- 你的头部位置
- 治疗台的高度和宽度与患者受治部位间的关系
- 你与地面或台面的接触点
- 你惯用的治疗技术

身体结构

你的姿势必须和身体结构相适应，因为，每个人的身体结构都是不同的，因此，你不能简单复制别的治疗师的姿势，否则你可能无法正确地使用治疗技术。作为治疗师，你在使用技术时必须根据自身体态加以调整。你要观察其他治疗师的做法，并结合自身情况来调整。找到适合自身的技术风格，能让你在力量的转换方面更加得心应手，也能让患者的受力更加持续而精准，同时让你从受治的关节和软组织上得到更精准的反馈（Osteopathic Technique 2016）。

体重和重力

治疗师的体重对于在患者身上施加作用力十分重要。这种力通常来源有两个：内部和外部（Muscolino 2006）。内部力由肌肉系统产生于身体内部，但这会消耗治疗师的体力。而外部力是在重力帮助下产生的，所以消耗的体力更少。因此，如果你的目标是用最小的体力消耗来产生更大的作用力，那你就要学习并练习如何尽可能多地利用你的体重和重力（Clay 与 Pounds 2003）。

由于重力只能垂直向下作用，因此，为了利用重力，你的重心应比患者的重心更高。这就要求治疗台的位置要低，让患者处于治疗师的重心下方（Peterson 与 Bergmann 2002）。由于身体的重心位于核心部位（即躯干），因此，你倾斜身体施加推力或压力时，你的躯干应尽可能高于患者（Muscolino 2006）。

头部位置

治疗师头部的位置对于治疗时的发力没有影响，因此，你可以让头部处于一个最轻松的位置（Muscolino 2014）。一般认为，在治疗时让头部保持在躯干上方是最健康的位置，因为这一位置使躯干得以支撑头部重心，不需要颈部肌肉参与（Frye 2004）（图 4.1A）。不幸的是，许多治疗师都习惯于探头观察患者（图 4.1B）。

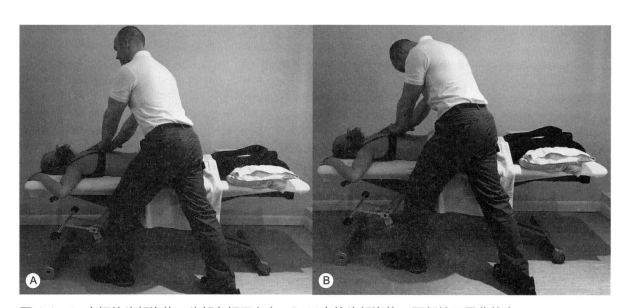

图 4.1　A. 良好的头部姿势，头部在躯干上方；B. 不良的头部姿势，颈部处于屈曲状态

这就导致了头部姿势的不平衡，从而使得颈部伸肌产生长收缩以支撑头部（Nordin 与 Frankel 2001），这最终会导致后颈疼痛或痉挛。

治疗台高度

正确的治疗台高度也许是决定治疗师发力效率最重要的因素了，台面的高度取决于如下几个因素。

- **治疗师的身高**对于计算治疗台的高度有一定帮助。尽管存在争议，但一般认为，正确的台面高度是治疗师自身身高的一半。不过，腿长的治疗师可能需要略高的台面。相反地，躯干更长的治疗师可能要把台面调低一些〔美国按摩疗法协会（American Massage Therapy Association）2014〕。
- **患者的体型**是另一个重要因素，根据患者体型来选择合适的台面高度，有助于减少对治疗师身体的损耗（Muscolino 2006）。
- **患者在台上的姿势**（例如俯卧、仰卧或侧卧）也是决定台面高度的一个主要因素。例如，侧卧状态下，患者的髋部会比头颈部位置更高。如果要对髋部进行治疗，则需要降低台面高度（Frye 2004）。
- **采用的治疗技术**也是调整台面高度的重要影响因素。如果治疗师需要轻松地施加强力，则台面高度要低一些。相反，

更高的台面有利于施加轻推或者较小的压力（Fritz 2004）。

台面宽度

要找到最佳治疗姿势，你不仅要考虑台面的高度，也要考虑台面的宽度。如果台面过宽，治疗师就需要更费力才能接触到患者，这会加剧治疗师肩部和腰部的负担，而且也会让治疗师难以将重心转移到患者上方。因此，一般情况下推荐较窄的治疗台，这样治疗师和患者身体中线的距离更短，也更方便利用自身重心（Goggins 2007，Muscolino 2008），举起或移动患者身体也更轻松。

正确的体位

在物理疗法中，体位是指在施展治疗技术前，治疗师手和脚的位置。尽管体位和姿势在某种程度上是相互关联的，但它们是两个概念（图 4.2）。体位是指你与治疗台以及患者之间的位置关系。你的姿势也许很好、很平衡，但你的位置仍可能不适合你要使用的技术（Osteopathic Technique 2016）。你要保持一个正确的体位，这样才能用最合适的方法来发挥你的技术。

正确的体位要从脚下做起。你必须时刻确保双脚位于合适位置，让你在使用治疗技术时能将身体重量高效地从双脚传递到双手，进而传递

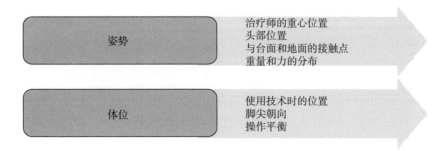

| 姿势 | 治疗师的重心位置
头部位置
与台面和地面的接触点
重量和力的分布 |
| 体位 | 使用技术时的位置
脚尖朝向
操作平衡 |

图 4.2　姿势与体位

给患者。做到这一点，你就能最大效率地利用自己的身体，且能轻松通过双手施展技术。除此以外，如果你的体位正确，你在治疗患者时就不会浪费体力（美国按摩疗法协会 2014）。

体位的种类

治疗师的体位大体可以分为两类：纵向体位和横向体位。双脚与台面长边平行的体位是纵向体位。这种体位适用于向患者身体纵向用力的情况，因为在这种体位下你的身体重量是纵向的；如果你想要对患者横向施力的话，这种体位就无效了，因为你的身体重量并不是横向的。相反地，双脚垂直于台面长边的体位是横向体位。此体位适用于向患者身体横向用力的情况，因为这时你的身体重量也是横向的；如果要对患者身体纵向施力的话此体位不适用，因你的身体重量不在相同的方向上（Muscolino 2006）。

治疗师双脚的方向

关于治疗时治疗师双脚最佳位置的争论一直在持续。通常人们更喜欢非对称的位置，也就是一脚在前一脚在后（图 4.3），但其实双脚的可能位置一共有 3 种（Muscolino 2008）。

- **双脚对齐**——双脚对齐平行站立（图 4.4A）
- **双脚错开（1）**——双脚脚尖基本指向同一方向（或者说基本平行）（图 4.4B）
- **双脚错开（2）**——后脚脚尖指向几乎与前脚垂直（图 4.4C）

尽管这些位置是最常推荐的，但你不需要在整个治疗过程中（也就是在整个发力过程中）都让双脚保持同一位置。没有任何一条规定禁止你移动双脚！在治疗过程中，对双脚的微调是不可避免的（Fritz 2004）。

肘和手的位置

肘

肘的位置在操作治疗师的许多技术中都至关重要。如果你能尽可能让肘靠近自己身体两侧，你就能在绝大多数治疗过程中达到更高的精度和更少的消耗。

手

治疗师的双手是最常用来接触患者的部位，例如，治疗师在施加推力时通常会用双手来进行。频繁地使用双手会让手更容易受伤，你应该

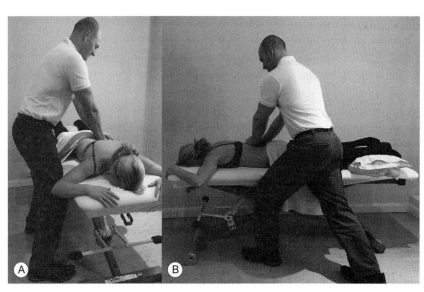

图 4.3　A. 对称站姿；B. 非对称站姿

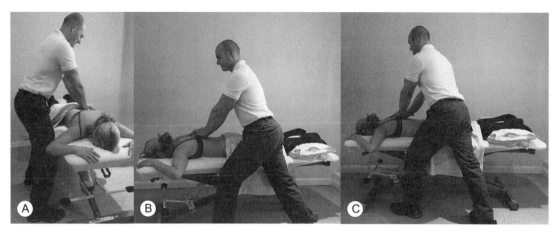

图 4.4　双脚位置推荐。A. 双脚对齐；B. 双脚错开（1）；C. 双脚错开（2）

采用各种可能的预防措施来保护它们。在双手接触患者时，尽量缩小手腕弯曲幅度，这样能够避免双手过度劳累（图 4.5）。在施加深度推力时使用手掌，能够避免手指受伤。如果某项技术要求你使用拇指施力，则要尽可能在发力时缩小拇指的外展幅度。

呼吸的重要性

治疗师在治疗中的呼吸循环与对患者施力同等重要。一些治疗师喜欢屏住呼吸，收紧胸部和腹部来让发力更稳定，而这会让血压上升，因此，在治疗中最好不要屏住呼吸。

总结

为了形成良好的治疗姿势和体位，你必须能熟练高效地掌握自身平衡、重心转换和握力，这一点很重要。你可以通过简单改变你所使用的技术来对这些方面进行调整。长远来看，努力拥有正确的姿势和体位不仅能让你的治疗效率最大化，还能让你的身体患上长期职业病的概率降至最低。掌握良好的姿势和体位需要持续地练习才能实现。你在练习姿势和体位上花的时间应该和练习实际技术上花的时间一样多，因为这是决定操作治疗师职业生涯的基础。

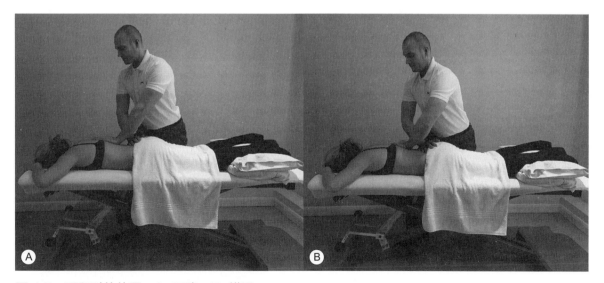

图 4.5　手和肘的位置。A. 正确；B. 错误

参考文献

American Massage Therapy Association (2014). Work smarter, not harder. Available from: https://www.amtamassage.org/articles/3/MTJ/detail/2901 [Accessed 19 April 2016].

Cassar M-P (2005). The importance of good posture in bodywork part I. Available from: http://www.positivehealth.com/article/bodywork/the-importance-of-good-posture-in-bodywork-part-i [Accessed 19 April 2016].

Clay J, Pounds D (2003). Basic Clinical Massage Therapy – Integrating Anatomy and Treatment. Philadelphia: Lippincott Williams & Wilkins.

Di Fabio RP (1992). Efficacy of manual therapy. Physical Therapy 72(12):853-864.

Domholdt E (2000). Physical Therapy Research: Principles and Applications. Philadelphia: WB Saunders.

Fritz S (2004). Fundamentals of Therapeutic Massage, 3rd ed. Philadelphia: Elsevier Science.

Frye B (2004). Body Mechanics for Manual Therapists: A Functional Approach to Self-care, 2nd ed. Stanwood.

Goggins R (2007). Ergonomics for MTs and bodyworkers. Massage Bodywork. Available from: http://www.massagetherapy.com/articles/index.php/article_id/1275 [Accessed 19 April 2016].

Muscolino JE (2006). Work smarter, not harder. Body mechanics for massage therapists. Massage Therapy Journal, winter 2006.

Muscolino JE (2008). The Muscle and Bone Palpation Manual with Trigger Points, Referral Patterns and Stretching. New York: Elsevier Health Sciences.

Muscolino JE (2014). Kinesiology: The Skeletal System and Muscle Function. New York: Elsevier Health Sciences.

Nordin M, Frankel VH eds (2001). Basic Biomechanics of the Musculoskeletal System. Philadelphia: Lippincott Williams & Wilkins.

Osteopathic Technique (2016). Operator posture and stance. Available from: http://www.doctorabel.us/osteopathic-technique/operator-posture-and-stance.html [Accessed: 18 April 2016].

Peterson D, Bergmann T (2002). Chiropractic Technique – Principles and Procedures. Philadelphia: Elsevier Science.

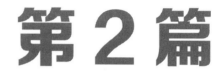

第 2 篇
关节松动术各论

第5章

颈椎

李 显　张 路　杨天宇　吴心月 译

前言

　　颈部疼痛是人们接受徒手治疗的最常见原因之一，有54%的美国人因为颈部或背部疼痛寻求补充疗法的帮助，相比之下只有37%的人寻求传统治疗（Wolsko等2003）的帮助。此外，Bassols等（2002）的另一项研究发现有29.4%的人想寻求补充疗法的帮助，22.8%的人进行自我治疗。

　　Vernon等（2007）发现中高等证据，证明徒手疗法在治疗非颈椎过度屈伸损伤（WAD）引起的不伴有手臂痛或头痛的慢性颈痛时，患者的临床症状有所改善。但此项研究对单纯行按摩治疗的效果报道却不尽相同。

　　Bronfort等（2010）在发表的"手法治疗效果：英国循证报告"中指出，有多项针对不同疾病的研究结果都支持手法治疗的效果，包括机械性颈部疾病（MND）、颈椎过度屈伸损伤疾病（WAD）和慢性颈痛的关节松动术。还有证据显示颈椎关节松动术和自我锻炼都有益于缓解疼痛、改善由MND和WAD等导致的活动度受限（Allison等2002，Hoving等2002、2006，Jull等2002，Korthals-de Bos等2003）。Persson与Lilja（2001）发现徒手治疗在缓解患者症状上比手术和颈椎围领固定更好。Gross等（2007）发现有力证据，证明徒手治疗配合训练能够持续

减少疼痛、增加颈部活动度，并有助于调整积极的心理状态。美国物理治疗协会骨科部（Childs等2008）针对颈部疼痛给出的临床实践指导中，总结了针对机械性颈部疼痛患者最有效的干预手法，表示不管有没有合并出现头痛都应该辅助进行锻炼来减少疼痛，从而提升患者对治疗的满意度。Hall等（2010）和Zito等（2006）的研究显示，寰枢关节（$C_1 \sim C_2$）的关节松动术对于头痛、颈部疼痛和活动度的改善有好处，这一点非常重要，因为颈的旋转39%~45%都发生在$C_1 \sim C_2$处，只有4%~8%的旋转发生在颈的其他部位（Hall与Robinson 2004，Ogince等2007）。Dunning等（2012）的研究发现，在缓解疼痛和改善关节活动度方面，同时治疗上胸椎和颈椎比单独治疗颈椎效果更好。治疗师和患者治疗颈椎时主要顾虑之一是椎基底动脉卒中的风险。Cassidy等（2008）的研究发现，没有证据显示颈椎的徒手治疗会增加患者椎基底动脉卒中的风险。此外，Carlesso等（2010）发现，没有有力证据证明颈椎徒手治疗与严重不良事件之间存在因果联系。Haldeman等（1999）发现出现不良反应的可能性最高的群体是那些患有高血压、偏头痛、使用口服避孕药和抽烟的患者，但他们发现这个群体出现不良反应的概率与一般群体几乎相同，甚至还要更低。尽管大多数研究指出对于颈椎的其他手法治疗或快速

弹动技术造成的不良反应发生风险很低，但有些研究仍建议关节松动术更适合于颈椎治疗，因为关节松动术的潜在风险比其他颈椎手法治疗或快速弹动技术低（Difabio 1999，Hurwitz 等 2005）。

解剖

颈椎由脊柱的上 7 块椎骨（$C_1 \sim C_7$）组成，其最上面的部分位于头骨下，最下面的部分位于胸椎以上（图 5.1）。它包括寰枕关节（A ~ O 或 $C_0 \sim C_1$ 关节）、寰枢关节（A ~ A 或 $C_1 \sim C_2$ 关节）和下颈椎关节（$C_3 \sim C_7$）。它是脊柱上最短的一段，但也是整个脊柱上最灵活的部分，可以支持大幅度动作。它对人体具有重要作用，比如支撑头骨，从而让头部可以全方位地活动，保护脊髓、椎动脉和神经根。此外，颅颈交界处〔即头骨和上脊椎之间连接的部分（$C_0 \sim C_2$）〕和这部分的肌肉很重要，它们可以保持平衡、协调具体肌肉动作以保持头部稳定（Bogduk 2005）。

这段脊柱很灵活。其动作通常是三维的：动作幅度能达到向两侧旋转 90°、弯曲 80° ~ 90°、后伸 70°、侧屈 20° ~ 45°（Windle 1980）。但颈椎动作并不是简单的机械运动，而是复杂运动。颈椎一个节段的运动会牵连其他相对独立的椎骨，还需要颈各部位的互补性运动（Van Mameren 等 1989）。这其中包含了颈运动学和机械运动学的概念。

颈椎构成一个复杂的韧带、肌腱和肌肉系统，支撑并稳定颈部和脊柱，还促进一般性关节活动。它非常依赖韧带来保持脊椎的稳定，并做出动作，如枕颈交界处的复杂活动，就需要很多韧带来维持稳定（Steilen 等 2014）。颈椎韧带通常分为两部分：前部和后部。前部在伸展时提供稳定性，后部在弯曲时提供稳定性（Austin 等 2014）。这种对于韧带组织的过度依赖使得颈椎容易受到各种严重损伤，造成齿状突骨折、枢椎椎弓根骨折（急性 C_2 部位脊椎滑脱）、寰椎骨折、寰枕关节脱位（AOD）、四肢及膈肌麻痹等。

颈椎的种类

颈椎由两个功能、结构都不同的区域组成，分别称为上颈椎或枕颈区（$C_0 \sim C_2$）以及下颈椎（$C_3 \sim C_7$）。

上颈椎节段（$C_0 \sim C_2$）

上颈椎节段有独特的解剖学特征，它与颈椎的其余部位有很大区别。它由枕部（C_0）和最上端的两节颈椎组成：寰椎（第 1 颈椎，C_1）和枢椎（第 2 颈椎，C_2）。这两块椎骨与其他椎骨相比更特殊，它们支撑着头部的重量，维持头部的活动（Steilen 等 2014）。

寰椎呈环状，并没有椎体结构。它向上与枕骨髁咬合，形成寰枕关节。寰枕关节的主要动作包括屈曲和伸展。枢椎有一凸起的结构称为齿突，它是寰椎的旋转轴。枢椎通过其上方的小关节面与寰椎咬合，形成寰枢关节（Driscoll 1987）。

上颈椎的活动范围见表 5.1。

寰枢关节（$C_1 \sim C_2$）负责颈部 50% 的转动动作（White 与 Panjabi 1990）。

表 5.1　上颈椎活动范围

上颈椎关节	动作类型	活动度（°）
寰枕 /$C_0 \sim C_1$	屈曲和伸展	25
	轴向旋转	5
	侧屈	7
寰枢 /$C_1 \sim C_2$	屈曲和伸展	15
	轴向旋转	30
	侧屈	≤ 4

注：数据来自 Tubbs 等（2010，2011）。

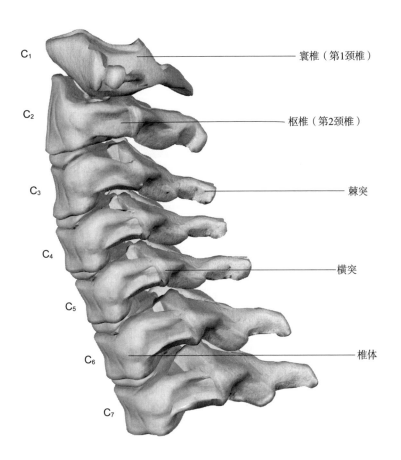

C_1　　　　　　　　　　　　　　　　　　　　寰椎（第1颈椎）

C_2　　　　　　　　　　　　　　　　　　　　枢椎（第2颈椎）

C_3　　　　　　　　　　　　　　　　　　　　棘突

C_4　　　　　　　　　　　　　　　　　　　　横突

C_5

C_6　　　　　　　　　　　　　　　　　　　　椎体

C_7

图 5.1　颈椎

下颈椎节段（$C_3 \sim C_7$）

下颈椎节段是从枢椎下表面到胸椎 T_1 上表面。

下颈椎由 $C_3 \sim C_7$ 5 块颈椎组成，这 5 块颈椎很相像，但与寰椎和枢椎（即 C_1 和 C_2）有很大区别。每块椎骨都具有一块下表面凸出、上表面凹陷的椎体。

椎间盘是一块纤维软骨，位于相邻两块椎骨之间，它能耐受脊椎传递来的压力。这些椎间盘给其下部的颈椎椎体提供了更多稳定性。颈椎间盘相比其他部位的椎间盘含有更多的纤维，因此与腰椎间盘相比，更不容易发生椎间盘突出（Frobin 等 2002）。

颈部动作的幅度、范围与椎间盘高度成正比：颈椎间盘高度越高，颈椎的活动范围也越大。椎间盘的退化会导致颈部活动度的缩小（Muhle 等 1998）。

下颈椎活动度最大的节段是 $C_4 \sim C_5$ 和 $C_5 \sim C_6$（表 5.2）。伸展和弯曲主要发生在颈椎的中段，大部分屈曲发生在 $C_4 \sim C_6$，伸展发生在 $C_5 \sim C_7$。侧屈发生在接近头的地方，特别是 $C_2 \sim C_3$、$C_3 \sim C_4$。根据 Steilen 等（2014）的研究，颈椎 50% 的屈曲、伸展和旋转发生在上颈椎（$C_0 \sim C_2$），剩余 50% 的动作发生在下颈椎，特别是 $C_2 \sim C_3$、$C_3 \sim C_4$ 和 $C_4 \sim C_5$。

关节突关节

颈椎小关节又被称为关节突关节，是脊柱上一处复杂的生物力学结构。这些关节是上位椎体下关节突的一部分（除了 $C_0 \sim C_1$）与下位椎体上关节突的结合（Steilen 等 2014）。

每一块椎骨上都有两组关节面，即关节上表面和关节下表面。一组向上，一组向下。位于颈段和胸段的下位椎体的上关节突相对平坦，在腰段更为凸出。相比之下，上位椎体的下关节突

表 5.2　下颈椎活动范围

运动单位	运动类型	运动幅度（°）
$C_2 \sim C_3$	屈曲和伸展	8
	旋转	9
	侧屈	10
$C_3 \sim C_4$	屈曲和伸展	13
	旋转	12
	侧屈	10
$C_4 \sim C_5$	屈曲和伸展	19
	旋转	12
	侧屈	10
$C_5 \sim C_6$	屈曲和伸展	17
	旋转	14
	侧屈	8
$C_6 \sim C_7$	屈曲和伸展	16
	旋转	10
	侧屈	7

注：数据来自 Schafer 与 Faye（1990）。

向内凹陷成弓形，其顶点指向椎体（Jaumard 等 2011）。

从解剖学上讲，颈椎小关节是具有纤维关节囊的动态滑膜关节，作用类似膝关节。这些关节囊稳定相邻的椎骨，使其紧靠在一起。此外，下颈椎的关节囊比脊柱其他部位的关节囊相对更松，因此也更灵活，可以允许关节面更多的滑动移动（Milligram 与 Rand 2000）。

颈椎小关节对椎体整体稳定性和脊柱性能有重要作用。这些关节引导椎体运动，并有助于脊柱负荷的转移（Kalichman 与 Hunter 2007）。通过椎间盘和它们的解剖定位，它们的力学特性对脊柱的反应性产生影响。但是，它们的性

能还依赖脊柱整体的反应（Jaumard 等 2011）。此外，与腰椎相比，它们抗扭性较差，而且要承受一定的体重负荷。因为关节突关节整合构成了脊柱的主要结构，故对其力学完整性造成的损伤会导致颈椎不稳。Lee 和 Sung（2009）认为，关节突关节的损伤会对运动节段产生直接的影响，甚至波及整个脊柱。

流行病学

慢性颈痛

慢性颈痛通常提示颈椎不稳，并被认为是一种常见病，其可由颈椎病、脑震荡后综合征、椎间盘突出、挥鞭伤及其相关疾病、颈后交感神经综合征和椎基底动脉供血不足等问题引起。

许多流行病学研究显示，慢性颈痛在总人口中的发病率高，而且是致残的常见原因。有报道显示，其发病率在 30%～50%，其中 50 岁及以上的妇女占了大多数（Hogg-Johnson 等 2008）。Croft 等（2001）估计在英国有大约 1/5 的人在过去一年中承受着新发颈痛的痛苦。

慢性颈痛的病例通常只需要最小程度的医学干预，但完全缓解需要时间，且复发率高。

一项基于人群的队列研究调查了 1100 名成年人，Côté 等（2004）发现大约 22.8% 的参与者疼痛症状复发。一项流行病学研究报告称只有 6.3% 的患有机械性颈部疾病的参与者没有出现疼痛复发（Picavet 与 Schouten 2003）。

颈椎损伤

由创伤或损伤引起的颈椎骨折，比如坠落伤、车祸创伤、头部外伤或任何其他严重的颈部伤害都可能导致脊髓损伤。脊髓损伤会导致颈部疼痛、受损颈椎节段功能大幅减退（Torretti 与 Sengupta 2007）。

2%～5% 的钝性创伤患者会受到颈椎损伤的影响（Crosby 与 Lui 1990）；如果伤者有局灶性神经功能缺失、意识水平下降、头部或脸部损伤，受影响时风险会增加（Hackl 等 2001）。研究者还发现个别人口统计学因素也影响了钝性颈椎损伤，包括年龄超过 65 岁、男性、白种人族群（Lowery 等 2001）。

颈椎损伤类型包括过度伸展、过度屈曲、压缩和临床轻型损伤（表 5.3）。

在上颈椎区域，学者认为寰枢关节是最常见的损伤区域；研究发现在下颈椎区域，$C_6 \sim C_7$

表 5.3 颈椎损伤

损伤类型	解剖学变化与损伤严重性
过度伸展	前柱分离 包括不稳定型压缩型损伤，如杰佛逊骨折和跳水伤；不稳定非压缩型损伤，如枢椎椎弓根骨折
过度屈曲	前柱分离或过度拉伸 占所有颈椎损伤的 46% 从轻微稳定的损伤，例如"铲土者"骨折和楔形骨折到严重的不稳定型损伤，例如小关节骨折
压缩	形成狭小椎管，通常表现为颈部爆裂骨折 属于相对稳定的损伤，但会由于椎间盘的破裂损伤脊柱
临床轻型损伤	包括临床上不明显或对颈椎没有太大影响的损伤

注：数据来自 Austin 等（2014）。

是损伤最常见的节段（Goldberg 等 2001）。损伤程度取决于颈椎的损伤情况（表 5.4）。

表 5.4   颈椎损伤类型

颈椎	损伤类型
C_1、C_2 或 C_3	膈肌功能丧失（需要呼吸机来协助呼吸）
C_4	肩或肱二头肌功能丧失
C_5	手、腕功能丧失 部分肩或肱二头肌功能丧失
C_6	手功能完全丧失 腕功能部分丧失
C_7	手和手指功能下降 手臂功能受限

颈椎检查

病史

详细的病史调查对于颈椎检查至关重要。医疗人员必须仔细听取患者的既往史及现病史。在大多数情况下，患者的主诉包含了重要信息，能够帮助发现危险信号和确定颈椎检查的可行性。此外，医疗人员必须询问患者是否有身体其他部位如肩膀或胸椎的疼痛或其他症状，以协助颈部检测，这对完成医疗筛查很有帮助。

红旗警示（危险信号）

在询问患者时，留意从与他们的对话中寻找危险信号（表 5.5）。还应当回顾以前完成的医疗检查表格。

调查

影像学检查需要考虑到以下问题。

- 如果患者符合加拿大颈椎疾病处理原则中的相关指征，则需进行影像学检查。
- 要进行颈椎 X 线平片检查或颈椎 CT 扫描（更敏感）以排除骨折。
- 如果患者出现神经方面急剧恶化的体征或症状，需完善颈椎多平面重建（MPR）。

表 5.5   颈椎检查时颈部疼痛的危险信号

疾病	症状和体征
脊髓型颈椎病	手部感觉障碍 手内在肌功能障碍 抽搐 巴宾斯基征阳性 霍夫曼征阳性 步态不稳 膀胱和肠道功能紊乱 逆旋后肌征 反射亢进 脊髓多节段感觉异常 脊髓多节段乏力
感染性或系统性疾病	体温高于 37.8℃ 血压高于 160/95mmHg 静息脉搏高于 100 次／分 疲劳感 静息呼吸频率高于 25 次／分
肿瘤	超过 50 岁 患者之前有癌症史 即使休息也无法平息的持续疼痛 无法解释的体重下降 夜晚疼痛
上颈椎韧带不稳	创伤后 枕部麻木并且头痛 颈部各方向活动范围（AROM）严重受限 唐氏综合征，类风湿关节炎（RA） 脊髓型颈椎病的迹象
椎动脉供血不足	头晕昏厥 共济失调 恶心 语言障碍 构音障碍 脑神经征阳性 复视

- 如果患者表现出了具体的危险信号，比如可能出现的不稳定性或有过癌症史，要对患者进行辅助诊断的影像学检查。

体格检查

观察

治疗师要观察患者的站姿和坐姿。记录不适的症状与体征，有偏差的姿势需要进行调整。

普遍的姿势偏差可能包括以下表现。

- 圆肩或突出的肩胛带
- 头向前伸或颈椎突出
- 上胸椎
  - 屈曲或后凸
  - 背伸或前凸
- 中胸椎

活动受限或与患者颈部疼痛相关的动作，都能被用来评估一段治疗期的效果。这种活动应该是可复制、可测量的，比如说在开车的时候，视线越过肩膀查看盲区，是否有不适症状或活动受限。这些活动可以用来检查干预治疗是否改善了症状、扩展了动作范围，进而促进了功能的提升。

动作模式

见表5.6。

触诊

让患者仰卧，医师触摸患者双侧胸锁关节、肩锁关节、枕下肌、上斜方肌、肩胛提肌和胸小肌，检查是否有压痛。压痛、液性、纤维化或可反复出现的症状的增多意味着有炎症性疾病。

特殊检查

颈椎特殊检查见表5.7。

表 5.6　颈椎检查中的动作模式

检查	方法	阳性表现	说明
颈部 AROM	用测斜计测量患者颈部屈曲、伸展和旋转的程度。用量角器测量患者坐位时的颈椎动作。医师可以在患者运动至极限后给予被动压力，用以评估疼痛和感觉	运动范围减少	椎间孔狭窄
颈胸部活动性	患者俯卧位，医师用拇指摆动按压每个棘突	疼痛且活动度过大或过小	上颈椎功能障碍的患者会有头痛
被动枕寰关节检查（屈曲/伸展）	患者仰卧，医师站在患者头侧。医师将患者头向右旋转20°～30°。枕骨的运动轨迹在 C_1 上关节面上由前向后。在左侧重复这一过程	疼痛且症状再次出现	椎间孔狭窄
寰、枢椎活动性检查	医师用双手托住患者头部，用指尖触摸患者 C_1 后方部位。之后，医师让患者屈曲颈椎，令患者颈椎被动旋转时依旧要保持屈曲	疼痛	C_1 或 C_2 功能障碍

表 5.7　颈椎的特殊检查

试验	方法	阳性表现	说明
颅颈部屈曲（CCF）试验	患者仰卧，可能需要将一块毛巾置于患者枕部，以保持枕部的中立位。枕部保持固定，指导患者分5个阶段做颅颈部屈曲动作，每次都要有增量，同时，试着每个阶段用10秒完成，之后维持动作休息10秒。在患者做颅颈部屈曲测试时，医师触诊患者颈部，监督患者是否有不必要的颈部表浅肌肉活动	血压无法上升6mmHg以上；无法完成10秒的动作；下巴突然活动，脖子用力强行推开压力仪器；用颈浅肌做颅颈部屈曲试验	炎症性疾病

续表

试验	方法	阳性表现	说明
上肢张力试验	患者仰卧，医师测试患者正中神经对压力的反应。让患者肩胛骨下沉，肩膀外展90°，肘弯曲，前臂后旋，手腕和手指伸展，肩膀外旋，手肘展开，颈向对侧和同侧弯曲	不适症状增加；根性疼痛；患者对侧弯曲症状加重；患者同侧弯曲时症状减轻	硬脑膜或脑膜刺激，或神经根压迫
椎间孔挤压试验	患者静坐，医师站在患者身后让患者双手交叉放于头顶。患者颈椎侧屈，医师从头顶沿颈椎纵轴施加压力	疼痛且可放射至手臂	椎间孔狭窄
耳咽管通气试验	患者静坐，医师让患者深吸气然后憋气，试着呼气2~3秒	不适症状加重	损伤，椎间盘脱出，颈椎管骨刺或肿瘤
牵拉试验	患者仰卧，放松颈部肌肉。医师立于患者头侧，将一只手置于枕部，另一只手置于前额顶稳定头部。医师随后将患者颈椎弯曲至舒适的姿势。对头骨施加力量，牵拉颈椎	疼痛减轻或消失	正常姿势或动作时可能存在神经根压迫

颈椎周围附着肌肉

见表5.8。

表5.8　颈椎周围附着肌肉

名称	起点	止点	动作	神经分布
颈阔肌	胸部皮下筋膜	皮下筋膜和下颌骨	嘴角向下；颈部皮肤向上拉	面神经颈支（CN VII）
胸锁乳突肌	胸骨头：胸骨柄 锁骨头：锁骨内侧部	颞骨乳突，枕骨上项线	单侧发力，头部自然倾斜，向相反方向旋转 同时发力，颈部弯曲，胸骨上升，作为第二呼吸肌	运动神经：副神经 感觉神经：颈丛（C_2~C_3）
二腹肌	前腹：二腹肌窝（下颌骨内侧） 后腹：颞骨乳突	中间腱（舌骨）	张开嘴，翘起舌骨	前腹：三叉神经下颌支（CN V）通过下颌舌骨神经 后腹：面神经（CN VII）
茎突舌骨肌	茎突（颞区）	舌骨大角	在下咽时舌头抬高，抬高舌骨	面部神经（CN VII）
下颌舌骨肌	下颌舌骨肌线（下腭）	中缝正中核	抬高口腔底部，抬高舌骨抵住下腭	三叉神经下颌支
颏舌骨肌	下颌联合（下颌骨内侧面）	舌骨	伸出舌骨和舌头	C_1通过舌下神经

续表

名称	起点	止点	动作	神经分布
胸骨舌骨肌	胸骨柄	舌骨	压低舌骨	颈袢（C_1~C_3）
胸骨甲状肌	胸骨柄	甲状软骨	抬升喉头，轻轻抵住舌骨	颈袢（C_1~C_3）
甲状舌骨肌	甲状软骨	舌骨	压低舌骨	C_1 通过舌下神经
肩胛舌骨肌	肩胛上切迹	下腹：锁骨通过中心腱 上腹：舌骨	压低舌骨	颈袢（C_2~C_3）
颈长肌（上斜肌部分）	C_3~C_5 横突	寰椎前弓	屈曲头颈	C_2~C_7
颈长肌（下斜肌部分）	T_1~T_3 前表面	C_5~C_6 横突	屈曲头颈	C_2~C_7
颈长肌（颈椎部分）	C_5~C_7 和 T_1~T_3 前表面	C_2~C_4 前表面	屈曲头颈	C_2~C_7
头长肌	C_3~C_6 的横突前结节	枕骨	屈曲头颈	C_1~C_3
前斜角肌	C_3~C_6 的横突	第 1 肋（前斜角肌结节）	颈部固定时，抬起第 1 肋辅助呼吸；肋固定后，向前和向两侧弯曲颈部并向相反方向旋转	C_5、C_6 腹支
后斜角肌	C_4~C_7 的横突	第 2 肋	抬起第 2 肋时，将颈部向同一方向倾斜	C_6~C_8
中斜角肌	C_2~C_7 的横突	第 1 肋	抬起第 1 肋，将颈部向相反方向旋转	C_3~C_8 腹支
肩胛提肌	C_1~C_4 的横突后结节	肩胛骨内侧缘上部	抬起并旋转肩胛骨	颈神经（C_3~C_4）和肩胛背神经（C_5）
斜方肌	C_1~T_{12} 内侧第 3 条上项线、枕外隆凸、项韧带棘突和棘上韧带	锁骨外 1/3，肩峰和肩胛骨嵴，肩胛冈中部	抬起、收回、压低肩胛骨；抬起手臂时旋转肩胛骨	副神经 C_3~C_4
头前直肌	寰椎横突（C_1）	枕骨	在寰枕关节水平，屈曲颈椎	C_2~C_3
头外侧直肌	寰椎横突上表面（C_1）	枕骨颈静脉突	头向侧屈	C_2~C_3
头后大直肌	枢椎棘突（C_2）	枕骨下项线	后伸并旋转头部	枕下神经
头后小直肌	寰椎后部的上唇结节（C_1）	枕骨下项线中部	后伸头部	枕下神经

续表

名称	起点	止点	动作	神经分布
头上斜肌	寰椎横突	上下项线中部的枕骨	后伸并侧屈头部	枕下神经
头夹肌	$C_7 \sim T_6$ 项韧带棘突	乳突及上项线	头部后伸、旋转及侧屈	中下部颈神经后支的外侧支
颈夹肌	$T_3 \sim T_6$ 棘突	$C_1 \sim C_3$ 横突	两侧同时发力时，伸展头颈 单侧发力时，侧屈、旋转颈部	中下部颈神经后支的外侧支
颈髂肋肌	第 $3 \sim 6$ 肋的肋角	$C_4 \sim C_6$ 横突	伸展颈部、侧曲颈部	脊神经背侧份
颈最长肌	$T_1 \sim T_5$ 横突	$C_2 \sim C_6$ 横突	伸展颈部、侧曲颈部	脊神经背侧份
头最长肌	$T_1 \sim T_5$ 横突，$C_5 \sim C_7$ 关节突	颞骨乳突后部	伸展、旋转头部	中下部颈神经背侧份
颈棘肌	项韧带、C_7 棘突	枢椎棘突	伸展脊柱	脊神经背侧份
胸半棘肌	$T_6 \sim T_{10}$ 横突	$C_6 \sim C_7$ 和 $T_1 \sim T_4$ 棘突	伸展脊柱并做旋转动作	脊神经背侧份
颈半棘肌	$T_1 \sim T_6$ 横突	$C_2 \sim C_5$ 棘突	伸展脊柱并做旋转动作	脊神经背侧份
头半棘肌（和头棘肌、头半棘肌内侧部分）	$C_4 \sim C_7$ 和 $T_1 \sim T_7$ 横突	上下枕骨项线之间	伸展并旋转颈部	脊神经背侧份
多裂肌（颈部）	$C_4 \sim C_7$ 关节突	起点上两节椎骨的棘突	伸展并旋转颈部	脊神经背侧份
回旋肌（颈部）	各椎体横突	下一椎骨的椎板	伸展并旋转颈部	脊神经背侧份
颈间肌（颈部）	$C_3 \sim C_7$ 棘突	下一椎骨的棘突	伸展颈部	脊神经背侧份
前横突间肌	$C_1 \sim T_1$ 椎骨横突前结节	下一椎骨的前结节	侧屈脊柱	脊神经腹侧份
后横突间肌	$C_1 \sim T_1$ 椎骨横突后结节	下一椎骨的后结节	侧屈脊柱	脊神经腹侧份

手法：颈椎

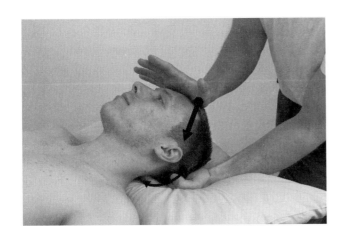

T5.1　上颈椎伸展

- 患者仰卧，将左手放在患者枕部，手指置于乳突下。
- 右手手掌轻轻放在患者前额，随着右手向枕头方向推动，左手提拉，使上枕部伸展。

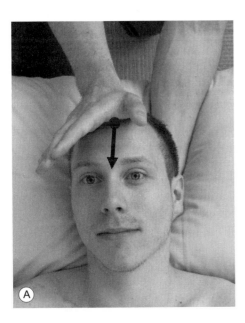

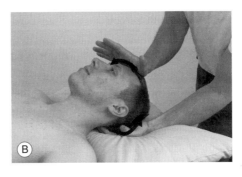

T5.2　上颈椎屈曲

- 患者仰卧，将左手放在枕骨下，手指放在乳突下。
- 右手手掌轻轻放在患者前额，向鼻子方向推，左手牵拉，使上枕部屈曲。

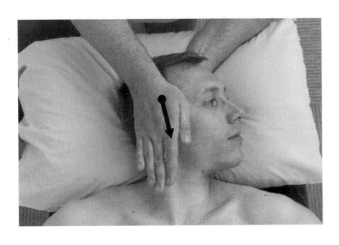

T5.3　上颈椎侧弯

- 患者仰卧，治疗师立于患者头侧。
- 将一只手放在患者颈侧和颞区下方，手指放在乳突下。
- 将上方手的大鱼际和小鱼际隆起处放在患者耳朵上（颧颞部之上），然后向下推，使右侧上颈椎侧弯。

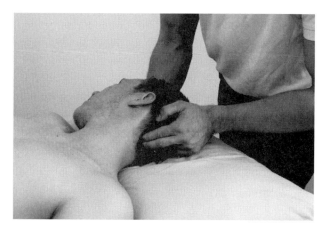

T5.4　侧弯手位

· 将两根手指抵住患者右乳突，让患者头部靠在另一只手掌上。

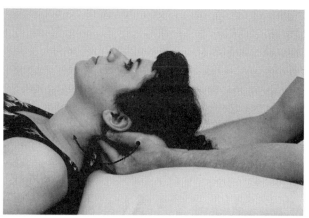

T5.5　颈椎伸展

· 患者仰卧，将手指指尖置于颈椎棘突下，让患者头部靠在手掌上。
· 从后向前推，让颈椎伸展。

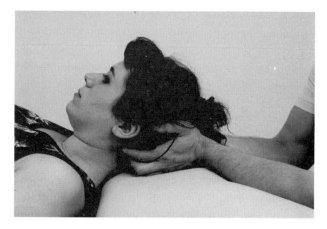

T5.6　颈椎屈曲

· 患者仰卧，将手指指尖置于颈椎棘突下，让患者头部靠在手掌上。
· 用手向前上方推，使其屈曲。

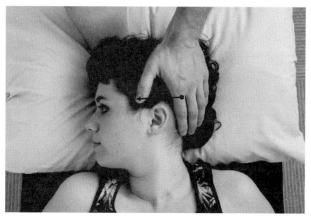

T5.7　颈椎旋转

· 患者仰卧，医师站在患者身后，将右手置于头下。
· 将左手放在颞枕区，轻轻拉伸旋转。

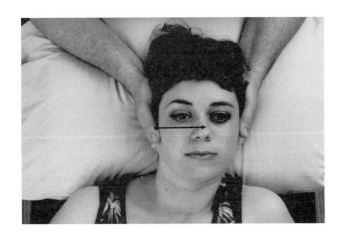

T5.8　颈椎侧左移

· 患者仰卧，用手掌托住患者头部，将
　手指置于脊柱侧方。

· 将患者头向左侧移动，促成左侧位移。

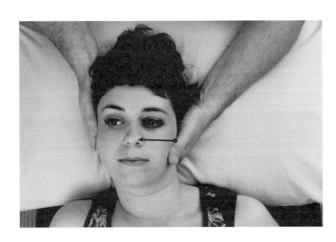

T5.9　颈椎侧右移

· 患者仰卧，用手掌托住患者头部，将
　手指置于脊柱侧方。

· 将患者头向右侧移动，促成右侧位移。

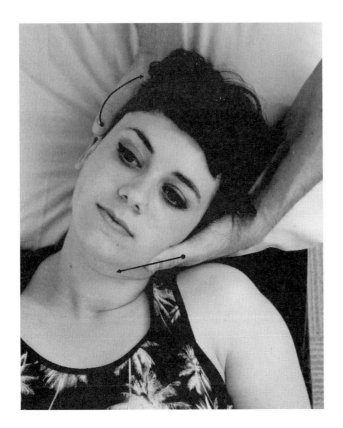

T5.10　颈椎侧弯曲

· 患者仰卧，用手掌托住患者头部，将手
　指置于脊柱侧方。

· 将左手掌指关节置于横突上，然后推动
　头部，用另一只手托住患者的颞枕区。

· 向相同方向（顺时针）轻推，使其弯曲。

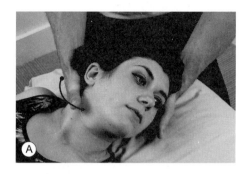

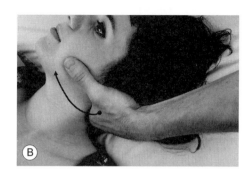

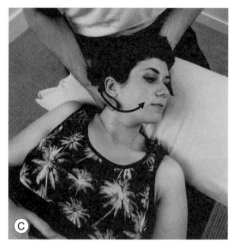

T5.11　利用收紧手法的颈椎关节松动（短角）

· 患者仰卧，治疗师站在治疗床一角，双膝微屈。

· 用左手手掌托住患者枕部，将颈部向左旋转。

· 将右手示指（掌指关节）置于颈椎侧块（脊柱侧方）。

· 对颈部进行一系列侧弯和旋转，轻轻地将关节松动到目标部位。

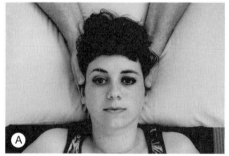

T5.12　8字形颈椎松动

A. 8字形松动起始姿势

· 8字形手法起始姿势。

· 患者仰卧，治疗师立于患者床头位置，轻轻用手指稳定住 $C_2 \sim C_7$，用轻柔力道在具体节段上按压。

· 用枕头支撑患者头部，使其微微屈曲。

· 在对目标区域按摩时整个过程中，患者保持同一姿势（如下）。

B. 左下部8字形手法

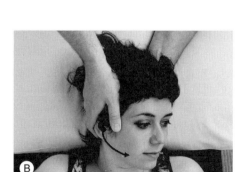

· 患者仰卧，治疗师站在床头，将手指轻轻置于 $C_2 \sim C_7$，用轻柔力道对特定节段进行按压。

· 用枕头支撑患者头部，使头部微微屈曲。

· 如图所示，患者头部向枕头左侧旋转。

· 这是8字形手法的一步。治疗师会通过对该区域的按摩，松动各个方向的关节。

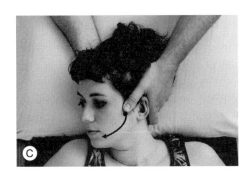

C. 右下部 8 字形手法

- 患者仰卧，治疗师站在床头，将手指轻轻置于 $C_2 \sim C_7$，用轻柔力道对特定节段进行按压。
- 用枕头支撑患者头部，使头部微微屈曲。
- 如图所示，患者头部向枕头右侧旋转。
- 这是 8 字形手法的一步。治疗师会通过对该区域的按摩，松动各个方向的关节。

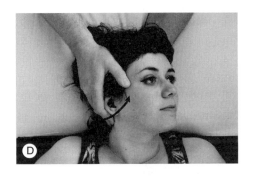

D. 左上部 8 字形手法

- 患者仰卧，治疗师站在床头，将手指轻轻置于 $C_2 \sim C_7$，用轻柔力道对特定节段进行按压。
- 用枕头支撑患者头部，使头部微微屈曲。
- 如图所示，患者头部向枕头左侧伸展。
- 这是 8 字形手法的一步。治疗师会通过对该区域的按摩，松动各个方向的关节。

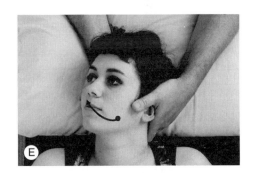

E. 右上部 8 字形手法

- 患者仰卧，治疗师站在床头，将手指轻轻置于 $C_2 \sim C_7$，用轻柔力道对特定节段进行按压。
- 用枕头支撑患者头部，使头部微微屈曲。
- 如图所示，患者头部向枕头右侧伸展。
- 这是 8 字形手法的一步。治疗师会通过对该区域的按摩，松动各个方向的关节。

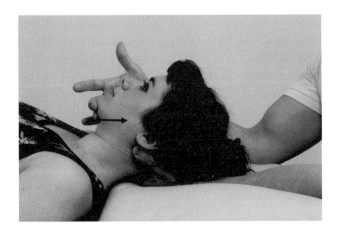

T5.13　颈椎仰卧牵引

- 患者仰卧，治疗师立于床头，左手置于患者枕部，让其头部靠在前臂上。
- 另外一只手第 3、4 指轻轻扣住患者下颌。
- 轻轻用力，牵引松动颈椎关节。

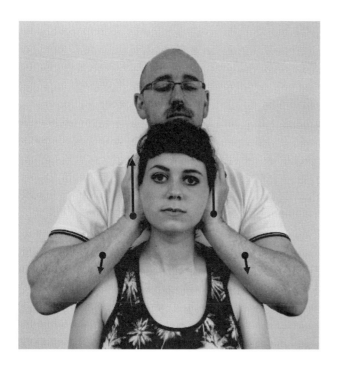

T5.14   颈椎坐式牵引

· 患者坐直，治疗师立于患者身后，将前臂靠在患者肩膀上，用手掌和小鱼际分别扣住患者乳突和枕部形成杯状。

· 用力向上牵引。

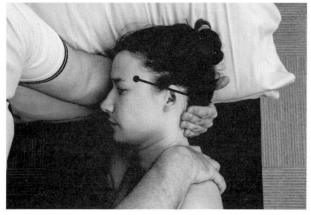

T5.15   侧卧式颈－胸椎伸展

· 患者侧卧（如图所示，患者取右侧卧位），治疗师用左手支撑患者颈部和头部，患者前额接触治疗师的肱二头肌，从而锁定患者的上颈椎，避免操作过程中的过度活动。

· 将另一只手放在患者的左肩膀／上斜方肌，按压 C_7/T_1 椎骨。将治疗师的手作为一个支点，支撑 C_7/T_1 关节的松动。

· 用左手从前向后推，将患者的头向后弯曲伸展。

T5.16   侧卧式颈－胸椎屈曲

· 患者侧卧（如图所示，患者取右侧卧位），治疗师用左手支撑患者颈部和头部，患者前额接触治疗师的肱二头肌，从而锁定患者的上脊椎，避免操作过程中的过度活动。

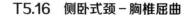
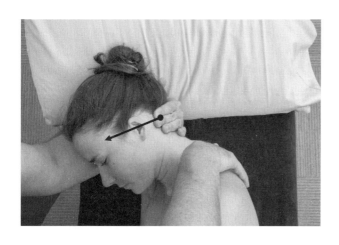

· 将另一只手放在患者的左肩膀／上斜方肌，按压 C_7/T_1 椎骨。将治疗师的手作为一个支点，支撑 C_7/T_1 关节的松动。

· 用左手弯曲患者的头部向前形成屈曲。

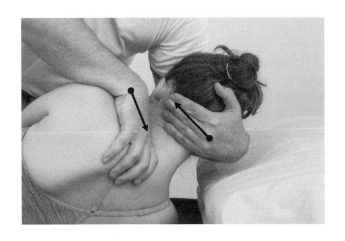

T5.17　侧卧式颈-胸椎侧屈

- 患者侧卧（如图所示，患者取右侧卧位），治疗师用左手支撑患者颈部和头部，患者前额接触治疗师的肱二头肌，从而锁定患者的上脊椎，避免操作过程中的过度活动。
- 将另一只手放在患者的左肩膀 / 上斜方肌，按压 C_7/T_1 椎骨。将治疗师的手作为一个支点，支撑 C_7/T_1 关节的松动。
- 用支撑手，将患者颈部向左侧弯。

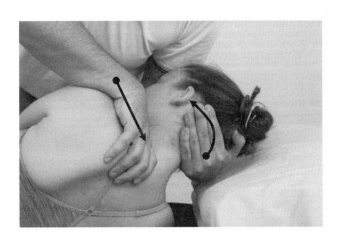

T5.18　侧卧式颈-胸椎旋转

- 患者侧卧（如图所示，患者取右侧卧位），治疗师用左手支撑患者颈部和头部，患者前额接触治疗师的肱二头肌，从而锁定患者的上颈椎，避免操作过程中的过度活动。
- 将另一只手放在患者的左肩膀 / 上斜方肌，按压 C_7/T_1 椎骨。将治疗师的手作为一个支点，支撑 C_7/T_1 关节的松动。
- 用支撑手，将患者颈部向左侧旋转。

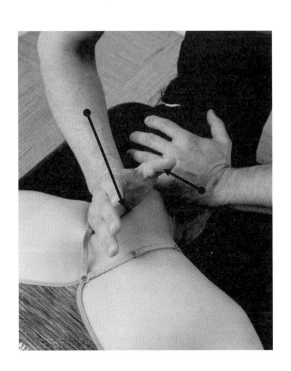

T5.19　前倾式颈-胸椎关节松动

- 患者向前倾，微微侧屈，用左手轻轻旋转患者颈部和头部，这样，患者的面部就能以一个微小的角度靠在治疗床的洞中。
- 侧屈和侧旋可以使 $C_7 \sim T_1$ 的椎骨松开，并锁住其上部的颈椎，减少过度动作。
- 将另一只手的小鱼际放置在患者 C_6/C_7 的棘突上，确保持续接触。
- 从侧方轻推棘突，松动颈-胸关节。如果需要的话，在另一侧重复这一套动作。
- 要保证压力不要太大，因为用力过大会让患者感到不舒服。注意关节的松动有时会导致 $C_7 \sim T_1$ 的自发空穴现象。

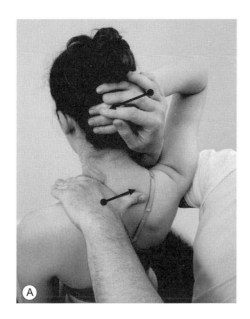 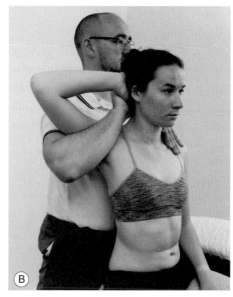

T5.20 坐式颈－胸椎松动

· 患者坐直，患者一只手放在其后颈，托住后脑。

· 治疗师立于患者身后，把手稳定在患者手上支撑头部和颈部。要确保弯曲幅度不会太大，以免患者感到不适。

· 治疗师用另一只手的拇指侧边按压患者 C_7/T_1 的棘突，轻柔侧压。

· 拇指为侧屈活动提供了一个支点，让你能够松动这部分脊椎。

· 将指尖放在患者肩膀上保持稳定，并支撑整个操作过程。

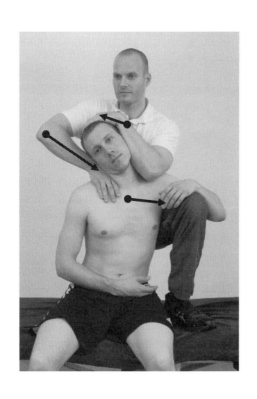

T5.21 颈－胸椎关节松动

· 让患者坐在治疗床尽量靠后的位置。

· 治疗师站在患者身后，一只脚踩在治疗床上方便操作的位置，让患者的手臂和手能搭在你的大腿上。

· 把你的手臂放在患者的肩膀上，将手放在患者的前额，与发际线平齐。

· 把另一只手放在患者颈椎底部，使你小指的掌指关节落在颈－胸椎关节侧方。

· 抬起肘，以引导向另外一侧腋下的动作。

· 松动时，治疗师要把身体转向在治疗床上的那只脚的方向，用手将患者颈部侧屈，这样就打开了患者置于治疗师腿上的手臂一侧的颈－胸椎关节。

· 请注意，这与第 7 章 T7.3 第 1 肋的松动坐式手法很相似。

参考文献

Allison GT, Nagy BM, Hall T (2002). A randomized clinical trial of manual therapy for cervico-brachial pain syndrome – a pilot study. Manual Therapy 7(2):95-102.

Austin N, Krishnamoorthy V, Dagal A (2014). Airway management in cervical spine injury. International Journal of Critical Illness and Injury Science 4(1):50.

Bassols A, Bosch F, Banos JE (2002). How does the general population treat their pain? A survey in Catalonia, Spain. Journal of Pain Symptom Management 23:318-328.

Bogduk N (2005). Clinical Anatomy of the Lumbar Spine and Sacrum. Oxford: Elsevier Health Sciences.

Bronfort G, Haas M, Evans R, et al (2010). Effectiveness of manual therapies: the UK evidence report. Chiropractic & Manual Therapies 18(1):3.

Carlesso LC, Gross AR, Santaguida PL, et al (2010). Adverse events associated with the use of cervical manipulation and mobilization for the treatment of neck pain in adults: a systematic review. Manual Therapy 15:434-444.

Cassidy JD, Boyle E, Cote P, et al (2008). Risk of vertebrobasilar stroke and chiropractic care: results of a population-based case-control and case-crossover study. Spine (Phila Pa 1976) 33:S176-S183.

Childs JD, Cleland JA, Elliott JM, et al (2008). Neck pain: clinical practice guidelines linked to the International Classification of Functioning, Disability, and Health from the Orthopaedic Section of the American Physical Therapy Association. Journal of Orthopaedic and Sports Physical Therapy 38(9):A1-A34.

Côté P, Cassidy JD, Carroll LJ, et al (2004). The annual incidence and course of neck pain in the general population: a population-based cohort study. Pain 112(3):267-273.

Croft PR, Lewis M, Papageorgiou AC, et al (2001). Risk factors for neck pain: a longitudinal study in the general population. Pain 93(3):317-325.

Crosby ET, Lui A (1990). The adult cervical spine: implications for airway management. Canadian Journal of Anaesthesia 37(1):77-93.

Di Fabio RP (1999). Manipulation of the cervical spine: risks and benefits. Physical Therapy 79:50-65.

Driscoll DR (1987). Anatomical and biomechanical characteristics of upper cervical ligamentous structures: a review. Journal of Manipulative and Physiological Therapeutics 10(3):107-110.

Dunning JR, Cleland JA, Waldrop MA, et al (2012). Upper cervical and upper thoracic thrust manipulation versus non-thrust mobilization in patients with mechanical neck pain: a multicenter randomized clinical trial. Journal of Orthopaedic and Sports Physical Therapy 42(1):5-18.

Frobin W, Leivseth G, Biggemann M, et al (2002). Sagittal plane segmental motion of the cervical spine. A new precision measurement protocol and normal motion data of healthy adults. Clinical Biomechanics 17(1):21-31.

Goldberg W, Mueller C, Panacek E, et al (2001). Distribution and patterns of blunt traumatic cervical spine injury. Annals of Emergency Medicine 38(1):17-21.

Gross AR, Goldsmith C, Hoving JL, et al (2007). Conservative management of mechanical neck disorders: a systematic review. The Journal of Rheumatology 34(5):1083-1102.

Hackl W, Hausberger K, Sailer R, et al (2001). Prevalence of cervical spine injuries in patients with facial trauma. Oral Surgery, Oral Medicine, Oral Pathology, Oral Radiology, and Endodontology 92 (4):370-376.

Haldeman S, Kohlbeck FJ, McGregor M (1999). Risk factors and precipitating neck movements causing vertebrobasilar artery dissection after cervical trauma and spinal manipulation. Spine 24:785-794.

Hall T, Robinson K (2004). The flexion–rotation test and active cervical mobility – a comparative measurement study in cervicogenic headache. Manual Therapy 9:197-202.

Hall TM, Briffa K, Hopper D, et al (2010). Comparative analysis and diagnostic accuracy of the cervical flexion-rotation test. The Journal of Headache and Pain 11:391-397.

Hogg-Johnson S, van der Velde G, Carroll LJ, et al (2008). The burden and determinants of neck pain in the general population. European Spine Journal 17(1):39-51.

Hoving JL, de Vet HC, Koes BW, et al (2006). Manual therapy, physical therapy, or continued care by the general practitioner for patients with neck pain: long-term results from a pragmatic randomized trial. Clinical Journal of Pain 22(4):370-377.

Hoving JL, Koes BW, de Vet HC, et al (2002). Manual therapy, physical therapy, or continued care by a general practitioner for patients with neck pain. A randomized, controlled trial. Annals of Internal Medicine 136(10):713-722.

Hurwitz EL, Mortgenstern H, Vassilaki M, et al (2005). Frequency and clinical predictors of adverse reactions to chiropractic care in the UCLA neck pain study. Spine 30:1477-1484.

Jaumard NV, Welch WC, Winkelstein BA (2011). Spinal facet joint biomechanics and mechanotransduction in normal, injury and degenerative conditions. Journal of Biomechanical Engineering 133(7):071010.

Jull G, Trott P, Potter H, et al (2002). A randomized controlled trial of exercise and manipulative therapy for cervicogenic headache. Spine 27:1835-1843.

Kalichman L, Hunter DJ (2007). Lumbar facet joint osteoarthritis: a review. Seminars in Arthritis and Rheumatism 37(2):69-80.

Korthals-de Bos IBC, Hoving JL, van Tulder MW, et al (2003). Cost-effectiveness of physiotherapy, manual therapy, and general practitioner care for neck pain: economic evaluation alongside a randomized controlled trial. British Medical Journal 326:1-6.

Lee SH, Sung JK (2009). Unilateral lateral mass-facet fractures with rotational instability: new classification and a review of 39 cases treated conservatively and with single segment anterior fusion. Journal of Trauma and Acute Care Surgery 66(3):758-767.

Lowery DW, Wald MM, Browne BJ, et al (2001). Epidemiology of cervical spine injury victims. Annals of Emergency Medicine 38(1):12-16.

Milligram MA, Rand N (2000). Cervical spine anatomy. Spine State of the Art Reviews 14 (3):521-532.

Muhle C, Bischoff L, Weinert D, et al (1998). Exacerbated pain in cervical radiculopathy at axial rotation, flexion, extension, and coupled motions of the cervical spine: evaluation by kinematic magnetic resonance imaging. Investigative Radiology 33(5):279-288.

Ogince M, Hall T, Robinson K, et al (2007). The diagnostic validity of the cervical flexion-rotation test in C1/2-related cervicogenic headache. Manual Therapy 12:256-262.

Persson LCG, Lilja A (2001). Pain, coping, emotional state and physical function in patients with chronic radicular neck pain. A comparison between patients treated with surgery, physiotherapy or neck collar – a blinded, prospective randomized study. Disability and Rehabilitation 23:325-335.

Picavet HSJ, Schouten JSAG (2003). Musculoskeletal pain in the Netherlands: prevalences, consequences and risk groups, the DMC 3-study. Pain 102(1):167-178.

Schafer RC, Faye LJ (1990). The cervical spine. In: RC Schafer, LJ Faye eds. Motion Palpation and Chiropractic Technique: Principles of Dynamic Chiropractic. Huntington Beach, CA: Motion Palpation Institute; 93.

Steilen D, Hauser R, Woldin B, et al (2014). Chronic neck pain: making the connection between capsular ligament laxity and cervical instability. The Open Orthopaedics Journal 8:326.

Torretti JA, Sengupta DK (2007). Cervical spine trauma. Indian Journal of Orthopaedics 41(4):255.

Tubbs RS, Dixon J, Loukas M, et al (2010). Ligament of Barkow of the craniocervical junction: its anatomy and potential clinical and functional significance: Laboratory investigation. Journal of Neurosurgery: Spine 12(6):619-622.

Tubbs RS, Hallock JD, Radcliff V, et al (2011). Ligaments of the craniocervical junction: A review. Journal of Neurosurgery: Spine 14(6):697-709.

Van Mameren H, Drukker J, Sanches H, et al (1989). Cervical spine motion in the sagittal plane (I) range of motion of actually performed movements, an X-ray cinematographic study. European Journal of Morphology 28(1):47-68.

Vernon H, Humphreys K, Hagino C (2007). Chronic mechanical neck pain in adults treated by manual therapy: a systematic review of change scores in randomized clinical trials. Journal of Manipulative and Physiological Therapeutics 30(3):215-227.

White AA, Panjabi MM (1990). Kinematics of the spine. In: Clinical Biomechanics of the Spine, 2nd ed. Philadelphia: Lippincott Williams & Wilkins; 85-125.

Windle WF ed (1980). The Spinal Cord and its Reaction to Traumatic Injury: Anatomy, Physiology, Pharmacology, Therapeutics (vol 18). New York: M Dekker.

Wolsko PM, Eisenberg DM, Davis RB, et al (2003). Patterns and perceptions of care for treatment of back and neck pain: results of a national survey. Spine 28:292-297.

Zito G, Jull G, Story I (2006). Clinical tests of musculoskeletal dysfunction in the diagnosis of cervicogenic headache. Manual Therapy 11:118-129.

第6章

胸椎

张振宇　潘珺俊　张　路　高铸烨　杨天宇 译

前言

胸椎是发生功能障碍的常见部位，包括风湿免疫病（如强直性脊柱炎）、感染性疾病（如结核）、代谢性疾病（如佩吉特病）和退化性疾病（如骨质疏松症）等。与腰椎和颈椎相比，胸椎疾病在流行病学、临床研究及职业研究上获得的关注较少（Briggs 等 2009a）。对此的一种解释是研究人员研究背部疼痛时，通常将腰椎和胸椎并入一个类别（Briggs 等 2009a）。Dionne 等（2007）的一项研究发现，胸椎疼痛是工作时间不足和丧失工作能力的主要原因。很多职业都有出现胸椎疼痛的风险，其中，手工劳动者、办公室职员、医疗专家和司机等群体（Briggs 等 2009b）患病风险高达 50%。Briggs 等（2009b）还发现女性出现胸椎疼痛的比例要高于男性。

最近有研究发现，越来越多的青少年出现胸椎疼痛（Wedderkopp 2001，Grimmer 2006，Trevelyan 与 Legg 2006，Jeffries 2007，Briggs 等 2009b）。这可能与上课姿势不当或教室的桌椅不符合人体工程学有关（Murphy 等 2004，Lafond 等 2007），或者是因为上学所用的书包或背包过重（Sheir-Neiss 2003，Skaggs 2006，Papadopoulou 等 2013）。胸椎疼痛与姿势不当、缺乏活动和久坐玩游戏之间的联系已得到证实（Zapata 等 2006，Hakala 等 2012）。青少年背部

问题有可能会随着他们步入成年而导致出现其他问题（Hakala 2002，Ståhl 等 2014）。Kujala 等（1999）研究发现有将近 10% 的青少年患有胸椎疼痛，从而限制了他们的活动。胸椎疼痛与参加体育活动的青少年止痛药使用增多有关（Selanne 等 2014）。因此，对身体姿势、人体工程学和身体训练的宣教是临床治疗青少年患者的重要组成部分。

有趣的是，Imagama 等（2014）发现胸椎后凸、脊柱倾斜和后方肌群薄弱等症状的增多与肩关节损伤和肩部运动受限有关。因此，维持胸椎稳定状态不仅会减少胸椎不适症状，还与健康的肩部功能息息相关。

有资料显示松动胸椎关节有利于降低该部位脊柱的压力疼痛阈值。Fryer 等（2004）发现对胸椎进行被动节奏性的重复松动相比于短期的脊柱推拿能更大幅度地降低有胸椎不适症状者的疼痛阈值。此外，Cleland 等（2007）发现胸椎松动术可以减轻颈椎疼痛患者的痛苦，减少他们的行动不便。当然与很多其他研究一样，尽管症状得到短期的缓解和减轻，但是还需进一步调查和观察远期疗效来证实其有效性。

解剖

胸椎是脊柱的其中一段，位于脊柱中部，颈椎与腰椎之间（图 6.1）。它由 12 块椎骨组成

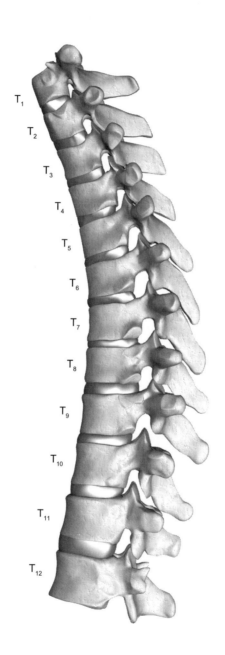

图 6.1　胸椎

（标记为 $T_1 \sim T_{12}$），越靠近尾端体积越大，反映出人体承重量由上至下增加。尽管不常见，但脊椎上的胸椎骨数量可以是 11～13 块，因为胸椎的数量通常由相应的肋骨承重构成决定。

尽早弄清患者胸椎精确数量很重要，这样就不会由于数量不清而导致不恰当的手术计划，从而影响患者病程（Wigh 1980）。

胸椎与其他部位的椎骨相比属于中等大小。上胸椎的大小和形状近似颈椎，而下胸椎更类似于腰椎（White 与 Panjabi 1978）。这些椎骨向内、向外弯曲为肋部和胸骨提供支撑和稳定，在保护肺部、心脏和主要血管方面扮演了重要角色，同时保证脊柱的纵向稳定，从而构建稳定而灵活的躯干结构（Mckenzie 与 May 2006）。$T_1 \sim T_{12}$ 的椎间盘形状、大小也各不相同。

胸椎相比其他椎体更不易弯曲，这是由于胸腔、关节、关节面和椎体结构为其提供了结构的完整性。因此，不像颈椎和腰椎，胸椎的结构特点可能是为了传递重量和维持稳定性。White（1969）认为第1胸椎（T_1）的压力载荷为人体重量的9%，T_8 为33%，T_{12} 为47%。研究人员认为这些椎体承受并分散了主要负重。Edmondston 与 Singer（1997）称，为了适应这一重量，椎体高度、椎体终板横切面和椎体骨量由上至下地增加，尤以中部和下部为甚。

胸椎因与胸腔连接，是脊柱上最不灵活的部位。较薄的椎间盘也是下胸椎骨不灵活的原因之一，这些椎间盘只有椎体高度的1/7。McKenzie与 May（2006）的研究表明，椎骨至肋骨附加的关节（肋椎关节和肋横突关节）和椎关节突关节、棘突的结构都是限制胸椎活动的因素。

骨骼解剖

椎体

胸椎的椎体是呈楔状的圆形骨骼，后部比前部大。顶端和底端的终板表面是凹形的，上部和下部平坦，背部比前部更深，侧边和前边微缩。$T_1 \sim T_{12}$ 的大小和形状有本质的区别，越靠近下部外形越大。胸椎后凸时前部的凹陷决定了胸椎主要功能是支撑并传递躯干的重量（Singer 与 Goh 2000）。胸椎骨还支撑与终板表面相邻的上下两个半关节面的侧后表面。了解这些对于每个肋骨头两侧的松动很重要。

椎弓

椎弓是每个椎体后部连接的一个薄的骨环。每个椎弓都包围着椎孔，为脊髓提供空间。它的作用是保护脊髓及脊神经根（Mckenzie 与 May 2006）。

椎弓根

椎弓根为短骨，从椎体开始向后延伸形成椎弓。功能是连接椎体及其后部组织。

椎弓板

椎弓板宽阔厚实，连接椎弓根形成椎弓，构成了骨环的外圈以及椎孔的后缘部分。

横突

从每个椎弓左右两侧伸出的骨突被称为横突。它们与一对肋骨连结，形成肋横突关节，并为肌肉和韧带提供附着点。

棘突

棘突是一个较长的骨结构，向下倾斜，特别是在胸椎中部区域。棘突向下延伸很长，以至于在胸椎中部区域（$T_4 \sim T_8$）与下一节椎骨的椎体平齐。它起于椎弓板的接合处，终于一个结节末端。其作用是固定背部肌肉。

关节突

关节突是椎骨的突起部分，它从椎弓根与椎弓板的接合处向相邻的上下椎骨延伸。一节椎骨有上下各两个一共4个关节突。它们的作用是稳定脊椎，与相邻椎骨一起形成关节突关节（Moore 等 2013）。

韧带

胸椎有着与脊柱其他部分一样的韧带。包括前纵韧带、后纵韧带、棘上韧带、棘间韧带、横突间韧带和黄韧带。但胸椎给肋部提供的韧带支撑还包括肋横突韧带、辐状韧带以及肋椎关节囊韧带（Putz 与 Muller-Gerbil 2000）。

Lang 等（2013）发现，黄韧带骨化在他们观察的患者中较为普遍，预计发生率为 63.9%。虽然多发人群为 50～59 岁的患者，但他们找到了一些证据，证明了 10～19 岁的青少年也会发生这种改变。他认为由于组织的机械应力作用，黄韧带骨化主要发病区域为 $T_{10} \sim T_{12}$ 的下胸椎，而且多发于男性。

关节

肋椎关节

肋椎关节由肋骨头与相邻椎体和椎间盘之间的肋面咬合形成。

第 2～9 肋的肋骨头与两个椎体咬合，第 1 和第 10～12 肋的肋骨头只与一节椎骨相连。每个肋椎关节由纤维囊、辐状韧带和关节间韧带组成（Macdonald 1986）。

肋横突关节

肋横突关节的形成靠的是肋骨结节与相应椎骨横突咬合。这些关节涉及颈部韧带、结节韧带、关节囊和肋横突韧带。而 T_{11} 和 T_{12} 不涉及这些（Duprey 等 2010）。

椎关节突关节

椎关节突关节又称为关节面，是相邻椎骨关节突形成的滑膜平面关节。它们主要的功能是引导并限制椎骨活动（Pal 等 2001）。Manchikanti（2004）发现 42% 的长期胸椎疼痛源于此关节的关节面。

活动范围

有别于针对其他部位椎体所做的大量活动分析，针对胸椎活动测评的正式研究数量有限。尽管有针对活动范围的相关报道，但基本上都是基于尸体解剖研究（White 1969）。胸椎活动的研究有明显的方法论上的困难，因为这包含了对胸腔、椎骨和肋骨之间错综复杂的相互作用的研究，Valencia（1994）称，测量胸椎活动在技术上很难实现。然而，一些体内、外的研究证明了胸椎可能的活动范围，虽然这些研究的测量结果仍不尽相同（表 6.1）。

表 6.1　Mckenzie 与 May（2006）及 Leahy 与 Rahm（2007）统计的胸椎可能活动范围的数据

活动类型	活动单位	活动度（°）
屈曲	$C_7 \sim T_1$	≈ 9
	$T_1 \sim T_6$	4
	$T_6 \sim T_7$	4～8
	$T_{12} \sim L_1$	8～12
侧屈	$T_1 \sim T_{10}$	≈ 6
	$T_{11} \sim L_1$	≈ 8
矢状面运动	$T_1 \sim T_{10}$	< 5
	$T_{10} \sim T_{12}$	≈ 5
旋转	$T_1 \sim T_4$	8～12
	$T_5 \sim T_8$	≈ 8
	$T_9 \sim T_{12}$	< 3

流行病学

胸椎疼痛的流行病学研究由于两个主要缺陷而受阻：很难定义胸椎疼痛和缺少高质量文献。除此之外，胸椎疼痛相关的流行病学数据也很有限。

研究现有数据的人认为，临床上胸椎的疼

痛症状没有颈椎和腰椎普遍（Lemole 等 2002）。根据 Singer 与 Edmondston（2000）的研究，临床上有长期疼痛的患者比例只有 2% ~ 3%。

尽管可用的胸椎疼痛流行病学研究文献数量有限，但还是有一些知名的基于人口学的研究。在其中一项针对 35 ~ 45 岁群体的研究中，Linton 等（1998）报道每年总人口中患有脊椎疼痛的人占 66%。其中只有 15% 的患者报告有

胸椎疼痛，而报告腰椎疼痛的有 56%，颈椎疼痛患者有 44%。这相当于每年总人口中患有胸椎疼痛的比例接近 3%。然而，不同的研究中显示的胸椎疼痛比例也不相同。大部分报告，包括整骨诊所、按摩师、理疗师所做的研究显示，胸椎疼痛患病率范围在 2.6% ~ 14%。在研究了这些数据后 Mckenzie 与 May（2006）称有 5% ~ 17% 的脊椎问题都源于胸椎（表 6.2）。

表 6.2 胸椎常见疾病

疾病	描述	参考文献
椎管狭窄	可能由胸椎后部结构增生或先天畸形引起 通常伴随全身性风湿类疾病、代谢性疾病或骨科病症，如氟骨症、软骨发育不全、肢端肥大症、佩吉特病或者陈旧骨折 报告对象平均年龄：65 岁	Barnett 等（1987），McRae（2010）
椎体骨折	在胸腰椎最为常见 通常是由冲击力较大的事故或骨质疏松引起 可能还会因潜在的疾病而出现，如强直性脊柱炎、脊柱肿瘤或感染 症状包括疼痛或神经功能障碍的恶化，如麻木、虚弱、感觉刺痛、脊髓休克和神经源性休克 主要发生在男性 报告对象年龄：20 ~ 40 岁	Kostuik 等（1991），Jansson 等（2010）
青少年脊柱后凸畸形	一种青少年脊柱软骨病，会导致楔形椎骨 通常影响 T_7 和 T_{10} 椎骨 通常出现在 14 ~ 18 岁的青少年中，女性较多发 导致中下部背痛、姿势不正和恶化的脊柱后凸畸形	Scheuermann（1934），Bullough 与 Boachie-Adjei（1988）
胸神经纤维瘤	脊柱最多发的肿瘤之一 也被称为神经鞘瘤 占脊柱肿瘤发病的 1/3 通常源于脊髓背根部 通常由神经纤维、施万细胞和成纤维细胞增生引起 通常出现于下胸区域和胸腰段 发病高峰年龄：40 ~ 50 岁	Gautier-Smith（1967），Borenstein 与 Wiesel（1989），Conti 等（2004）
佩吉特病	长期代谢性骨病，特点是发病骨变厚、畸形 通常由过度活跃的破骨细胞和成骨细胞引发 主要影响扁平骨和长骨两端 约有 45% 的患者胸椎受到影响 影响 40 岁以上人群中 3% 的人口，男性较多发 总体患病率：3% ~ 3.7%	Altman 等（1987），Dell'Atti 等（2007）

续表

疾病	描述	参考文献
脊柱结核	通常包括胸腰区域，特别是下胸椎和上腰椎 可能会导致前端或侧边椎骨楔形变 可能会损伤内外脊髓，且有可能产生角状后突或脊柱侧突畸形 占所有肌肉骨骼结核病例的 50% 结核患者发病率在 1% 以下	Turgut（2001），McRae（2010），Garg 与 Somvanshi（2011）

胸椎检查

病史

了解患者具体病史对于胸椎检查很重要。大多数情况下，患者的描述有助于确定危险信号，同时对体格检查有辅助价值。

检查人员必须以友好和尊重的态度与患者沟通。要用逻辑的方法来收集有用信息，必须非常认真地听取患者的反馈。

除了对疼痛、肿胀、麻木、刺痛或任何其他胸椎区域问题进行问询，检查人员还必须询问问题何时出现、出现后的表现、症状类型以及加重或缓解病症的因素。

危险信号（红旗警示）

危险信号用来提醒背痛患者自身患有严重的脊椎病（Honet 与 Ellenberg 2003）。在问询患者时，检查人员必须参考表 6.3 中对危险信号表现的描述。筛查过程开始时要询问具体病史，填写医学筛查表。

体格检查

在了解患者具体病史后，医师有足够的信息针对病例的具体方面做初步决策。基于首次与患者面谈的发现，医师接下来要进入体格检查的环节。这会涉及一系列观察和活动，医师由此确定最初的发现，全面探索病症的性质和范围，然后做出判断。

视诊

体格检查开始时，要细心观察患者姿势。患者在没有意识到医师观察时是观察的最好时机，比如在患者讲述病史时。

医师要注意患者坐姿和站姿。患者站立时，医师要注意患者胸椎弯曲是否属正常水平。在患者无支撑坐于治疗台或检查床上时，医师要注意脊柱的弯曲程度。患者无支撑坐时，如身体出现异样曲线则证明患有脊柱侧凸，这还意味着脊柱侧凸是变化的，也可能继发于腿缩短。

活动模式

要在患者坐直时检查屈曲、伸展和旋转动作。医师要先让患者做单一动作，检查患者的活动能力，然后重复做这些动作，判断活动的幅度、质量和疼痛反馈。

要仔细观察患者的症状和机械反应。医师应该让患者做能消除或减轻症状的动作，暂时不做对症状改善无用或加剧症状的动作。两侧的任何偏差或差异都应该记录下来。

特殊检查

见表 6.4。

表 6.3　胸椎疼痛患者患有严重疾病的危险信号

疾病	症状和体征
脊柱肿瘤	超过 50 岁 过往有癌症病史 体重无意识下降，6 个月下降 10kg 在夜晚有持续的、严重的、逐渐加重的背痛 疼痛持续超过 1 个月 常规治疗 1 个月后没有明显改善
脊柱感染	超过 50 岁 近期有呼吸道细菌感染、尿道或皮肤感染、结核病 有静脉注射毒品史 高热不退，或全身症状明显
骨折	超过 70 岁 近期有严重创伤 长期使用糖皮质激素 骨质疏松史
关节炎	发病慢：40 岁以下 家族病史 晨僵超过 1 小时 外周关节长期活动受限 虹膜炎、结肠炎、皮疹或尿道有分泌物
血管 / 神经	频发头晕 昏迷或昏厥 脑神经征阳性

注：数据来自 Nachemson 与 Vingard（2000），Ombregt（2003），McKenzie 与 May（2006）。

表 6.4　胸椎的特殊检查

检查	方法	阳性症状	说明
弓形试验	患者用腿支撑坐在治疗台的一边，双手放于后背，髋关节处于中立位。检查人员指导患者以胸椎和腰椎最大的弯曲限度向前屈曲。患者弯曲颈部，将下颌贴在前胸上，检查人员持续施压。患者主动伸展一条腿的膝盖，尽可能地伸展，检查人员接下来将患者脚踝背伸	背部症状增多且出现神经根症状	硬脑膜张力变大或脑膜神经组织敏感
布鲁金斯基征	患者仰卧。检查人员一只手放在患者脑后，另一只手放在患者胸前。检查人员之后弯曲患者颈部，将头拉向胸前，同时不让躯体抬高	背部疼痛加剧且患者不自觉地弯曲膝盖以缓解背部疼痛	硬脑膜或脑膜受到刺激神经根受累
比弗征	患者仰卧，双臂交叉放在胸前。检查人员随后让患者将躯干缓缓抬升离开治疗台，并仔细观察脐部	向上、向下运动或向两侧运动	肌肉失神经支配

注：数据来自 Saberi 与 Syed（1999），Baxter（2003），Ombregt（2013）。

胸椎周围附着肌肉

见表 6.5。

表 6.5　胸椎周围附着肌肉

名称	起点	止点	作用	神经分布
斜方肌	上项线内侧 1/3、枕外隆凸、项韧带、棘突和 C_1~T_{12} 的棘上韧带	锁骨外 1/3 处、肩峰和肩胛冈嵴、肩胛骨内侧部	抬高、下降肩胛骨，使其向脊柱靠拢 抬起胳膊时旋转肩胛骨	副神经（C_3~C_4）
背阔肌	T_6~T_{12} 棘突、胸腰筋膜、髂嵴和第 3 或第 4 根下肋骨	肱骨小结节嵴	伸展、内收、内旋手臂。将肩膀向下、向后拉。保持肩胛骨下角紧靠胸腔，辅助呼吸	胸背神经
大菱形肌	T_2~T_5 棘突	肩胛骨内缘，小菱形肌插入处以下	收回并旋转肩胛骨，使其抵住关节盂。还要将肩胛骨向胸壁旋转	肩胛背神经（C_4~C_5）
小菱形肌	C_7~T_1 项韧带和棘突	肩胛骨内缘，大菱形肌插入处之上	收回并旋转肩胛骨，使其抵住关节盂。还要将肩胛骨向胸壁旋转	肩胛背神经（C_4~C_5）
颈夹肌	T_3~T_6 棘突	C_1~C_3 横突	让患者同时伸展头部和颈部 让患者做单一的颈部侧弯、侧旋	中下颈神经背部主要区域外侧支
头夹肌	C_7~T_6 项韧带和棘突	乳突和上项线	伸展、旋转、侧弯头部	中下颈神经背部主要区域外侧支
颈髂肋肌	第 3~6 肋的肋角	C_4~C_6 横突	颈部伸展和侧弯	脊神经背部主要区域
胸髂肋肌	第 7~12 肋的肋角	第 1~6 肋的肋角和 C_7 横突	伸展并侧弯脊柱旋转肋部并吸气	脊神经背部主要区域
颈最长肌	T_1~T_5 横突	C_2~C_6 横突	伸展并侧弯颈部	脊神经背部主要区域
头最长肌	T_1~T_5 横突、C_5~C_7 关节突	颞骨后乳突部位	伸展并旋转头部	中下颈神经主要背部区域
胸最长肌	骶骨外侧嵴和内侧嵴、髂嵴内侧、L_1~L_5 和 T_{11}~T_{12} 棘突	T_1~T_{12} 横突	伸展并侧弯颈椎吸气	脊神经背部主要区域

续表

名称	起点	止点	作用	神经分布
胸半棘肌	$T_6 \sim T_{10}$ 横突	$C_6 \sim C_7$ 和 $T_1 \sim T_4$ 棘突	伸展并旋转脊柱	脊神经背部主要区域
颈半棘肌	$T_1 \sim T_6$ 横突	$C_2 \sim C_5$ 棘突	伸展并旋转脊柱	脊神经背部主要区域
头半棘肌（和头棘肌、头半棘肌内侧）	$C_4 \sim C_7$ 和 $T_1 \sim T_7$ 横突	枕骨上下项线之间	伸展并旋转颈部	脊神经背部主要区域
胸棘肌	$T_{11} \sim T_{12}$ 和 $L_1 \sim L_2$ 棘突	$T_1 \sim T_8$ 棘突	伸展脊柱	脊神经背部主要区域
多裂肌（胸部）	$T_1 \sim T_{12}$ 横突	髂后上棘向上至 2~4 节椎骨棘突	伸展并旋转脊椎	脊神经背部主要区域
回旋肌（胸部）	$T_1 \sim T_{12}$ 横突	止于下一椎体上部棘突的基底部	伸展并旋转脊椎	脊神经背部主要区域
棘间肌（胸部）	$T_1 \sim T_3$ 棘突和 $T_{11} \sim T_{12}$ 椎骨	下 1 节椎骨棘突上方	伸展脊椎	脊神经背部主要区域
椎骨横突间小肌肉后部（胸部）	$T_{11} \sim L_1$ 横突	下 1 节椎骨横突上方	脊椎侧弯	脊神经腹部主要区域
肋提肌	C_7 和 $T_1 \sim T_{11}$ 横突	下 1 节肋骨表面外上侧	抬升肋部吸气，伸展侧弯并旋转脊椎	肋间神经

手法：胸椎

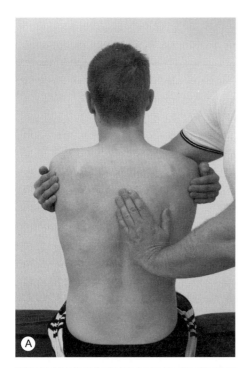

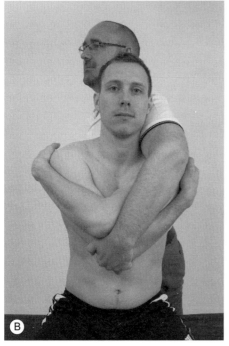

T6.1 坐式手法姿势

· 让患者坐在治疗台的一边，尽可能靠后。

· 让患者握住双肩，双臂叠放于前胸，形成 V 字形，而不是交叉形成 W 字形（图 A）。

· 治疗师双腿叉开站在患者身后，膝盖微屈。

· 治疗师近距离接触患者，将腋窝置于患者肩上并用手托住患者肘部（图 B）。

· 治疗师胸部贴近患者脊背。

· 治疗师对需要检查的棘突部位进行触诊。

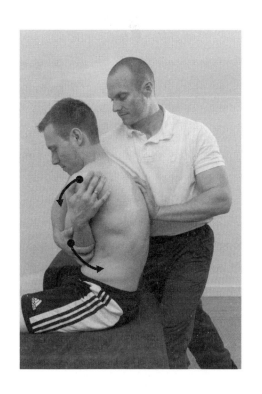

T6.2 坐式胸椎屈曲

· 让患者坐在治疗台的一边，尽可能靠后。

· 起始姿势请参考 T6.1 坐式手法姿势。

· 在支撑患者身体的同时，让患者放松并倒向治疗师。

· 从起始位置开始，用力朝患者身体下方按压下肘部，使患者身体向内凹陷，从而使患者胸椎屈曲。

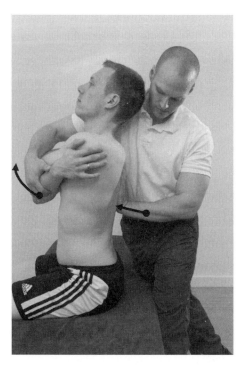

T6.3 坐式胸椎伸展

· 让患者坐在治疗台的一边，尽可能靠后。

· 起始姿势请参考 T6.1 坐式手法姿势。

· 在支撑患者身体的同时，让患者放松并倒向治疗师。

· 从起始位置开始，治疗师通过提拉、伸直自己的身体来提拉患者肘部，从而使患者胸椎伸展。

· 协助患者做局部伸展，需分段施压，或轻轻地对想要治疗的棘突部位侧边施压。

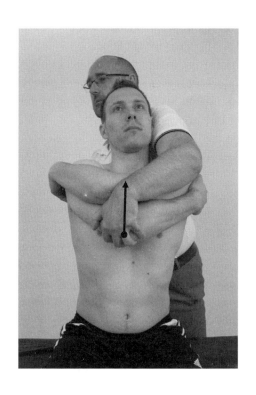

T6.4 坐式胸椎伸展

· 让患者坐在治疗台的一边，尽可能靠后。

· 起始位置请参考 T6.1 坐式手法姿势。

· 在支撑患者身体的同时，让患者放松并倒向治疗师。

· 从起始位置开始，治疗师通过提拉、伸直自己身体来提拉患者肘部，从而使患者胸椎伸展。

· 协助患者做局部伸展，需分段施压，或轻轻地对想要治疗的棘突部位侧边施压。

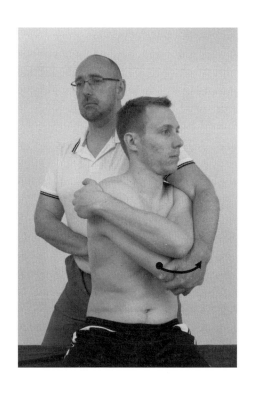

T6.5 坐式胸椎旋转

· 让患者坐在治疗台一边，尽可能靠后。

· 起始位置请参考 T6.1 坐式手法姿势。

· 在支撑患者身体的同时，让患者放松并倒向治疗师。

· 治疗师的身体转向治疗台，正面贴近患者，从而使患者胸椎旋转。

· 为了评估两侧旋转能力，要反复进行测试，不断换手向交替方向旋转。

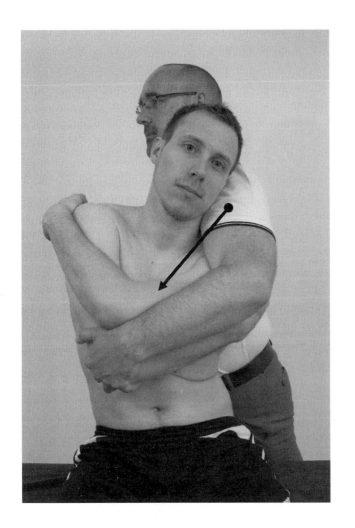

T6.6　坐式胸椎侧屈

· 让患者坐在治疗台一边，尽可能靠后。

· 起始位置请参考 T6.1 坐式手法姿势。

· 在支撑患者身体的同时，让患者放松并倒向治疗师。

· 向斜下方用力，指向患者相反方向的髂前上棘，用腋窝抵向相反方向，同时弯曲膝盖以引导患者胸椎侧屈。

· 为了评估两侧旋转能力，要反复进行测试，不断换手向交替方向旋转。

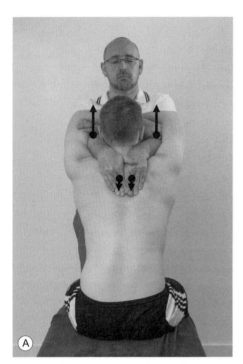

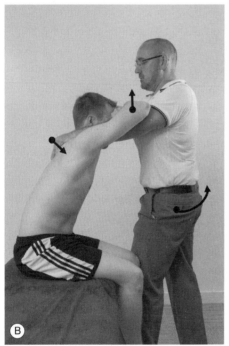

T6.7　加强型坐式上胸椎伸展

- 让患者面向治疗师而坐。
- 让患者交叉手臂，使其前额靠在前臂上。
- 治疗师双腿分开站立。
- 把手从患者交叉的双臂下穿过。
- 用指尖找到适合区域并触摸棘突的任意一边。
- 治疗师用身体自重协助运动，轻轻向后靠并伸直腿，用身体将力道向上方和后方牵引，使患者胸椎伸展（参考图B）。
- 集中拉伸需要用指尖对患者胸椎任意一侧正面施压。

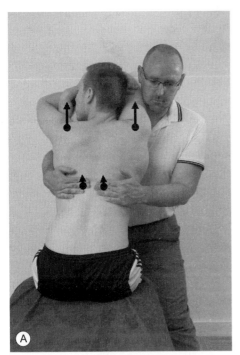

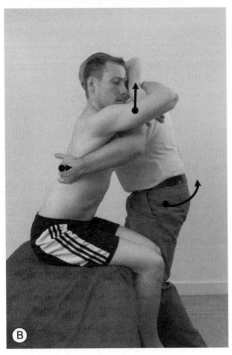

T6.8　加强型坐式下胸椎伸展

· 让患者面向治疗师而坐。

· 治疗师双腿分开站立。

· 让患者交叉手臂，将头部靠在其前臂上，头部转向治疗师对侧。

· 让患者双手交叉靠在治疗师肩膀上（可以在肩上放置一块毛巾或枕头让患者休息）。

· 用指尖找到合适的区域并触摸棘突任意一边。

· 治疗师用身体自重协助运动，轻轻向后靠并伸直腿，用身体将力道向上方和后方牵引，使患者胸椎伸展（参考图 B）。

· 集中拉伸需要用指尖对患者胸椎任意一侧正面施压。

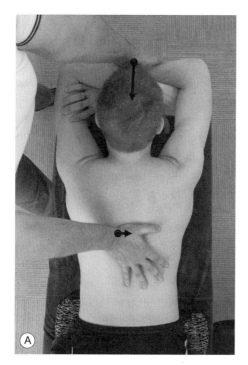

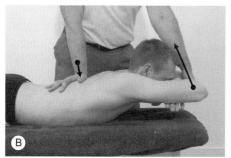

T6.9　胸椎俯卧伸展

· 让患者俯卧。

· 让患者双臂交叉，将前额靠在其前臂最上部。

· 治疗师站在治疗台旁边，与患者头部保持水平。

· 抓住患者前臂中部，也就是双臂交叉位置。

· 为使患者胸椎伸展，治疗师抬升前臂向后倾斜，从而使前臂离开治疗台（参考图 B）。

· 集中拉伸需要用位于下方的手施加正面的力对患者进行触诊。

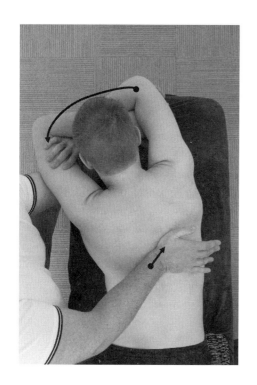

T6.10　胸椎俯卧侧屈

· 让患者俯卧。

· 让患者双臂交叉，将前额靠在其前臂最上部。

· 治疗师站在治疗台边，与患者头部保持水平。

· 将前臂置于患者前臂下，抓住患者远侧的肘部。

· 治疗师拉伸并旋转前臂做弓形运动，使患者胸椎侧屈。

· 集中侧屈需要用位于下方的手施加正面力对患者棘突侧边区域进行触诊，从而阻止你要松动的下椎体关节的运动。

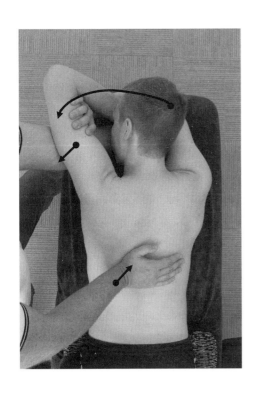

T6.11　俯卧胸椎旋转

· 让患者俯卧。

· 让患者双臂交叉，前额靠在其前臂上。

· 治疗师站在治疗台边上，与患者头部保持水平。

· 将前臂置于患者前臂下，抓住患者远侧的肘部。

· 要进行旋转，治疗师需挺直身体，抬升患者近侧的肘部，同时拉伸另外一侧肘部。

· 集中旋转需要用位于下方的手对需要松动的上椎骨关节横突正面施压。

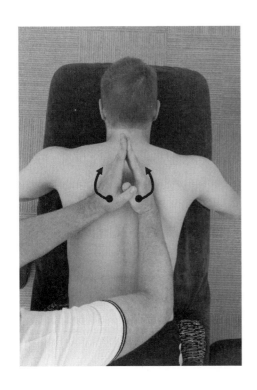

T6.12　俯卧胸椎前后松动

· 让患者脸朝下俯卧。

· 用小鱼际接触横突区域以及棘突任意一边。

· 先用手向患者施压。

· 此时手迅速偏离，用向前或向后的力（力的方向取决于患者）沿胸椎施压，从而让需要松动的区域形成一个向前或向后的移动。

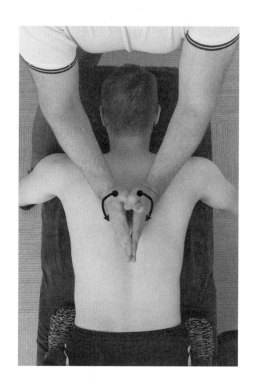

T6.13　俯卧胸椎伸展松动

· 让患者脸朝下俯卧。

· 用小鱼际接触横突区域以及棘突任意一边。

· 先用手向患者施压。

· 此时手迅速偏离，用向前或向后的力（力的方向取决于患者）沿胸椎施压，从而让需要松动的区域做伸展运动。

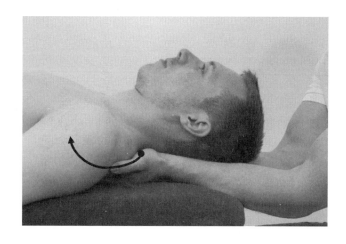

T6.14　仰卧上胸椎松动

· 让患者仰卧。

· 治疗师将双手分别置于患者两侧肩膀下。

· 用指尖对上胸椎棘突任意一面进行触诊。

· 用手做前下运动使上胸椎做局部伸展。

· 试着变换局部旋转和侧屈动作以便分段式松动，以助集中力道向左或向右松动。

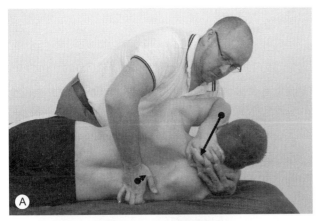

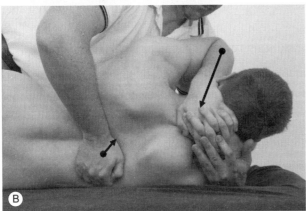

T6.15 侧卧式胸椎伸展

· 让患者侧卧。

· 让患者双手十指交叉置于颈后。

· 将手放于患者手指交叉处，同时支撑患者前臂和肘部。

· 用下方的手作为支点对需要松动的区域的下棘突正面施压。

· 治疗师身体向前移动，使患者上身向后移动，这样会使患者胸椎做伸展运动。

参考文献

Altman RD, Brown M, Gargano F (1987). Low back pain in Paget's disease of bone. Clinical Orthopaedics and Related Research 217:152-161.

Barnett GH, Hardy RW Jr, Little JR, et al (1987). Thoracic spinal canal stenosis. Journal of Neurosurgery 66(3):338-344.

Baxter RE (2003). Pocket Guide to Musculoskeletal Assessment. Philadelphia: WB Saunders.

Borenstein D, Wiesel S (1989). Low Back Pain. Philadelphia: Saunders.

Briggs AM, Bragge P, Smith AJ, et al (2009a). Prevalence and associated factors for thoracic spine pain in the adult working population: a literature review. Journal of Occupational Health 51(3):177-192.

Briggs AM, Smith AJ, Straker LM, et al (2009b). Thoracic spine pain in the general population: prevalence, incidence and associated factors in children, adolescents and adults. A systematic review. BMC Musculoskeletal Disorders 10(1):77.

Bullough PG, Boachie-Adjei O (1988). Atlas of Spinal Diseases. Philadelphia: Lippincott.

Cleland JA, Glynn P, Whitman JM, et al (2007). Short-term effects of thrust versus nonthrust mobilization/manipulation directed at the thoracic spine in patients with neck pain: a randomized clinical trial. Physical Therapy 87(4):431-440.

Conti P, Pansini G, Mouchaty H, et al (2004). Spinal neurinomas: retrospective analysis and long-term outcome of 179 consecutively operated cases and review of the literature. Surgical Neurology 61(1):34-43.

Dell'Atti C, Cassar-Pullicino VN, Lalam RK, et al (2007). The spine in Paget's disease. Skeletal Radiology 36 (7):609-626.

Dionne CE, Bourbonnnais R, Frémont P, et al (2007). Determinants of 'return to work in good health' among workers with back pain who consult in primary care settings: a 2-year prospective study. European Spine Journal 16(5):641-655.

Duprey S, Subit D, Guillemot H, et al (2010). Biomechanical properties of the costovertebral joint. Medical Engineering and Physics 32(2):222-227.

Edmondston SJ, Singer KP (1997). Thoracic spine: anatomical and biomechanical considerations for manual therapy. Manual Therapy 2(3):132-143.

Fryer G, Carub J, McIver S (2004). The effect of manipulation and mobilization on pressure pain thresholds in the thoracic spine. Journal of Osteopathic Medicine 7(1):8-14.

Garg RK, Somvanshi DS (2011). Spinal tuberculosis: a review. The Journal of Spinal Cord Medicine 34(5):440-454.

Gautier-Smith PC (1967). Clinical aspects of spinal neurofibromas. Brain 90(2):359-394.

Grimmer K, Nyland L, Milanese S (2006). Repeated measures of recent headache, neck and upper back pain in Australian adolescents. Cephalalgia 26(7):843-851.

Hakala P, Rimpelä A, Salminen JJ, et al (2002). Back, neck, and shoulder pain in Finnish adolescents: national cross sectional surveys. British Medical Journal 325(7367):743.

Hakala PT, Saarni LA, Punamäki RL, et al (2012). Musculoskeletal symptoms and computer use among Finnish adolescents – pain intensity and inconvenience to everyday life: a cross-sectional study. BMC Musculoskeletal Disorders 13(1):41.

Honet JC, Ellenberg MR (2003). What you always wanted to know about the history and physical examination of neck pain but were afraid to ask. Physical Medicine and Rehabilitation Clinics of North America 14(3):473-491.

Imagama S, Hasegawa Y, Wakao N, et al (2014). Impact of spinal alignment and back muscle strength on shoulder range of motion in middle-aged and elderly people in a prospective cohort study. European Spine Journal 23(7):1414-1419.

Jansson KÅ, Blomqvist P, Svedmark P, et al (2010). Thoracolumbar vertebral fractures in Sweden: an analysis of 13,496 patients admitted to hospital. European Journal of Epidemiology 25(6):431-437.

Jeffries LJ, Milanese SF, Grimmer-Somers KA (2007). Epidemiology of adolescent spinal pain: a systematic overview of the research literature. Spine 32(23):2630-2637.

Kostuik J, Huler R, Esses S, et al (1991). Thoracolumbar spine fracture. In: The Adult Spine: Principles and Practice. Raven Press.

Kujala UM, Taimela S, Viljanen T (1999). Leisure physical activity and various pain symptoms among adolescents. British Journal of Sports Medicine 33(5):325-328.

Lafond D, Descarreaux M, Normand MC, et al (2007). Postural development in school children: a cross-sectional study. Chiropractic and Manual Therapies 15(1):1.

Lang N, Yuan HS, Wang HL, et al (2013). Epidemiological survey of ossification of the ligamentum flavum in thoracic spine: CT imaging observation of 993 cases. European Spine Journal 22(4):857-862.

Leahy M, Rahm M (2007). Thoracic spine fractures and dislocations. eMedicine 12. Available from: http://emedicine.medscape.com/article/1267029-overview#a04 [Accessed 31 January 2016].

Lemole GM Jr, Bartolomei J, Henn JS, et al (2002). Thoracic Fractures. In: AR Vaccaro ed. Fractures of the Cervical, Thoracic, and Lumbar Spine. New York: CRC Press.

Linton SJ, Hellsing AL, Halldén K (1998). A population-based study of spinal pain among 35–45-year-old individuals: prevalence, sick leave, and health care use. Spine 23(13):1457-1463.

Macdonald AJR (1986). An Introduction to Medical Manipulation: JK Paterson and L Burn, MTP Press, Lancaster. (A review.)

McKenzie R, May S (2006). The Cervical and Thoracic Spine: Mechanical Diagnosis and Therapy, 2nd ed. Two-volume set. Orthopedic Physical Therapy Products.

McRae R (2010). Clinical Orthopaedic Examination. Oxford: Elsevier Health Sciences; 89-120.

Manchikanti L, Boswell MV, Singh V, et al (2004). Prevalence of facet joint pain in chronic spinal pain of cervical, thoracic, and lumbar regions. BMC Musculoskeletal Disorders 5(1):15.

Moore K, Dalley AF, Agur AM (2013). Clinically Oriented Anatomy. Philadelphia: Lippincott Williams & Wilkins.

Murphy S, Buckle P, Stubbs D (2004). Classroom posture and self-reported back and neck pain in schoolchildren. Applied Ergonomics 35(2):113-120.

Nachemson A, Vingard E (2000). Assessment of patients with neck and back pain: a best-evidence synthesis. In: A Nachemson, E Jonsson eds. Neck and Back Pain: The Scientific Evidence of Causes, Diagnosis, and Treatment. Philadelphia: Lippincott Williams & Wilkins.

Ombregt L (2003). The thoracic spine – disorders of the thoracic spine: non-disc lesions. In: L Ombregt, P Bisschop, HJ ter Veer eds. A System of Orthopaedic Medicine, 2nd ed. Edinburgh: Churchill Livingstone.

Ombregt L (2013). Clinical examination of the thoracic spine. In: A System of Orthopaedic Medicine. Edinburgh: Elsevier Health Sciences.

Pal GP, Routal RV, Saggu SK (2001). The orientation of the articular facets of the zygapophyseal joints at the cervical and upper thoracic region. Journal of Anatomy 198(04):431-441.

Papadopoulou D, Malliou P, Kofotolis N, et al (2013). The association between grade, gender, physical activity, and back pain among children carrying schoolbags. Archives of Exercise in Health and Disease 4(1):234-242.

Putz RV, Muller-Gerbil M (2000). Ligaments of the human vertebral column. In: KP Singer, LGF Giles eds. The Clinical Anatomy and Management of Thoracic Spine Pain. London: Butterworth–Heinemann.

Saberi A, Syed SA (1999). Meningeal signs: Kernig's sign and Brudzinski's sign. Hospital Physician 35:23-26.

Scheuermann H (1934). Roentgenologic studies of the origin and development of juvenile kyphosis, together with some investigations concerning the vertebral epiphyses in man and in animals. Acta Orthopaedica 5(1-4):161-220.

Selanne H, Ryba TV, Siekkinen K, et al (2014). The prevalence of musculoskeletal pain and use of painkillers among adolescent male ice hockey players in Finland. Health Psychology and Behavioral Medicine: an Open Access Journal 2(1):448-454.

Sheir-Neiss GI, Kruse RW, Rahman T, et al (2003). The association of backpack use and back pain in adolescents. Spine 28(9):922-930.

Singer KP, Edmondston SJ (2000). Introduction: the enigma of thoracic spine. In: KP Singer, LGF Giles eds. The Clinical Anatomy and Management of Thoracic Spine Pain. London: Butterworth–Heinemann.

Singer KP, Goh S (2000). Anatomy of the thoracic spine. In: KP Singer, LGF Giles eds. The Clinical Anatomy and Management of Thoracic Spine Pain. London: Butterworth–Heinemann.

Skaggs DL, Early SD, D'Ambra P, et al (2006). Back pain and backpacks in school children. Journal of Pediatric Orthopaedics 26(3):358-363.

Ståhl MK, El-Metwally AA, Rimpelä AH (2014). Time trends in single versus concomitant neck and back pain in Finnish adolescents: results from national cross-sectional surveys from 1991 to 2011. BMC

Musculoskeletal Disorders 15(1):296.

Trevelyan FC, Legg SJ (2006). Back pain in school children—where to from here? Applied Ergonomics 37(1):45-54.

Turgut M (2001). Spinal tuberculosis (Pott's disease): its clinical presentation, surgical management, and outcome. A survey study on 694 patients. Neurosurgical Review 24(1):8-13.

Valencia F (1994). Clinical anatomy and biomechanics of the thoracic spine. In: JD Boyling, N Palastanga eds. Grieve's Modem Manual Therapy. Edinburgh: Churchill Livingstone.

Wedderkopp N, Leboeuf-Yde C, Andersen LB, et al (2001). Back pain reporting pattern in a Danish population-based sample of children and adolescents. Spine 26(17):1879-1883.

White AA III (1969). Analysis of the mechanics of the thoracic spine in man: an experimental study of autopsy specimens. Acta Orthopaedica 40(127):1-105.

White AA, Panjabi MM (1978). Clinical Biomechanics of the Spine. Philadelphia: JB Lippincott Company.

Wigh RE (1980). Classification of the human vertebral column: phylogenetic departures and junctional anomalies. Medical Radiography and Photography 56(1):2-11.

Zapata AL, Moraes AJP, Leone C, et al (2006). Pain and musculoskeletal pain syndromes related to computer and video game use in adolescents. European Journal of Pediatrics 165(6):408-414.

第 7 章

胸腔

张振宇　范　肃　张　路　徐　峰　李　宁　吴心月译

前言

与胸椎损伤一样，对肋骨肌肉骨骼损伤的研究深度不及对其他部位损伤的研究。但肋骨损伤并不罕见，特别是在运动员身上，之所以会造成这些损伤是因为运动员在训练中肋骨会受到极大的重复作用力。例如，划船运动员有肋骨骨折的风险，而且有趣的是，精英划手的发病率高于业余划手（McDonnell 等 2011）。然而，肋骨骨折并非只发生在划船运动员身上，也可能发生在高尔夫球手（Bugbee 2010）、长曲棍球运动员（Wild 等 2011）、举重运动员（Eng 等 2008，Miller 2015）、武术运动员和拳击手（Gartland 等 2001，Zazryn 等 2006）中，以及任何包含冲撞的运动，如英式橄榄球和美式橄榄球（Feeley 等 2008，Brooks 与 Kemp 2011）。尽管较少见，但也有报道说，游泳选手也会发生肋骨骨折（Chaudhury 等 2012，Heincelman 等 2014），这可能是由高肘划水这一游泳动作施加在胸腔上的高度重复性的紧张引起的。肋骨骨折不仅可由运动中重复的负荷运动导致，也可能由工作中的劳累引起，如体力劳动（Miller 等 2013）。

骨折并不是运动员或体力劳动者唯一可能发生的胸腔损伤，另一种是肋间肌肉紧张，通常也是体育运动导致的，包括棒球（Stevens 等 2010，Conte 等 2012）、板球（Cam 等 2006，Milsom 等 2007）、网球（Maquirriain 与 Ghisi 2006，García 与 Ros 2011）和足球（Durandt 等 2009）。这些运动都会使胸部强制性和重复性旋转，使患者容易患肋腹和肋间症状。出于安全考虑，治疗师必须首先排除骨折的可能性，然后再对出现这些症状的患者进行检查和治疗。

胸部问题极为普遍。据预测，到 2020 年，慢性阻塞性肺疾病（COPD）将排在死亡原因的第 4 位（Patel 与 Hurst 2011）。目前英国国民医疗服务体系的成本估计每年超过 8 亿英镑，而这一数字将随着预期平均寿命的增加而上升（Fromer 2011）。肺部康复物理治疗、体育锻炼和动手治疗形式的操作疗法是呼吸科病房中的主角（Benzo 等 2000，Hondras 等 2005）。这种治疗的主要目的是增加液体的流动性（即肺和气道内的黏液运动）并增加肺活量。这些可通过使用几种不同类型的呼吸技术技巧实现（Thomas 等 2009，Bruton 等 2011）。虽然科学研究似乎支持呼吸运动是有益的，但是对操作疗法和 COPD 治疗的有效性研究，迄今还未有确定性的结论。已经有人就骨科治疗和脊柱治疗对 COPD 的效果进行了研究，但其中大部分是基于对胸椎和肋横突关节的操作，而不是对胸腔的操作。有些治疗可能有助于改善一些与 COPD 相关的病症，但迄今为止大部分证据要么无法证实，要么在统计学上无重要意义（Noll 等 2000，Hondras 等

2005，Ernst 2009a、2009b，Kaminskyj 等 2010，Heneghan 等 2012，Engel 等 2014）。

骨骼解剖

构成胸腔的骨骼也称为胸廓，其中包括软骨骨架，是构成人骨骼系统的核心部分。它保护身体的重要器官，为肌肉提供附着位置，并形成可在呼吸期间膨胀和收缩的半刚性腔室（White 与 Folkens 2005）。在解剖学上，胸腔是由骨骼和软骨构成的，包围着胸膜腔并支撑上肢带骨和上肢。在结构上，呈现下方宽、上方窄、后面长、前后平坦（Datta 1994）的形态。

胸腔通常由 12 对肋骨及其肋软骨、胸骨和 12 块胸椎组成（Mader 2004）。男性和女性的肋骨数量通常一样；一些报告已经确定发现了肋骨数量在解剖学上的变化，但其中大多数与胸椎数量的变化相关。每对肋骨对称地与胸椎左右两侧相连。胸骨由胸骨柄、胸骨体和剑突组成（图 7.1）。在胸部，许多肋骨通过肋软骨连接到胸骨上（Joshua 等 2014）。

肋骨

肋骨是长而弯曲的骨头，一端呈圆形，另一端扁平。圆形末端（肋骨头）通过滑膜关节与 $T_1 \sim T_{12}$ 椎骨的后部连接；大多数扁平末端通过肋软骨附着在胸骨前方。这些软骨是透明的，可以延长几厘米［OpenStax（免费大学教科书数据库）2013］。

肋骨根据其前后附着物分为两组。前方附着的肋骨又可再分为两个组：真肋和假肋。前 7 对肋骨（第 1 ~ 7 肋）被称为真肋或椎胸肋，因为它们直接通过肋软骨与胸骨连接。后 5 对肋骨（第 8 ~ 12 肋）被称为假肋或椎骨肋软骨，因为它们不直接附着于胸骨。第 8 ~ 10 对肋骨间接附着于胸骨，因为其肋软骨附着在其上方的肋软骨

之上。假肋的最后两对（第 11 ~ 12 肋）称为浮肋或椎肋，因为它们完全不依附于胸骨（Mader 2004）。

后缘肋骨分为典型和非典型肋骨。第 3 ~ 9 对肋骨为典型肋骨，第 1、2 和 10 ~ 12 对肋骨是非典型肋骨。典型肋骨结构相似，典型肋骨的头部（也称为后端）与身体的两个相邻椎骨和它们之间的椎间盘的两个肋骨面相连。上肋骨面与身体下一个较高椎骨的肋骨半关节面相连，下肋骨面与同一编号胸椎的肋骨半关节面相连（Warwick 1973）。后肋骨面上一个小凸起结节附着在相同椎骨的横突上。典型肋骨的颈部狭窄，位于顶端和结节之间。其余部分是肋骨主体，或称肋体。结节的侧面是肋角，这里也是曲率最大的点（Cropper 1996）。

非典型肋骨与典型肋骨的结构特点截然不同。除了第 2 对肋骨，所有非典型肋骨在顶端只有一个半关节面用来连接。第 2 对肋骨是非典型肋骨是因为它附着在胸骨柄和胸骨体上（Bourdillon 等 1992）。

胸骨

胸骨是一种具有细长结构的骨骼，略微向后凹和向前凸。它由 3 块骨骼组成：胸骨柄、胸骨体和剑突。从外形上看，胸骨像一把剑，其中胸骨柄构成上部（剑柄），胸骨体构成中间部分（剑体），剑突构成下部的最小部分（剑尖）（Tate 2009）。

在胸骨柄顶部有一个浅浅的凹陷，形成 U 形的边界，称为颈部（胸骨）切迹。其很容易在颈部的前部基底找到，在锁骨附着于胸骨处内侧之间［OpenStax（免费大学教科书数据库）2013］。在胸骨柄和胸骨体的交界处，有一个小小的嵴，称为胸骨角。这是一个至关重要的解剖标志，因为第 2 对肋骨在胸骨角与胸骨接合；

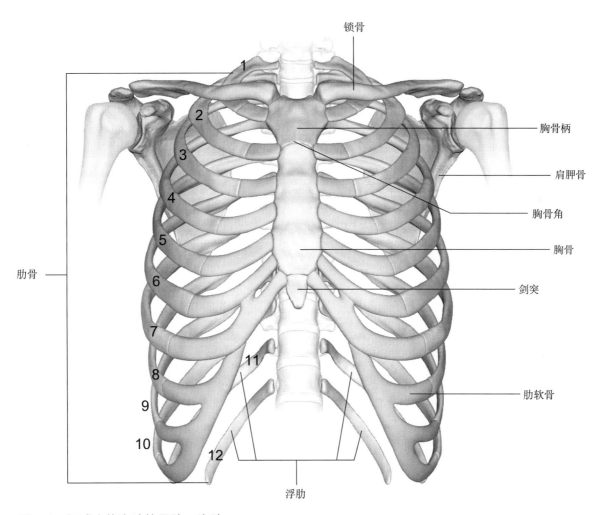

图 7.1 组成人体胸腔的骨骼，胸腔

因此，它可以用来给肋骨计数（Mader 2004）。

胸骨体是胸骨中部最长的部分。胸骨体的下端比上端宽，比胸骨柄更平坦。剑突是胸骨最下面的部分，早期是软骨，成熟期逐渐硬化。剑突的作用是作为横膈的附着部位（Cropper 1996）。

胸骨柄附着在第1、2肋的肋软骨上；胸骨体连接第2~10肋的肋软骨；剑突与任何肋骨无连接（Mader 2004）。

活动范围

胸腔可以为呼吸提供所需的胸廓运动。这种运动归因于肋骨结构两端的胸骨与椎骨关节以及肋软骨。更准确地说，肋骨的运动主要依赖于肋椎关节和肋横突关节的方向，并受到连续移动的限制。除了呼吸作用之外，胸腔还可在肋椎关节表面发生失稳或外力施加到胸部如胸部外伤和心肺复苏时进行移动（Yoganandan与Pintar 1998）。

肋骨的移动通常围绕两个轴。上肋骨运动类似于"泵手柄"，下肋骨运动类似于"铲斗手柄"。肋骨运动的轴线可以表示为一条经肋骨颈部，且位于肋椎关节和肋横突关节之间的线。上肋骨转动的轴线（第2~6肋）朝向冠状面，而下肋骨（不包括第11、12肋）更多地朝向矢状面。因此，上肋骨围绕侧面到轴线的运动会导致肋骨的胸骨端的升高和下降。相反，下肋骨在前后轴线上的运动会使肋骨的中部升高和下降（Cropper 1996）。

流行病学

肋骨骨折是胸部最常见的损伤之一，在发生钝性创伤的患者中约占10%（Liman等2003）。Melendez和Doty（2015）认为，肋骨骨折占50%以上的非穿透性创伤导致的胸部损伤。肋骨骨折在各个年龄阶段的儿童中均不常见，仅占儿童骨折的1%（Hedström等2010）。在早产儿中，当代三级新生儿中心的肋骨骨折患病率约为2%（Lucas-Herald等2012）。

成人多发性肋骨骨折的发生率高于儿童。在一个回顾性队列研究中，Kessel等（2014）发现，11%的成年人患有孤立性肋骨骨折，并没有相关损伤，而儿童只有5.8%。相对于儿童，四处以上的肋骨骨折更多地发生于成年人身上。然而，这项研究报告显示，儿童死亡率略高于成年人（儿童为5.18%，成年人为4.93%）。

儿童相关损伤（包括脑部和实体器官损伤，气胸或血胸和肺挫伤）的总体发生率明显高于成人。成人中，机动车事故是最常见的致伤原因；儿童中，最常见的伤害缘由是步行时受到汽车撞击、自行车事故和虐待儿童（Bergeron等2003，Sirmali等2003）。

在老年人（65岁或以上）中，肋骨骨折是最常见的非脊柱骨折。Barrett-Connor及其同事（2010）报道，肋骨骨折每年发生率为3.5/1000，占所有非脊柱骨折的24%，其中近50%的骨折是因为从站立高度或更低高度摔倒所致。该研究还提出了肋骨骨折的一些独立风险因素，包括肋骨或胸骨骨折的基线病史、骨密度低、日常活动使用器械困难、年龄在80岁以上。

胸腔的常见病理症状如表7.1所示。

胸腔检查

病史

检查患者的胸腔时，详细记录患者的既往史和现病史与体格检查一样至关重要。在大多数情况下，患者叙述中包含的信息对缩小鉴别诊断范围和推进体格检查十分关键。

临床医师在接触患者时必须持友好和尊重的态度；应该按照逻辑收集必要信息，并且

表 7.1　胸腔常见的病理症状

疾病	描述	参考文献
肋软骨炎	肋骨附着到胸骨上的软骨有急性且通常是暂时的炎症 可能会有胸部刺痛和压痛 90% 的病例中不止一个部位受到影响 可能会影响 7 根肋骨软骨连接中的任何一个 女性和 40 岁以上的人群中最常见	Jindal 与 Singhi (2011), Flowers(2015)
肋骨骨折	通常是因为直接打击胸部，但也可能由于咳嗽、上肢或躯干的剧烈肌肉 　活动所致 最常影响到第 7 对和第 10 对肋骨 老年人比年轻人多发 症状包括严重的局限性疼痛、深吸气或移动时疼痛，以及呼吸或移动时 　发出刺耳的骨擦音	Ombregt (2003), Melendez 与 Doty (2015)
蒂策综合征	上肋骨中一个或多个肋软骨上罕见的炎症性疾病 特征是突然或逐渐发生单侧疼痛，其中一处肋骨软骨连接处肿胀 通常发生在第 2 对肋骨上 男女发生率相同 影响各年龄段的人群，包括儿童	Kayser (1956), Proulx 与 Zryd (2009)
胸骨柄炎	影响胸骨柄关节 可能由类风湿关节炎或强直性脊柱炎导致 其中主要症状是胸骨角的自发性疼痛 可表现为软骨下囊肿、关节间隙缩窄、关节边缘磨损、靠近关节的骨骼 　硬化	Sebes 与 Salazar (1983), Ombregt (2003)
肋间神经痛	疼痛类型为剧痛、刺痛或灼痛 由创伤性或医源性神经瘤、持续性神经刺激或带状疱疹引起 有些与胸部和腹部手术有关	Santos 等 (2005), Ducic 与 Larson (2006), Williams 等 (2008)

必须非常仔细地观察患者的反应。除了询问有关疼痛、肿胀、压痛或任何与胸腔相关的问题外，医师还必须询问发病情况、发病后的行为、症状模式、加重和缓解因素。

危险信号

见表 7.2。

体检

记录病史后，临床医师会有足够的信息以对病情的某些方面做出初步判定。医师接下来应对患者进行体检，通常包括对胸部的检查、触诊和各种特殊检查。

视诊

体检过程通常一开始就要仔细观察患者的胸廓。宜在患者坐着时检查胸部后侧，仰卧时检查胸部前侧。患者的着装应恰当，方便全面检查胸部的前后两侧。检查胸部时，检查人员应仔细观察胸部的形状和胸壁的移动。如果发现任何不对称或畸形（例如胸廓成形术、鸡胸、漏斗胸、男子乳腺发育不良、脊柱侧弯、外科手术或创伤性瘢痕），应立即注意。检查人员还

表 7.2　胸腔严重疾病的危险信号

疾病	体征和症状
心肌梗死	胸部疼痛或不适 胸部感觉压迫感或压榨感 气短、出汗、苍白、头晕、恶心或颤抖 有久坐的生活方式 以前有缺血性心脏病、异常高血压、糖尿病、吸烟、甘油三酯升高和高胆固醇血症史 年龄：40 岁以上男性，50 岁以上女性 症状持续 30~60 分钟
心包炎	在胸部中央或左侧感到尖锐的刺痛 深呼吸、吞咽、咳嗽或左侧卧位时疼痛感增加 身体倾斜和坐起来时疼痛感减轻 气短、心悸、疲劳、恶心
气胸	胸腔吸气、出气或者扩张时疼痛加剧 呼吸异常急促 低血压，呼吸困难或缺氧 呼吸声很远或无声
肺炎	呼吸或咳嗽时胸部急剧疼痛和刺痛 发热、寒战、头痛、出汗、疲劳或恶心 排痰性咳嗽
骨折	年龄 70 岁以上 近期发生过严重外伤 长期使用皮质类固醇 有骨质疏松病史

注：数据来自 Dutton（2012）和 Magee（2014）。

应注意呼吸运动是否有损伤或单侧滞后（或延迟）；并应注意吸气时的间隔收缩异常（Bickley和 Szilagyi 2012）。

触诊

触诊胸部时，负责检查的医师应首先将双手手掌放在患者上胸部，然后轻而有力地将手向下移动到第 12 肋下方。检查者重复相同的流程，横向移动，接着移到前方，触诊肋骨畸形、压痛区域、呼吸扩张和表面皮肤的异常。如果患者曾经感觉胸部不舒服，检查者应小心触诊患者的疼痛区域。医师手上应逐渐用力，以便评估手的压力是否反复引起压痛。如果患者表示胸前疼痛，医师应特别注意肋骨软骨连接处，以便评估肋软骨炎的可能性（Tuteur 1990）。

特殊检查

见表 7.3。

表 7.3　胸腔的特殊检查

检查	步骤	阳性体征	说明
胸部扩张试验	后侧检查：治疗师将拇指放在第 10 肋附近。手指平行于侧胸，松散地抓住腋窝两侧的下半胸。治疗师在内侧滑动他的手，提升拇指和脊柱之间的每一侧松散的皮肤皱襞。患者需深呼气和深吸气。然后治疗师需观察拇指之间的空间，并感觉两侧胸部运动的对称性 前侧检查：治疗师将双手沿胸两侧放置，拇指横向放置在每个肋缘上。治疗师在内侧滑动他的手，以提升拇指之间松散的皮肤皱襞。患者需要深呼气和深吸气。然后治疗师应该观察胸部扩张时拇指移动的距离，并感觉胸部运动的深度和对称性	胸部扩张不对称 异常侧比正常侧扩张较少	胸部扩张时单侧扩张减少或延迟表明该侧有病理改变，如大叶性肺炎、胸腔积液和单侧支气管阻塞 胸部扩张时双侧扩张减少通常提示 COPD 或哮喘
叩诊	首先，治疗师将中指放在体表轻扣。手指的远端指骨应该被牢固地按压，避免被任何其他手指或手的其他部分接触 治疗师的手腕快速并轻松移动，然后使用另一只手的中指尖敲击直接放置在胸部的手指 敲击的目的应该集中在远端指骨间关节 敲击的手指应迅速拿开以避免阻尼振动。然而，如果对发出的声音和振动不满意，治疗师应检查与胸部接触的中指是否与胸壁紧密接触 使用相同步骤，治疗师叩诊患者胸壁的后方，外侧和前方 叩诊通常在胸部的一侧和另一侧的每个水平上进行。当两侧叩诊完毕时，治疗师将一侧与另一侧进行比较	叩诊出现实音、浊音、过清音	平坦度可能是因为胸膜腔内有固体或液体物质（如纤维胸痛、胸腔积液、间皮瘤和脓胸） 声音混浊通常与间质性肺过程有关，但也可能因为限制性通气缺陷（如大叶性肺炎） 无显著特征的过清音说明肺部过度膨胀——可能是肺气肿或哮喘。单侧过清音表明肺中有大气泡，或可能是急性气胸
前后肋压缩试验	这种检查患者可以取坐位或立位。治疗师站在患者侧面，并将一只手放在胸前，另一只手放在胸后。治疗师双手推用力压紧胸腔，然后释放手部压力 如果有骨折，因为存在气胸的风险，前后压紧比横向压紧更有利	肋骨轴在腋中线突出 压紧肋骨时疼痛或点压痛 吸气和呼气时限制呼吸	可能是肋骨骨折、挫伤或分离
胸腔呼吸试验	第 1~10 对肋骨：患者仰卧。治疗师直接按压前部的肋骨，特别是肋骨间隙。然后要求患者进行充分吸气和呼气，然后治疗师应评估上下肋骨的呼吸幅度 第 11、12 对肋骨：患者俯卧。治疗师双手对称放置在第 11、12 对肋骨后方。患者再次被要求进行充分吸气和呼气。治疗师应该按压移动中的肋骨，并评估呼吸幅度	吸气或呼气时一组肋骨首先停止移动	肋骨功能障碍

注：数据来自 Tuteur（1990），Bookhout（1996），Fedorowski（2000），Bickley 与 Szilagyi（2012）。

胸椎周围附着肌肉

见表 7.4。

表 7.4　胸腔周围附着肌肉

名称	起点	止点	作用	神经分布
主要呼吸肌				
膈肌	胸骨部分：剑突 肋骨部分：第 7~12 对肋骨的内表面及其相应软骨 腰部：L_1~$L_{2/3}$ 椎体	中央腱	压缩中央腱促进吸气	膈神经（C_3~C_5）
上后锯肌	项韧带和 C_7、T_1~T_3 的棘突	第 2~5 对肋骨上表面	吸气时抬升肋骨	T_1~T_4
下后锯肌	T_{11}~T_{12} 和 L_1~L_3 的棘突	第 8~12 对肋骨下表面	抵抗膈肌作用，降肋	T_9~T_{12}
肋间外肌	第 1~11 对肋骨下表面	下方肋骨的上表面（纤维向肋软骨倾斜）	吸气	肋间神经
肋间内肌	从肋软骨到第 1~11 对肋骨的肋角	下方肋骨的上表面（纤维向远离肋软骨方向倾斜）	呼气	肋间神经
肋下肌	每对肋骨靠近肋角的内表面	下方第 2 对或第 3 对肋骨内表面内侧	呼气	肋间神经
胸横肌	下胸骨和邻近肋软骨的内表面	第 2~6 对肋骨的肋软骨内表面	呼气	肋间神经
肋提肌	C_7 和 T_1~T_{11} 的横突	在下方肋骨外表面的侧面	吸气，伸长、侧弯并旋转脊柱	肋间神经
次要呼吸肌				
前锯肌	上方第 8 对或第 9 对肋骨外表面的肌肉	肩胛骨内侧边缘的肋骨侧	伸展和稳定肩胛骨，帮助向上旋转	胸长神经（颈肱神经丛的 C_5~C_7）
胸大肌	内侧锁骨前表面 胸肋骨：胸骨前表面，前第 1~6 肋的肋软骨	肱骨二头肌沟的外唇	锁骨：弯曲肱骨 胸肋骨：延伸肱骨 整体：使肱骨内收并在内侧旋转，也向前、向下轻拉肩胛骨	外侧胸神经和内侧胸神经 锁骨：C_5 和 C_6 胸肋骨：C_7、C_8 和 T_1
胸小肌	第 3~5 肋	肩胛骨喙突内边缘和上表面	通过把肩胛骨向前下方拉近胸壁来将其固定	胸内侧神经（C_8，T_1）
锁骨下肌	第 1 肋	锁骨下窝	压低锁骨	锁骨神经 C_5~C_6
前斜角肌	C_3~C_6 颈椎横突	第 1 肋上前斜角肌结节	颈部固定时，可提升第 1 肋帮助呼吸 肋骨固定时，可使颈部前屈、侧屈、侧旋	C_5~C_6 神经前支

续表

名称	起点	止点	作用	神经分布
后斜角肌	$C_4 \sim C_7$ 颈椎横突	第 2 肋	上提第 2 肋，向同侧倾斜颈部	$C_6 \sim C_8$
中斜角肌	$C_2 \sim C_7$ 颈椎横突	第 1 肋	上提第 1 肋，向对侧旋转颈部	$C_3 \sim C_8$ 神经前支
腰方肌	髂嵴和髂腰韧带上缘	第 12 肋下缘和 $L_1 \sim L_4$ 横突	脊柱侧屈、呼气	$T_{12} \sim L_1$

手法：胸腔

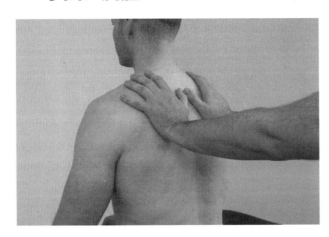

T7.1　上方肋骨的触诊

· 患者保持坐姿，治疗师站在患者身后，并确定将要触诊肋骨所在的脊柱水平。

· 使用双手，将拇指指尖放在要触诊部分的横突附近，双手伸展放于上部胸廓。

· 让患者缓慢地深吸气和深呼气。观察胸腔两侧移动的情况，横向观察肋骨的上升。

· 注意，上方的肋骨沿着"泵手柄"方向移动。

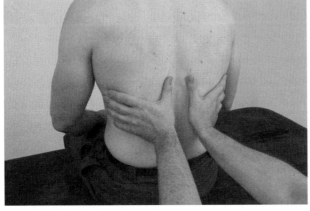

T7.2　下方肋骨的触诊

· 患者保持坐姿，治疗师站在患者身后，并确定将要触诊肋骨所在的脊柱水平。

· 使用双手，将拇指指尖放在要触诊部分的横突附近，手指轻轻握住胸廓。

· 让患者缓慢地深吸气和深呼气。注意胸腔两侧运动的情况，比较两肋外侧面的提升高度。

· 注意，下肋骨沿着"铲手柄"方向移动。

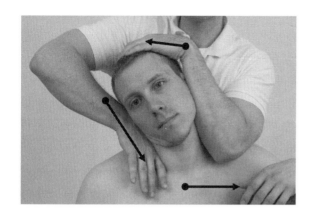

T7.3 第1肋松动

另请参阅第5章中的 T5.21 颈-胸椎关节松动技术。

· 使患者保持坐姿，坐在座位尽可能靠后的位置。

· 治疗师站在患者身后，脚放在座位上，且在你想要松动关节的对面，让患者的手臂和手放在你的大腿上。

· 将同侧手臂放在患者的肩膀上，将手放在患者的前额，与发际线齐平。

· 将另一只手放在对侧颈椎根部。目的是将小指掌指关节放在想要松动的第1肋一侧。

· 抬起肘部，以便将动作引导到患者髂嵴相对的位置。

· 要松动关节，将你的身体向座位上的脚方向移动，用手侧弯患者的颈部，以此松动第1肋。

· 进行以上治疗时要求患者深呼气能够增强疗效。

T7.4 俯卧下肋骨关节松动

· 让患者俯卧。

· 用后手握住髂前下棘（AIIS）区域。（如果患者对此敏感，可以垫一块小毛巾。）

· 用前手手掌鱼际区接触想要松动的肋骨后部，将手放在肋横突关节外侧。

· 治疗师移动身体，以相同的反向力，用胸腔后部的另一只胳膊提起并移动患者的骨盆使其朝向自己。

· 进行以上治疗时请患者深呼气，这样有助于增强疗效。

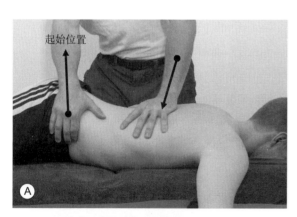

起始位置

Ⓐ

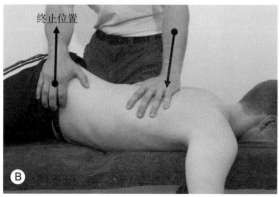

终止位置

Ⓑ

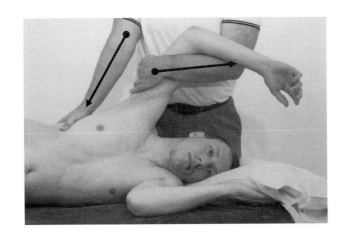

T7.5 侧卧下肋骨关节松动

· 患者侧卧，治疗师站在患者身后。
· 将相应的手放在患者手臂下方，与其腋窝上方接触并支撑患者前臂。
· 另一只手按住肋角。叩诊肋骨，接触并固定在肋骨上。
· 移动时保持正压力，并朝患者头部方向伸展。
· 在进行上述操作时要求患者深呼气，有助于增强疗效。

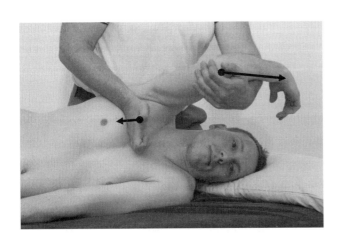

T7.6 侧卧上肋骨关节松动

· 将手的尺骨缘作为施力端，蜷起手指，置于手掌中。
· 将施力端手放置并固定在上肋。
· 用另一只手支撑患者肘部，让患者的前臂靠在治疗师的前臂上。
· 拉伸的方向是朝向患者头部，保持手掌固定在肋骨上。
· 重复整个过程拉伸肋间肌肉。
· 记住肋骨的角度及其泵手柄动作。
· 过程中要求患者深呼气，可以增强疗效。

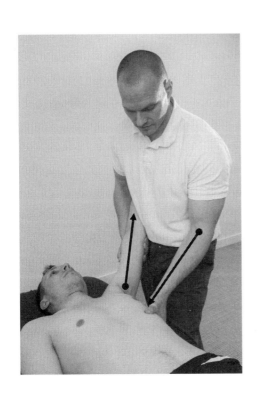

T7.7 仰卧下肋骨关节松动

· 让患者仰卧。
· 将手放在患者伸直的前臂上。
· 将另一只手放在患者胸腔上。
· 用示指和拇指的边缘按压并固定胸腔。
· 治疗师通过向自己的后脚倾斜来拉伸患者，并使用患者伸直的手臂作为杠杆来增加拉伸力度。
· 记住肋骨的角度以及铲手柄动作。
· 过程中要求患者深呼气，可以增强疗效。

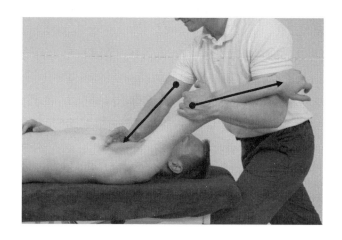

T7.8　仰卧上肋骨关节松动

· 让患者仰卧。

· 将一只手放在患者肘部的侧面，用前臂支撑患者的手臂（图中可以看到治疗师如何支撑患者手臂）。

· 用另一只手的尺骨缘作为施力端。放置并固定，要注意放手的地方。

· 拉伸的方向是朝向患者头部，保持另一只手放在肋骨上。

· 保持姿势的同时牵引并往后退，开始拉伸。

· 重新拉伸肋间肌肉。

· 过程中要求患者深呼气，可以增强疗效。

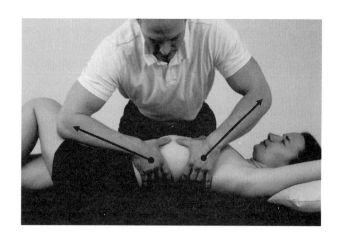

T7.9　仰卧下肋骨关节松动（1）

· 让患者蜷起待治疗侧的膝盖。

· 在想要松动肋骨的一侧，将患者手臂放在其头部上方。

· 在想要松动的区域的上方和下方，按压胸腔。

· 将手肘放在两侧（如图中治疗师所示）。

· 利用身体和站姿，以便在弯曲膝盖时，双手在移动时因为肘部分开而彼此远离。

· 为了增强疗效，治疗师的肘部要接触到患者蜷起的大腿，压紧患者一侧以使骨盆旋转。

· 过程中要求患者深呼气，可以增强疗效。

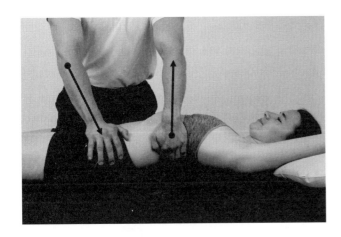

T7.10　仰卧下肋骨关节松动（2）

- 将手放在患者髂前上棘上以稳定髋骨的移动（如果患者对此敏感，可以在手和皮肤之间垫一块小毛巾或枕头）。
- 在想要松动肋骨的一侧，将患者手臂放在其头部上方。
- 按压想要松动的区域上方的胸腔。
- 将下方手的后半部分紧压在髂前上棘上并固定骨盆。同时，转动身体，通过另一只手将患者身体上提，旋转患者身体，松动胸腔。
- 过程中要求患者深呼气，可以增强疗效。

参考文献

Barrett-Connor E, Nielson CM, Orwoll E, et al (2010). Epidemiology of rib fractures in older men: Osteoporotic Fractures in Men (MrOS) prospective cohort study. British Medical Journal 340.

Benzo R, Flume PA, Turner D, et al (2000). Effect of pulmonary rehabilitation on quality of life in patients with COPD: the use of SF-36 summary scores as outcomes measures. Journal of Cardiopulmonary Rehabilitation and Prevention 20(4):231-234.

Bergeron E, Lavoie A, Clas D, et al (2003). Elderly trauma patients with rib fractures are at greater risk of death and pneumonia. Journal of Trauma and Acute Care Surgery 54(3):478-485.

Bickley L, Szilagyi PG (2012). Bates' Guide to Physical Examination and History-taking. Philadelphia: Lippincott Williams & Wilkins.

Bookhout MR (1996). Evaluation of the thoracic spine and rib cage. In: TW Flynn ed. The Thoracic Spine and Rib Cage: Musculoskeletal Evaluation and Treatment. Boston: Butterworth–Heinemann.

Bourdillon J, Day E, Bookhout M (1992). Spinal Manipulation. Oxford: Butterworth–Heinemann.

Brooks JH, Kemp SPT (2011). Injury-prevention priorities according to playing position in professional rugby union players. British Journal of Sports Medicine 45(10):765-775.

Bruton A, Garrod R, Thomas M (2011). Respiratory physiotherapy: towards a clearer definition of terminology. Physiotherapy 97(4):345-349.

Bugbee S (2010). Rib stress fracture in a golfer. Current Sports Medicine Reports 9(1):40-42.

Cam NB, Muthukumar N, Boyle S, et al (2006). Rib impingement in first class cricketers: case reports of two patients who underwent rib resection. British Journal of Sports Medicine 40(8):732-733.

Chaudhury S, Hobart SJ, Rodeo SA (2012). Bilateral first rib stress fractures in a female swimmer: a case report. Journal of Shoulder and Elbow Surgery 21(3):e6-e10.

Conte SA, Thompson MM, Marks MA, et al (2012). Abdominal muscle strains in professional baseball 1991–2010. The American Journal of Sports Medicine 40(3):650-656.

Cropper JR (1996). Regional anatomy and biomechanics. In: TW Flynn ed. The Thoracic Spine and Rib Cage: Musculoskeletal Evaluation and Treatment. Boston: Butterworth–Heinemann.

Datta AK (1994). Essentials of Human Anatomy. Thorax and Abdomen, 3rd ed. Calcutta: Current Books International; 80-86.

Ducic I, Larson EE (2006). Outcomes of surgical treatment for chronic postoperative breast and abdominal pain attributed to the intercostal nerve. Journal of the American College of Surgeons 203(3):304-310.

Durandt JJ, Evans JP, Revington P, et al (2009). Physical profiles of elite male field hockey and soccer players – application to sport-specific tests. South African Journal of Sports Medicine 19(3):74-78.

Dutton M (2012). Dutton's Orthopaedic Examination Evaluation and Intervention. New York: McGraw Hill Professional.

Eng J, Westcott J, Better N (2008). Stress fracture of the first rib in a weightlifter. Clinical Nuclear Medicine 33(5):371-373.

Engel RM, Gonski P, Beath K, et al (2014). Medium-term effects of including manual therapy in a pulmonary rehabilitation program for chronic obstructive pulmonary disease (COPD): a randomized controlled pilot trial. Journal of Manual and Manipulative Therapy 2042618614Y-0000000074.

Ernst E (2009a). Spinal manipulation for asthma: A systematic review of randomised clinical trials. Respiratory Medicine 103(12):1791-1795.

Ernst E (2009b). Chiropractic treatment for asthma? Journal of Asthma 46(3):211.

Fedorowski JJ (2000). Medical percussion. Hospital Physician 31.

Feeley BT, Kennelly S, Barnes RP, et al (2008). Epidemiology of National Football League training camp injuries from 1998 to 2007. The American Journal of Sports Medicine 36(8):1597-1603.

Flowers KL (2015). Costochondritis. eMedicine. Available from: http://

emedicine.medscape.com/article/808554-overview#showall [Accessed 1 February 2016].

Fromer L (2011). Diagnosing and treating COPD: understanding the challenges and finding solutions. International Journal of General Medicine 4:729.

García DG, Ros FE (2011). Lesiones en el tenis. Revisión bibliográfica. Apunts. Medicina de l'Esport 46(172):189-204.

Gartland S, Malik MHA, Lovell ME (2001). Injury and injury rates in Muay Thai kick boxing. British Journal of Sports Medicine 35(5):308-313.

Hedström EM, Svensson O, Bergström U, et al (2010). Epidemiology of fractures in children and adolescents: increased incidence over the past decade: a population-based study from northern Sweden. Acta Orthopaedica 81(1):148-153.

Heincelman C, Brown S, England E, et al (2014). Stress injury of the rib in a swimmer. Skeletal Radiology 43(9):1297-1299.

Heneghan NR, Adab P, Balanos GM, et al (2012). Manual therapy for chronic obstructive airways disease: a systematic review of current evidence. Manual Therapy 17(6):507-518.

Hondras MA, Linde K, Jones AP (2005). Manual Therapy for Asthma. The Cochrane Library.

Jindal A, Singhi S (2011). Acute chest pain. The Indian Journal of Pediatrics 78(10):1262-1267.

Joshua A, Shetty L, Pare V (2014). Variations in dimensions and shape of thoracic cage with aging: an anatomical review. Anatomy Journal of Africa 3(2):346-355.

Kaminskyj A, Frazier M, Johnstone K, et al (2010). Chiropractic care for patients with asthma: a systematic review of the literature. The Journal of the Canadian Chiropractic Association 54(1):24.

Kayser HL (1956). Tietze's syndrome: a review of the literature. The American Journal of Medicine 21(6):982-989.

Kessel B, Dagan J, Swaid F, et al (2014). Rib fractures: comparison of associated injuries between pediatric and adult population. American Journal of Surgery 208(5):831-834. Epub 2014 Mar 26.

Liman ST, Kuzucu A, Tastepe AI, et al (2003). Chest injury due to blunt trauma. European Journal of Cardio-thoracic Surgery 23(3):374-378.

Lucas-Herald A, Butler S, Mactier H, et al (2012). Prevalence and characteristics of rib fractures in ex-preterm infants. Pediatrics 130(6):1116-1119.

McDonnell LK, Hume PA, Nolte V (2011). Rib stress fractures among rowers. Sports Medicine 41(11):883-901.

Mader SS (2004). Understanding Human Anatomy and Physiology, 5th ed. New York: McGraw-Hill.

Magee DJ (2014). Orthopedic Physical Assessment. Philadelphia: Elsevier Health Sciences.

Maquirriain J, Ghisi JP (2006). Uncommon abdominal muscle injury in a tennis player: internal oblique strain. British Journal of Sports Medicine 40(5):462-463.

Melendez LS, Doty IC (2015). Rib fractures. eMedicine. Available from: http://emedicine.medscape.com/article/825981-overview#showall [Accessed 1 February 2016].

Miller TL, Harris JD, Kaeding CC (2013). Stress fractures of the ribs and upper extremities: causation, evaluation, and management. Sports Medicine 43(8):665-674.

Miller TL (2015). Stress fractures of the ribs and girdle. In: TL Miller, CC Kaeding eds. Stress Fractures in Athletes: Diagnosis and Management. New York: Springer; 193-204.

Milsom NM, Barnard JG, Stretch RA (2007). Seasonal incidence and nature of cricket injuries among elite South African schoolboy cricketers: original research article. South African Journal of Sports Medicine 19(3):80-84.

Noll DR, Shores JH, Gamber RG, et al (2000). Benefits of osteopathic manipulative treatment for hospitalized elderly patients with pneumonia. Journal of the American Osteopathic Association 100:776-782.

Ombregt L (2003). The thoracic spine: Disorders of the thoracic cage and abdomen. In: L Ombregt, P Bisschop, HJ ter Veer eds. A System of Orthopaedic Medicine, 2nd ed. Edinburgh: Churchill Livingstone.

OpenStax College (2013). Anatomy and Physiology. Available from: http://cnx.org/content/col11496/latest [Accessed 1 February 2016].

Patel AR, Hurst JR (2011). Extrapulmonary comorbidities in chronic obstructive pulmonary disease: state of the art. Expert Review of Respiratory Medicine 5(5):647-662.

Proulx AM, Zryd TW (2009). Costochondritis: diagnosis and treatment. American Family Physician 80(6):617-620.

Santos PSSD, Resende LAL, Fonseca RG, et al (2005). Intercostal nerve mononeuropathy: study of 14 cases. Arquivos de Neuro-psiquiatria 63(3B):776-778.

Sebes JI, Salazar JE (1983). The manubriosternal joint in rheumatoid disease. American Journal of Roentgenology 140(1):117-121.

Sirmali M, Türüt H, Topçu S, et al (2003). A comprehensive analysis of traumatic rib fractures: morbidity, mortality and management. European Journal of Cardio-thoracic Surgery 24(1):133-138.

Stevens KJ, Crain JM, Akizuki KH, et al (2010). Imaging and ultrasound-guided steroid injection of internal oblique muscle strains in baseball pitchers. The American Journal of Sports Medicine 38(3):581-585.

Tate P (2009). Anatomy of Bones and Joints. Seeley's Principles of Anatomy and Physiology. Columbus, OH: McGraw-Hill; 149-196.

Thomas M, McKinley RK, Mellor S, et al (2009). Breathing exercises for asthma: a randomised controlled trial. Thorax 64(1):55-61.

Tuteur PG (1990). Chest examination. In: HK Walker, WD Hall, JW Hurst eds. Clinical Methods: The History, Physical, and Laboratory Examinations. Butterworths. Available from: http://www.ncbi.nlm.nih.gov/books/NBK368/ [Accessed 1 February 2016].

Warwick R (1973). Gray's Anatomy (Vol. 424). PL Williams ed. Edinburgh: Longman.

White TD, Folkens PA (2005). The Human Bone Manual. Cambridge, Mass: Academic Press.

Wild AT, Begly JP, Garzon-Muvdi J, et al (2011). First-rib stress fracture in a high-school lacrosse player: a case report and short clinical review. Sports Health: A Multidisciplinary Approach 3(6):547-549.

Williams EH, Williams CG, Rosson GD, et al (2008). Neurectomy for treatment of intercostal neuralgia. The Annals of Thoracic Surgery 85(5):1766-1770.

Yoganandan N, Pintar FA (1998). Biomechanics of human thoracic ribs. Journal of Biomechanical Engineering 120(1):100-104.

Zazryn T, Cameron P, McCrory P (2006). A prospective cohort study of injury in amateur and professional boxing. British Journal of Sports Medicine 40(8):670-674.

第8章

腰椎

王 康 张 路 武 峰 李 宁译

介绍

腰（下背）痛，是指范围在肋骨边缘和臀部皱襞之间的疼痛，伴或不伴向腿部的放射感（Krismer 与 van Tulder 2007）。这是西方国家卫生保健行业最常见的问题之一，在美国医师接诊的最常见原因中排第5位（Deyo 等 2006）。国家健康与保健研究所（National Institute for Health and Care Excellence，NICE）发现在英国只有大约 1/15 的患者寻求治疗（NICE 2009）。虽然大多数腰痛患者不去咨询医护人员，但其仍是治疗费用最高的疾病之一（Dagenais 等 2008，Lambeek 等 2011，Balagué 等 2012）。据统计，每年英国腰痛患者在私人门诊的总体治疗费用已超过 500 万英镑，在国民健康服务（National Health Service，NHS）中超过了 1000 万英镑（NICE 2009）。此外，在针对英国通用实践研究数据库（UK General Practice Research Database）的一项分析中发现，腰痛患者每年的医疗保健费是那些不伴有腰痛患者的两倍（£1074 vs. £516）（Hong 等 2013）。在美国，腰痛的总支出每年在 1000 亿到 2000 亿美元之间（World Health Organization 2013）。

研究表明，20 世纪后半叶腰痛患病率增加，这可能与久坐的生活方式和工作量增加有关（Louw 等 2007，El-Sayed 等 2010）。有趣的是，低收入和中等收入国家的腰痛发生率低于高收入国家。究其原因，可能是低收入就业人员的体力活动较多，疼痛阈值较高，并较高收入者更少使用保险（Volinn 1997）。

70%～84% 的人一生中都会受到腰痛的影响（Hong 等 2013）。全球疾病负担（Global Burden of Disease）研究重点指出腰痛是"伤残影响健康生命年"的主要疾病之一，在"伤残影响健康生命年"中排名第六（Murray 等 2013，Vos 等 2013）。全球范围内，腰痛限制活动的比率约为 39%。在英国，据估计 1/3 的人口每年都会经历腰痛（NICE 2009）。大多数（80%～90%）患者的症状在几周内缓解；其余 10%～20% 有较高概率发展为慢性腰痛及与之相关的残疾（Hong 等 2013）。

NICE 英国指南（NICE 2009）和美国医师学会/美国疼痛学会出版的关节病临床实践指南（Chou 等 2007）都推荐运用手法治疗腰痛。Bronfort 等（2004）开展的一项系统综述显示，关节松动术在治疗急性和慢性腰痛方面表现良好。关节松动术在短期内可显著降低腰部局部疼痛；与未治疗相比，其远期疗效也是极为显著的（Hanrahan 等 2005）。研究表明，针对特定关节水平的治疗较随机选择椎体水平的治疗，效果更佳（Chiradejnant 等 2003）。

Machado 等（2009）的荟萃分析表明，腰椎关节松动术对非特异性腰痛治疗的镇痛作用有积极的影响，虽然样本量较大型研究相对较少，但较小型研究多。Pentelka（2012）还发现，腰椎的关节松动术提高了患者的痛阈，但需要在 30 秒或 60 秒内完成至少 4 组关节松动术才能达到阈值变化。McCollam 和 Benson（1993）在 130 名参与者中使用下腰椎的前后向关节松动术，发现腰椎背伸幅度显著增加。Powers 等（2008）也发现，腰部关节松动术后运动范围有所增加。然而，Stamos-Papastamos 等（2011）的后续研究却表明，关节松动术前及术后的腰部活动范围并未发生明显变化。

证据表明，腰椎的不同节段对外力有不同的反馈。例如，当在 L_3、L_4 和 L_5 上进行短杠杆前后向挤压时，这些椎体更容易呈现伸展的趋势；3 块椎体的整体运动是对椎骨前后挤压的一种反馈。然而，如果针对上段的 L_1 和 L_2 进行挤压，下段则呈现屈曲的趋势（Powers 等 2008）。因此，治疗师需要意识到前后向的关节松动对脊柱相邻节段的影响。

Beattie 等（2009）发现针对 L_5/S_1 进行关节松动术后可以使相关椎间盘的水分布更均匀。因此，如果椎间盘的水分布改善可致椎间盘内细胞的数量与活性升高，那么随之的氧含量增加也会促进椎间盘内的胶原蛋白和蛋白多糖的合成。虽然这些效应是在施行关节松动术数小时后发生，但它们仍将有助于椎间盘的健康和结构的稳定。

当评估关节松动术的有效性与腰椎状况时，证据仍存在一定的矛盾，部分研究针对无症状的患者，而部分研究则观察的是有症状患者，样本量及结果均不相同。对有效性的评估也是一个问题。是运动范围的增加、疼痛感觉减轻还是疼痛阈值下降？显然，关于腰椎疼痛及其治疗与管理方面还有很多研究工作有待完

善，特别是考虑到问题的严重程度。

解剖

腰椎也称为下段脊椎，是脊柱的第三大部分。"腰（lumber）"一词有一个拉丁语词根，来自 lumbus，意为"腰"（Arnold 与 Bryce 1987）。腰椎的结构是非常强大、灵活和稳定的。它保护脊髓和脊神经根，使躯体可以进行大范围的运动，并用于协助支持身体的重量（Kishner 等 2014）。

同时，腰椎的解剖结构复杂，当它向腹侧弯曲时，从胸骨下方开始，一直向下方延伸至骶骨区域。主要包括：5 个可移动的椎体、椎间盘、大肌肉、灵活的韧带肌腱以及高度敏感的神经（OpenStax 2013）。

腰椎，即 $L_1 \sim L_5$，是胸骨和骨盆之间的不规则骨（图 8.1）。其特征是厚大的椎体、短的棘突和薄的横突。同其他部位的椎体相比，既没有横突孔，也没有肋凹。此外，它们的水平直径大于其垂直高度（Standring 2008）。

腰椎的椎体通常体积较大，用于承载身体的大部分重量。它横向较宽，有些是箱形，顶部及底部的表面平坦（Bogduk 2005）。它的大小从 L_1 到 L_5 逐渐增加。在身体的后端，有一个称为椎弓的薄骨环样附件。椎弓与椎体形成的椎孔，起着保护神经的作用。每个椎弓由 2 个椎弓根、2 个椎板和 7 个骨突组成（Kishner 等 2014）。

腰椎椎间孔较胸椎的大，但较颈椎的小。椎弓根的形态从上到下均有变化。椎板宽而短，但不像胸椎那样重叠。棘突比胸椎更为水平。横突通常是薄而长的；它们的长度从 L_1 到 L_3 逐渐增加，然后缩短。关节突较大，上关节突具有垂直凹陷的关节面，下关节突具有垂直凸起的关节面（Standring 2008）。

腰椎通常由 5 块椎骨（$L_1 \sim L_5$）组成，但由

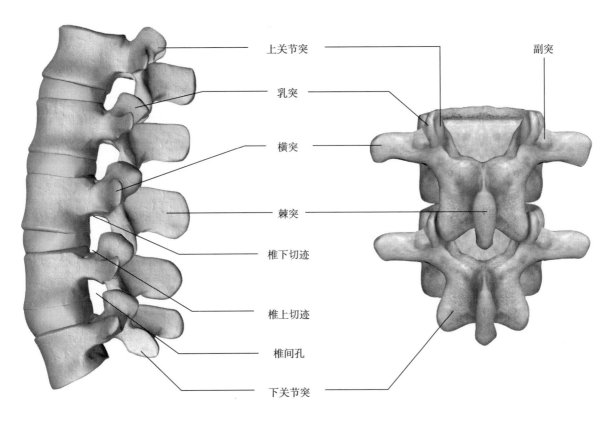

上关节突

乳突

横突

棘突

椎下切迹

椎上切迹

椎间孔

下关节突

副突

图 8.1　腰椎

于遗传畸形，会导致"腰骶骨过渡椎体"的出现。这些过渡性椎骨或为腰椎骶化或为骶椎腰化。骶化是指 L_5 附着在骶骨上；腰化是第 1 骶骨与其余 4 块不融合，而相对独立（Dharati 等 2012）。

研究报告显示，在大多数情况下，腰骶骨过渡椎体没有明显症状，最常见于单侧（Singh 等 2014）。还有一些证据表明腰骶骨过渡椎体与种族差异相关。例如，18% 的澳大利亚土著居民（Mitchell 1936）、16% 的印度人（Sharma 等 2011）、9.2% 的阿拉伯人（Hughes 与 Saifuddin 2006）和 5.8% 的日本人（Toyoda 引自 Bergman、Afifi 与 Miyauchi 2008）均具有腰骶骨过渡椎体的类型之一。

椎间盘

每块腰椎与另一块椎骨垂直堆叠，它们之间是由韧性纤维软骨构成的椎间盘。这些椎间盘的结构与脊柱其他部位的结构非常相似。但腰椎间盘相比其他部位的椎间盘要厚得多。每个椎间盘由两个不同的部分组成：中央髓核和外周纤维环。纤维环包围髓核形成壁垒，但是椎间盘内部并没有发现两者间明确的边界（McKenzie 1981）。椎间盘将椎骨维系在一起，使它们之间进行协同运动，并防止它们相互磨损。椎间盘也有吸收压力并在运动过程中分散压力的作用（Mader 2004）。

韧带

腰椎与脊柱其他部位有相似的韧带。这些韧带有助于将椎体和椎间盘固定在一起（Behrsin 与 Briggs 1988）。附着于腰椎和椎间盘的两个韧带是前纵韧带与后纵韧带。它们分别覆于椎体与椎间盘的前部和后部。然而，这两个韧带并不仅限于腰部区域（Bogduk 2005）；它们向下延伸到骶骨，向上扩展覆盖至整个脊柱。椎间盘的纤维环紧密连接在这些韧带上（Kishner 等 2014）。腰椎后部的韧带主要包括棘上韧带、棘间韧带和黄韧带。棘上韧带向后延伸到棘突的后端并连接脊柱间隙。它附着在 $L_1 \sim L_3$ 的相邻椎体棘突的尖端（Warwick 与 Williams 1980）。棘间韧带连接相邻棘突，从根到顶。黄韧带直接位于椎管后侧。它连接相邻椎骨的椎弓，两侧与关节囊相连，中部与棘间韧带融合（Bogduk 2005）。腰椎的另一个重要韧带是髂腰韧带，其呈双侧分布，由 5 条小韧带组成，将第 5 腰椎横突与髂骨相连。简单来说，每个韧带都是从 L_5 横突的尖端发出，止于髂骨的前内侧和髂嵴内唇（Shellshear 与 Macintosh 1949，Hughes 与 Saifuddin 2006）。

关节

$L_1 \sim L_5$ 的所有椎骨均是通过椎体间的联合关节、关节突之间的滑膜关节以及椎弓、横突和棘突之间的纤维韧带来连接的（Standring 2008）。联合关节（也称为次级软骨关节）在个体的整个生命中持续存在，并为脊柱提供机动性。两块相邻椎骨的上下关节突之间的关节也被称为关节突关节，可保护该运动节段免受前方剪切力的影响，并提供小幅度的滑动空间（Bogduk 2005）。

活动范围

腰椎及其各个关节的运动主要是屈曲、伸展、侧屈和轴向旋转。屈曲和伸展是每个椎体在矢状面中旋转和平移的叠加（Hansen 等 2006）。水平移动涉及脊柱的轴向旋转，但不能进行孤立或单纯的运动。腰椎进行矢状位运动比旋转或侧屈要更容易，越靠下的椎体越是如此（Bogduk 2005）。腰骶关节（$L_5 \sim S_1$）在矢状面的屈伸幅度是最大的。该关节还可进行小幅度的侧屈和轴向旋转（White 与 Panjabi 1990）。

　　腰椎的运动范围临床难以测量，因为其因人而异。此外，一些因素也可能对其造成影响，包括年龄、性别、遗传、病理和韧带松弛（McKenzie 与 May 2003）。例如，McGill 等（1999）发现，与年轻人比较，老年人全身屈曲和侧屈的运动范围有所减少。此外，据报道，男性在屈伸方面活动性更大，而女性在侧屈方面活动性更大（Biering-Sorensen 1984）。节段运动范围见表 8.1，男性运动范围的平均值见表 8.2。一些研究表明，大多数腰背痛患者，屈曲通常是首先受限制的运动（Sullivan 等 2000，Neumann 等 2001）。

流行病学

　　腰痛是许多人在一生中都会经历的常见脊柱疾病。它有不同的病因，可能是腰椎关节炎、腰椎不稳、脊椎前移、脊柱畸形、脊柱狭窄、椎间盘突出、椎间盘退变、疼痛性脊柱侧弯、损伤、关节炎或神经根受压等因素（Juniper 等 2009）。然而，在绝大多数情况下，腰背痛的病因是未知的：约 90% 的病例没有明确的病因，并被定义为非特异性腰痛（Manek 与 MacGregor 2005）。理论上，位于腰椎中的任何接受神经支配的结构均可能是下腰痛的根源。因此，疼痛可以源于任何筋膜、肌肉、韧带、关节或椎间盘。许多治疗师都假定下背部的关节松动术对神经系统有影响（Knutson 2000，Pickar 2002，Clark 等 2009）。因此，非特异性腰背痛可定义为与特定病理学改变如肿瘤、感染、炎症性疾病、骨折、骨质疏松症或马尾综合征不相关的腰痛。

表 8.1　腰椎各节段活动度

椎体范围	联合屈 / 伸角度（°）	侧屈角度（°）	旋转角度（°）
$L_1 \sim L_2$	12	6	2
$L_2 \sim L_3$	14	6	2
$L_3 \sim L_4$	15	8	2
$L_4 \sim L_5$	16	6	2
$L_5 \sim S_1$	17	3	1

注：数据来自 White 与 Panjabi 1990。

表 8.2　基于 3D 影像技术的青年男性（25～36 岁）腰椎各节段活动度

椎体范围	活动度平均值（°）						
	屈曲	伸展	屈 / 伸	侧屈		旋转	
				左	右	左	右
$L_1 \sim L_2$	8	5	13	5	6	1	1
$L_2 \sim L_3$	10	3	13	5	6	1	1
$L_3 \sim L_4$	12	1	13	5	6	1	2
$L_4 \sim L_5$	13	2	16	3	5	1	2
$L_5 \sim S_1$	9	5	14	0	2	1	0

注：数据来自 Pearcy 等 1990，Pearcy 与 Tibrewal 1984。

表 8.3 列出了腰椎的常见疾病。

腰痛会带来巨大的社会影响和经济影响。导致患者日常生活活动困难，导致活动限制和缺勤（Manchikanti 等 2008）。在英国进行的研究表明，腰背痛是失业最大的独立因素（Hoy 等 2014，Wynne-Jones 等 2014）；据估计，腰背痛所致缺勤在所有病假中占 12.5%（Bevan 2012）。因腰痛导致的财政负担也是巨大的。1998 年，英国与腰痛相关的总成本估计为 123 亿英镑（Maniadakis 与 Gray 2000）。英国腰背痛的确切发生率和发病率还不能确定，虽然在这一问题上有大量的文献支持，但大多数发表的流行病学研究不仅是异质的，而且是矛盾的。这些研究中使用的不同研究方法往往限制了比较和收集数据的能力，并引起临床与政策方面的相关问题（Friedly 等 2010）。根据 Hoy 等（2010）进行的系统评价，英国腰背痛患者的未调整时点患病率在 18%～19%（Hillman 等 1996，Harkness 等 2005），年均患病率为 36.1%（Walsh 等 1992）。有作者还提到，据估计，首次下背痛的年发病率为 15.4%，而任意或反复发作的腰痛的年发病率为 36%（Croft 等 1999）。

表 8.3　腰椎的常见疾病

疾病	症状描述	参考文献
腰椎管狭窄	与脊柱多层次的椎间盘和关节突关节的广泛退行性改变相关的病症 导致椎管和脊神经根异常 通常发生于广泛的风湿病、代谢或矫形症状，如骨质疏松症、软骨发育不良、肢端肥大症、佩吉特病或既往骨折 占所有脊柱狭窄的 75% 症状包括年龄大于 50 岁、长期腰痛病史、严重下肢疼痛、坐姿时疼痛消失	McKenzie 与 May (2003), McRae (2010), Eriator 与 Chambers (2014)
腰椎功能障碍综合征	涉及软组织的结构损伤 在针对关节错位和屈曲受限进行矫正后，常伴随症状的进展 通常影响关节周围组织、肌肉收缩或神经结构 症状包括运动丧失，在有限范围内负重运动时产生间歇性疼痛，以及病变组织负重时产生疼痛	McKenzie (1981), McKenzie 与 May (2003)
关节错位	脊柱最常见的机械性病变 其特征在于各种临床表现和对治疗性加压治疗有效 导致受影响的关节面的正常静息位置中出现疼痛 与腰部的持续疼痛有关 症状包括疼痛的逐渐加重或突然的发作、运动范围的缩小、中枢性和（或）外周性疼痛、暂时性畸形和正常运动路径的偏离，以及经实施治疗性加压治疗后恢复正常运动	McKenzie 与 May (2003), Clare 等 (2007)
不良姿势综合征	由于正常组织的持续静态负荷而导致间歇性疼痛 是在力臂拉长的姿态下，正常软组织的机械变形引起的 特别常见于在校学生 症状包括运动或活动后无疼痛、运动范围正常、低位倚靠坐姿时疼痛、端正坐姿后疼痛缓解	McKenzie (1981), McKenzie 与 May (2003)

腰椎查体

病史

应以患者的准确病史为腰椎检查最重要的部分，因为它有助于确定病情是否是机械损伤或继发性损伤。它还有助于识别禁忌证，提高体格检查效率。临床医师问诊应有逻辑性，以便从答案中得出结论。问诊应该包括骨关节炎、骨质疏松症和癌症等疾病病史，以及查看之前的影像学检查报告（Last 与 Hulbert 2009）。临床医师除了询问有关腰部疼痛的问题外，还应了解发病起因、发病后的症状、症状加重和缓解等临床要素。

红旗警示（危险信号）

在询问患者时，临床医师应在其叙述病史过程中确定是否存在任何危险信号（表8.4）。筛查过程应从详细的病史和使用医疗筛查表开始。

体格检查

体格检查十分重要，它涉及一系列的观察和运动，可以帮助临床医师进行初诊，仔细分辨问题的性质和程度，并做出判断。

视诊

对于所有腰痛患者，都建议观察其整体运动和姿势。临床医师应尽量在患者未察觉的情况下进行视诊，例如，在采集病史的过程中。应仔细观察患者的坐姿、站姿、从坐姿变换到站立以及行走的情况，最后还要注意任何明显的畸形。

活动范围

检查者应评估患者的屈曲、伸展、侧屈和侧向旋转的活动度。最初应该执行单一动作以确定患者的移动能力，然后做重复运动，以确定运动的范围和质量以及对运动的疼痛反应。

表 8.4　腰椎严重疾病的危险信号

疾病	症状和体征
马尾综合征	尿失禁或膀胱括约肌失控 大便失禁或排便控制不足 马鞍区（肛周 / 会阴）麻木或感觉异常 下肢进行性运动障碍
癌症	55 岁以上 癌症病史 不明原因的体重减轻（通常发生在晚期） 晚上或休息时持续、进行性背痛
感染	发热，发冷 近期尿路或皮肤感染 在脊椎附近有穿刺伤口 无休止的夜间疼痛或休息时疼痛 药物滥用，静脉注射毒品 常规治疗 6 周后无改善
炎症性疾病	进行性症状 家族史 晨僵超过 45 分钟 持续的各方面运动受限 周围性关节炎、结肠炎、皮疹、尿道出血
腹部动脉瘤	腹痛（不间断或间歇性） 下背部疼痛可能会放射到臀部、腹股沟或大腿 腹部脉动感或心脏搏动感 65 岁以上、男性、吸烟者的风险增加 如果动脉瘤破裂，有如下症状 · 突然出现严重的背部或腹部疼痛 · 苍白 · 口干 / 皮肤干燥，过度口渴 · 恶心和呕吐 · 休克表现，如震颤、眩晕、昏厥、出汗、心搏加快、虚脱
其他可能的严重脊髓病变	全身不适 广泛的神经性疼痛 重大创伤史，如从高处跌落 轻微创伤史和伴有严重疼痛的潜在骨质疏松人群 严重中枢性疼痛突然发作，导致患者"冻结"

注：数据来自 Nachemson 与 Vingard (2000)，McKenzie 与 May (2003)。

向前屈曲时的疼痛通常提示机械损伤，而背伸时的疼痛通常伴有椎管狭窄。然而，值得注意的是，由于尖端成像技术的发展，目前脊柱运动检查在诊断中的作用很有限。

特殊检查

腰椎的特殊检查见表 8.5。

表 8.5　腰椎的特殊检查

试验	方法	阳性指征	说明（意义）
腰部活动象限试验	患者站在检查者面前，背伸脊柱，检查者在后伸部位施加压力，同时令患者侧屈并向疼痛侧转动	背部或下肢区域出现疼痛	神经根刺激
股神经牵拉试验	患者取俯卧位，检查者过度屈曲患者双膝（足跟接触臀部）并保持 45~60 秒。如果这个姿势没有观察到阳性指征，检查者拉伸患者髋部同时保持患者膝盖屈曲	当膝盖在 80°~100° 范围时，肌肉拉伸反射减弱同时肌肉无力 腰部、臀部或大腿后部单侧疼痛	L_2~L_3 或 L_3~L_4 神经根病变
直腿抬高试验	患者取仰卧位，分别抬高下肢，直至产生疼痛。检查者记录此时下肢与台面之间的角度	在 30°~60° 范围内发生疼痛	神经根刺激
下落试验	患者取坐位，坐于治疗台边缘，下肢自然下垂，髋部保持居中同时双手置于背后。患者向前使胸部和腰部屈曲，之后屈曲颈部使下颌接触胸部，同时检查者保持过度压力，患者主动尽可能地伸展膝关节，检查者背伸患者踝部	出现背部及神经根症状	硬脑膜或脑膜的张力增高 神经组织敏感
三脚架征试验	患者取坐位坐于治疗台边缘，使双膝弯曲 90°。检查者使患者一个膝关节被动伸展同时观察患者躯干状态	增加躯干伸展以缓解张力	硬脑膜 / 脑膜刺激

注：数据来自 McKenzie (1981), Bratton (1999), Baxter (2003)。

腰椎周围附着肌肉

见表 8.6。

表 8.6　腰椎周围附着肌肉

名称	起点	止点	功能	神经支配
腰髂肋肌	内外侧骶骨嵴和髂嵴的内侧部分	第 7~12 肋的肋角	后伸、侧屈腰椎，协助吸气	脊神经背侧主要分支
胸最长肌	内外侧骶骨嵴，T_{11}~T_{12} 和 L_1~L_5 棘突，胸腰筋膜	第 3~12 肋的肋角和 T_1~T_2 横突后结节	后伸、侧屈腰椎，协助吸气	脊神经背侧主要分支
胸棘肌	T_{11}~T_{12} 和 L_1~L_2 棘突	T_1~T_8 棘突	后伸脊柱	脊神经背侧主要分支
多裂肌（腰部）	L_1~L_5 乳突	上 2~4 个椎体棘突	后伸、旋转脊柱	脊神经背侧主要分支
回旋肌（腰部）	L_1~L_5 横突	下一个椎体棘突根	后伸、旋转脊柱	脊神经背侧主要分支
棘间肌（腰部）	L_2~L_5 棘突	上一个椎体的棘突	后伸脊柱	脊神经背侧主要分支
腰横突间外侧肌	L_1~L_5 横突	上一个椎体的横突	侧屈脊柱	脊神经腹侧主要分支
腰横突间内侧肌	L_1~L_5 乳突	上一个椎体的副突	侧屈脊柱	脊神经背侧主要分支
下后锯肌	T_{11}~T_{12} 和 L_1~L_3 棘突	第 8~12 肋下面	降肋，抵抗膈肌作用（协助吸气）	T_9~T_{12}
腰方肌	髂嵴的上表面，髂腰韧带	第 12 肋下面，L_1~L_4 横突	侧屈脊柱，协助呼气	T_{12}~T_1
膈肌	胸骨部分：剑突 肋部：第 7~12 肋的内侧面及相应肋软骨 腰部：L_1~L_2 或 L_3 椎体	中心腱	中心腱降低以协助吸气	膈神经（C_3~C_5）

手法：腰椎

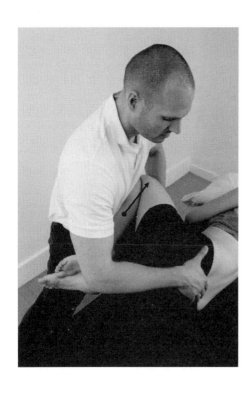

T8.1　侧卧腰椎屈曲

- 治疗师站于侧卧患者面前。
- 朝向患者的头部。双腿前后分开站立，腿部紧靠治疗台下部。
- 触诊的手臂从患者躯体上方绕至骨盆后，置于腰骶部。
- 另一只手放在患者的膝盖上。
- 抬起患者的腿并将其放在治疗师大腿外侧。
- 将触诊手放在患者腰椎的棘突上，以便在屈曲时能感觉到它们打开。
- 患者膝盖的初始角度为 90°，腰椎处于中立位。
- 轻轻压紧患者的股骨，重心从前向后移，轻轻地从一侧到另一侧摇摆，以弯曲腰椎。
- 综合腰椎屈曲度为 70°～90°。

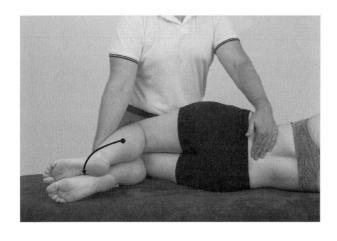

T8.2　侧卧腰椎伸展

- 治疗师站于侧卧患者面前。
- 朝向患者的足部。双腿分开站立，腿部紧靠治疗台下部。
- 抬起患者的腿并将其放在治疗师大腿外侧。
- 用最外侧的手握住患者叠放的脚踝进行支撑，将前臂抵住患者小腿。
- 将靠近患者的另一只手臂置于其骨盆后面。以此作为触诊手。
- 将触诊手放在患者腰椎棘突之间，以便在背伸时感觉到它们的靠拢。
- 患者膝盖的初始角度为 90°，腰椎处于中立位。
- 从前到后地摇动，在治疗台上画弧线，使腰椎背伸。
- 综合腰椎伸展度为 20°～30°。

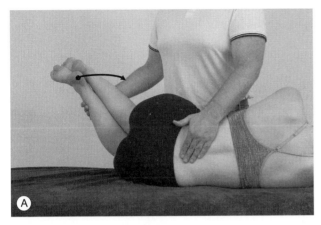

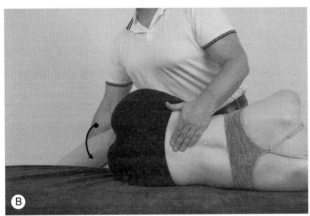

T8.3　侧卧腰椎侧屈

- 患者侧卧，治疗师朝向患者的足部。双腿分开站立，腿部紧靠治疗台下部。
- 抬起患者的腿并将其放在治疗师大腿外侧。
- 将靠外侧的手臂从患者小腿前侧，兜住叠放的脚踝。
- 靠近患者的手为触诊手，按于患者腰部。
- 首先将患者的膝关节及髋关节保持90°，并将腰椎置于中立位。
- 将触诊手置于腰椎棘突之间，以感受脊柱的侧弯运动。
- 治疗师可弯曲前腿，下压患者的腿部，或屈后腿，抬高患者的腿部，以便于产生侧向弯曲运动。
- 侧屈腰椎任意一侧 25°~35°。

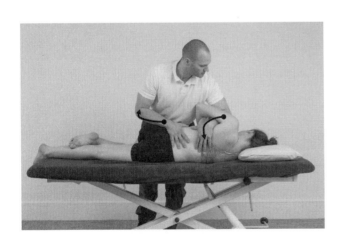

T8.4　侧卧腰椎旋转关节

- 沿治疗台拉直侧卧患者下边的腿。
- 面向患者的头部。两腿分开站立，腿部紧靠治疗台后面。
- 身体贴近患者骨盆的上部位置。
- 请患者将其上面的手放在骨盆的外侧，拉直下面的腿，同时保持上面的腿屈曲。
- 握住并拉动患者的前臂，从而将脊柱向下旋转到治疗师操作需要的水平。然后请患者抓住他们上面的前臂。
- 治疗师一手按压患者骨盆后部，同时另一只手通过前胸肋骨部给予一个反向作用力，通过旋转作用力对腰部区域进行相应的调整。

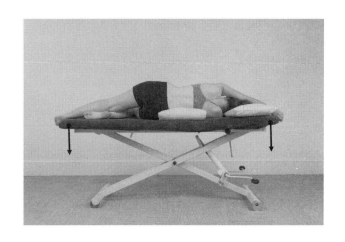

T8.5　椎间隙扩张

- 请患者侧卧（如图所示，可将枕头或毛巾垫于患者身体下方）。
- 如有两段或三段的整脊床，可以降低相应部分以便于施术。

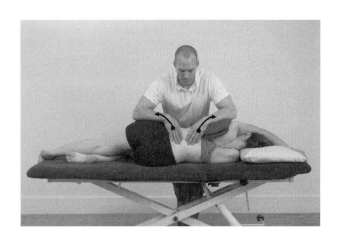

T8.6　椎间孔牵引术 1

- 治疗师面朝患者头部。双脚前后分开站立，一腿紧靠治疗台下部。
- 拉直侧卧患者上边的大腿。
- 拉直侧卧患者上边的手臂。
- 一只手沿骨盆方向用力，另一只手沿胸廓进行反方向发力，形成一个腰椎的侧向伸展的拉伸动作。

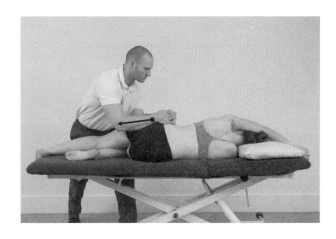

T8.7　椎间孔牵引术 2

- 治疗师双腿分开站立，腿部紧靠治疗台下部。
- 一侧手臂置于患者骨盆后部，手掌屈曲围绕髂嵴。
- 将另一只手放在髂嵴前端，掌根抵靠患者的髂前上棘。
- 手指交叉，并用前臂压住骨盆。
- 屈曲后腿让腰椎有一个弧形运动，从而使腰椎侧向伸展。
- 轻轻地沿治疗台纵轴拉动患者骨盆，以增强腰椎拉伸的幅度。

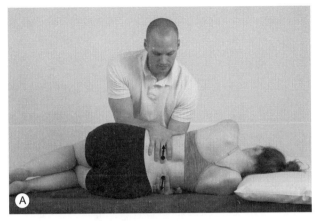

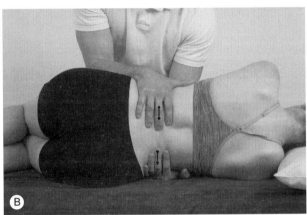

T8.8　加强腰椎伸展

· 治疗师面朝患者头部。双脚前后分开站立，一腿紧靠治疗台下部。

· 请患者将其侧腹部从治疗台抬起，尽可能多地将治疗师的前臂穿过这一间隙。

· 将另一只手放在患者的身体另一侧对应的位置。

· 将患者身体慢慢向后倒，促进腰椎伸展。

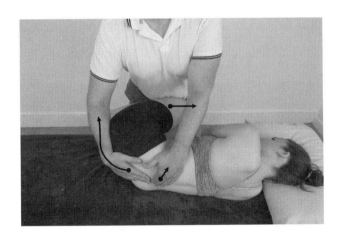

T8.9　侧方加强腰椎屈曲

· 治疗师站在侧卧患者面前。

· 面朝患者头部。双脚前后分开站立，一腿紧靠治疗台下部。

· 将患者的腿搁在治疗师的大腿上。

· 一只手作为触诊手找到想要调整的椎体，将手按在其下一个椎体的关节棘突上，并用前臂抵住患者骨盆后部。

· 另一只手触摸并轻轻地按压在想要调整的椎体的棘突上。

· 随着治疗师的体重从后脚向前脚移动，将患者的膝盖推向头部，同时按压骨盆后部。

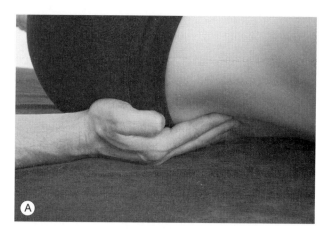

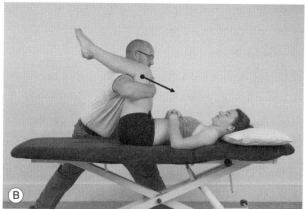

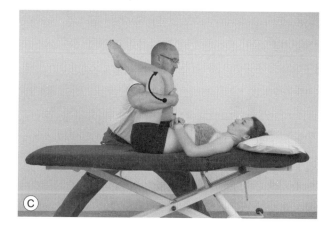

T8.10 仰卧腰椎关节松动 / 检查

- 患者屈膝，仰卧。
- 治疗师立于患者一侧。
- 轻轻地让患者的双腿倒向一侧，以利于将触诊手放在腰椎之下。
- 触诊手放在患者后中线上，指尖置于腰椎棘突之上（图 A）。
- 将患者带回治疗台中间。
- 将肩膀放在患者屈曲的膝盖下，肩膀尽可能靠近患者的腿，轻轻举起其双腿。
- 保持双腿前后交叉站立，将患者的膝盖向其头部方向靠近以使膝盖屈曲（图 B）。
- 治疗师以前腿为轴，抱住患者双腿旋转，通过骨盆旋转，使患者的脚向着相同的方向转动，以此来引导腰椎侧屈（图 C）。
- 通过将患者的腿从中立位置直接转向治疗师，进而使腰椎侧屈。

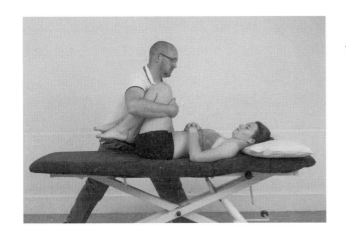

T8.11 仰卧腰椎关节松动术 / 检查 - 替代手法

- 这种手法是非常有效的，特别是当患者腿部特别沉重时，但要注意膝盖屈曲按压。

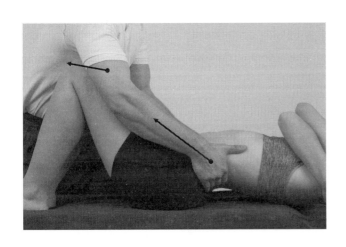

T8.12 仰卧加强伸展

- 患者仰卧，靠近治疗师站立的一侧，膝盖弯曲。
- 征求患者同意后，用大腿外侧压住其脚趾。
- 将手置于患者脊柱两侧腰腹结合部位。
- 治疗师内侧肘部与患者的外侧大腿紧密贴合，患者膝盖向治疗师腋窝方向施压。
- 与患者的大腿保持接触，使其腰部形成弧形姿态，从而使患者腰椎轻度伸展。
- 逐渐向后放倒，保持，最后缓慢释放。

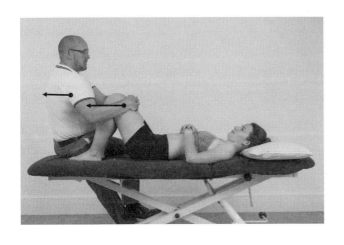

T8.13 仰卧腰椎牵引

- 患者仰卧，靠近治疗师站立的一侧，膝盖弯曲。
- 征求患者同意后，用大腿外侧压住其脚趾。
- 将手臂环绕患者膝盖，尽可能在大腿远端手指交叉互锁。
- 逐渐向后倾倒，保持，最后缓慢释放。

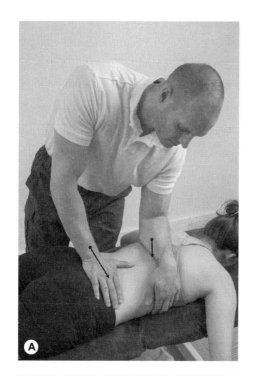

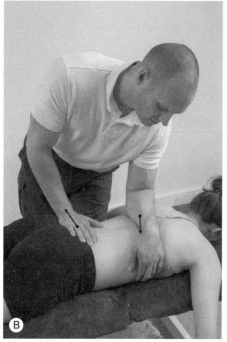

T8.14　俯卧短杠杆旋转关节松动

· 治疗师立于治疗台一侧。患者俯卧，双臂置于身体两侧或舒适的位置。

· 将非施术手放在脊柱的中胸椎区域，控制住脊椎并防止胸段以上脊柱旋转。

· 将施术手放在腰椎上，掌根置于目标节段上。

· 向下按压的同时，往返呈弧形推动腰椎，以达到脊柱旋转的目的。

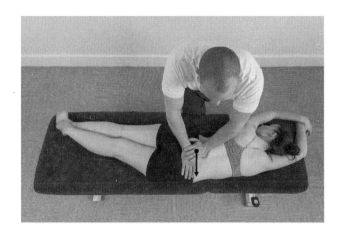

T8.15 俯卧椎间孔调整

- 治疗师立于治疗台一侧。患者俯卧，将患者摆放呈侧屈姿态，其手臂和足部应该靠近治疗师的一侧，远侧的脚搭放在近侧的脚上，治疗师推骨盆向外。

- 将非施术手置于施术手上，最好是放置于施术手的拇指之上，稳定住它，同时分散拇指关节给患者的压力。

- 将施术手放在腰椎上，将拇指置于目标椎体棘突的一侧。

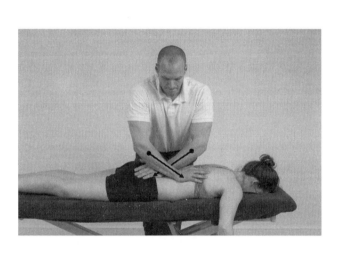

T8.16 俯卧短杠杆牵引

- 治疗师立于治疗台一侧。患者俯卧，双臂置于身体两侧或舒适的位置。

- 如图所示，治疗师交叉前臂，一手按于第 12 肋，并向上推按。另一只手压在髂嵴顶部，向下推按。

- 逐渐将身体重量通过手臂施加于患者相应部位，起到牵拉的作用。

参考文献

Arnold MA, Bryce D (1987). Arnold's Glossary of Anatomy. The University of Sydney – Anatomy & Histology Online Learning. Available from: http://www.anatomy.usyd.edu.au/glossary/glossary.cgi [Accessed 3 February 2016].

Balagué F, Mannion AF, Pellisé F, et al (2012). Non-specific low back pain. The Lancet 379(9814):482-491.

Baxter RE (2003). Pocket Guide to Musculoskeletal Assessment. Philadelphia: WB Saunders.

Beattie PF, Donley JW, Arnot CF, et al (2009). The change in the diffusion of water in normal and degenerative lumbar intervertebral discs following joint mobilization compared to prone lying. Journal of Orthopaedic and Sports Physical Therapy 39(1):4-11.

Behrsin JF, Briggs CA (1988). Ligaments of the lumbar spine: a review. Surgical and Radiologic Anatomy 10 (3):211-219.

Bergman RA, Afifi AK, Miyauchi R (2008). Illustrated Encyclopedia of Human Anatomic Variation. Available at http://www.anatomyatlases. org/AnatomicVariants/SkeletalSystem/Text/LumbarVertebrae.shtml [Accessed 6 May 2016].

Bevan S (2012). The Impact of Back Pain on Sickness Absence in Europe. Lancaster: The Work Foundation.

Biering-Sorensen F (1984). Physical measurements as risk indicators for low-back trouble over a one-year period. Spine 9(2):106-119.

Bogduk N (2005). Clinical Anatomy of the Lumbar Spine and Sacrum. Oxford: Elsevier Health Sciences.

Bratton RL (1999). Assessment and management of acute low back pain. American Family Physician 60(8):2299-2308.

Bronfort G, Haas M, Evans RL, et al (2004). Efficacy of spinal manipulation and mobilization for low back pain and neck pain: a systematic review and best evidence synthesis. The Spine Journal 4(3):335-356.

Chiradejnant A, Maher CG, Latimer J, et al (2003). Efficacy of 'therapist-selected' versus 'randomly selected' mobilisation techniques for the treatment of low back pain: a randomised controlled trial. Australian Journal of Physiotherapy 49(4):233-241.

Chou R, Qaseem A, Snow V, et al (2007). Diagnosis and treatment of low back pain: a joint clinical practice guideline from the American College of Physicians and the American Pain Society. Annals of Internal Medicine 147(7):478-491.

Clare HA, Adams R, Maher CG (2007). Construct validity of lumbar extension measures in McKenzie's derangement syndrome. Manual Therapy 12 (4):328-334.

Clark BC, Walkowski S, Conatser RR, et al (2009). Muscle function magnetic resonance imaging and acute low back pain: a pilot study to characterize lumbar muscle activity asymmetries and examine the effects of osteopathic manipulative treatment. Osteopathic Medicine and Primary Care 3:7.

Croft PR, Papageorgiou AC, Thomas E, et al (1999). Short-term physical risk factors for new episodes of low back pain: prospective evidence from the South Manchester Back Pain Study. Spine 24(15):1556.

Dagenais S, Caro J, Haldeman S (2008). A systematic review of low back pain cost of illness studies in the United States and internationally. The Spine Journal 8(1):8–20.

Deyo RA, Mirza SK, Martin BI (2006). Back pain prevalence and visit rates: estimates from US national surveys, 2002. Spine 31(23):2724-2727.

Dharati K, Nagar SK, Ojaswini M, et al (2012). A study of sacralization of fifth lumbar vertebra in Gujarat. National Journal of Medical Research 2(2).

El-Sayed AM, Hadley C, Tessema F, et al (2010). Back and neck pain and psychopathology in rural Sub-Saharan Africa: evidence from the Gilgel Gibe Growth and Development Study, Ethiopia. Spine 35(6):684.

Eriator I, Chambers Z (2014). Lumbar spinal stenosis and neurogenic claudication. In: AD Kaye, RV Shah ed. Case Studies in Pain Management. Cambridge: Cambridge University Press.

Friedly J, Standaert C, Chan L (2010). Epidemiology of spine care: the back pain dilemma. Physical Medicine and Rehabilitation Clinics of North America 21(4):659-677.

Hanrahan S, Van Lunen BL, Tamburello M, et al (2005). The short-term effects of joint mobilizations on acute mechanical low back dysfunction in collegiate athletes. Journal of Athletic Training 40(2):88.

Hansen L, De Zee M, Rasmussen J, et al (2006). Anatomy and biomechanics of the back muscles in the lumbar spine with reference to biomechanical modelling. Spine 31(17):1888-1899.

Harkness EF, Macfarlane GJ, Silman AJ, et al (2005). Is musculoskeletal pain more common now than 40 years ago? Two population-based cross-sectional studies. Rheumatology 44(7):890-895.

Hillman M, Wright A, Rajaratnam G, et al (1996). Prevalence of low back pain in the community: implications for service provision in Bradford, UK. Journal of Epidemiology and Community Health 50(3):347-352.

Hong J, Reed C, Novick D, et al (2013). Costs associated with treatment of chronic low back pain: an analysis of the UK General Practice Research Database. Spine 38(1):75-82.

Hoy D, Brooks P, Blyth F, et al (2010). The epidemiology of low back pain. Best Practice and Research Clinical Rheumatology 24(6):769-781.

Hoy D, March L, Brooks P, et al (2014). The global burden of low back pain: estimates from the Global Burden of Disease 2010 study. Annals of the Rheumatic Diseases 73(6):968-974.

Hughes RJ, Saifuddin A (2006). Numbering of lumbosacral transitional vertebrae on MRI: role of the iliolumbar ligaments. American Journal of Roentgenology 187(1):W59-W65.

Juniper M, Le TK, Mladsi D (2009). The epidemiology, economic burden, and pharmacological treatment of chronic low back pain in France, Germany, Italy, Spain and the UK: a literature-based review. Expert Opinion on Pharmacotherapy 10(16):2581-2592.

Kishner S, Moradian M, Morello JK (2014). Lumbar spine anatomy. Medscape. Available from: http://emedicine.medscape.com/article/1899031-overview [Accessed 3 February 2016].

Knutson GA (2000). The role of the gamma-motor system in increasing muscle tone and muscle pain syndromes: a review of the Johnasson/Sojka hypothesis. Journal of Manipulative and Physiological Therapeutics 23(8):564-572.

Krismer M, Van Tulder M (2007). Low back pain (non-specific). Best Practice and Research Clinical Rheumatology 21(1):77-91.

Lambeek LC, van Tulder MW, Swinkels IC, et al (2011). The trend in total cost of back pain in The Netherlands in the period 2002–2007. Spine 36(13):1050–1058.

Last AR, Hulbert K (2009). Chronic low back pain: evaluation and management. American Family Physician 79(12):1067-1074.

Louw QA, Morris LD, Grimmer-Somers K (2007). The prevalence of low back pain in Africa: a systematic review. BMC Musculoskeletal Disorders 8(1):105.

McCollam RL, Benson CJ (1993). Effects of postero-anterior mobilization on lumbar extension and flexion. Journal of Manual and Manipulative Therapy 1(4):134-141.

McGill SM, Yingling VR, Peach JP (1999). Three-dimensional kinematics and trunk muscle myoelectric activity in the elderly spine – a database compared to young people. Clinical Biomechanics 14(6):389-395.

Machado LAC, Kamper SJ, Herbert RD, et al (2009). Analgesic effects of treatments for non-specific low back pain: a meta-analysis of placebo-controlled randomized trials. Rheumatology 48(5):520-527.

McKenzie R (1981). The Lumbar Spine: Mechanical Diagnosis and Therapy. Spinal Publications.

McKenzie R, May S (2003). The Lumbar Spine: Mechanical Diagnosis and Therapy, 2nd ed. Orthopedic Physical Therapy.

McRae R (2010). Clinical Orthopaedic Examination. Oxford: Elsevier Health Sciences; 89-120.

Mader SS (2004). Understanding Human Anatomy and Physiology, 5th ed. New York: McGraw-Hill.

Manchikanti L, Singh V, Datta S, et al (2008). Comprehensive review of epidemiology, scope, and impact of spinal pain. Pain physician 12(4):E35-E70.

Manek NJ, MacGregor AJ (2005). Epidemiology of back disorders: prevalence, risk factors, and prognosis. Current Opinion in Rheumatology 17(2):134-140.

Maniadakis N, Gray A (2000). The economic burden of back pain in the UK. Pain 84(1):95-103.

Mitchell GAG (1936). The significance of lumbosacral transitional vertebrae. British Journal of Surgery 24(93):147-158.

Murray CJ, Vos T, Lozano R, et al (2013). Disability-adjusted life years (DALYs) for 291 diseases and injuries in 21 regions, 1990–2010: a systematic analysis for the Global Burden of Disease Study 2010. Lancet 380(9859):2197–2223.

Nachemson A, Vingard E (2000). Assessment of patients with neck and back pain: a best-evidence synthesis. In: A Nachemson, E Jonsson eds. Neck and Back Pain: The Scientific Evidence of Causes, Diagnosis, and Treatment. Philadelphia: Lippincott Williams & Wilkins.

National Institute for Health and Clinical Excellence (NICE) (2009). Low back pain: Early management of persistent non-specific low back pain. NICE clinical guideline 88; developed by the National Collaborating Centre for Primary Care. Available from: http://guidance.nice.org.uk/CG88/NICEGuidance/pdf/English [Accessed 3 February 2016].

Neumann WP, Wells RP, Norman RW, et al (2001). Trunk posture: reliability, accuracy, and risk estimates for low back pain from a video-based assessment method. International Journal of Industrial Ergonomics 28(6):355-365.

OpenStax College (2013). Anatomy and physiology. Available from: http://cnx.org/content/col11496/latest [Accessed 3 February 2016].

Pearcy M, Portek IAN, Shepherd J (1984). Three-dimensional X-ray analysis of normal movement in the lumbar spine. Spine 9(3): 294-297.

Pearcy MJ, Tibrewal SB (1984). Axial rotation and lateral bending in the normal lumbar spine measured by three-dimensional radiography. Spine 9(6):582-587.

Pentelka L, Hebron C, Shapleski R, et al (2012). The effect of increasing sets (within one treatment session) and different set durations (between treatment sessions) of lumbar spine posteroanterior mobilisations on pressure pain thresholds. Manual Therapy 17(6):526-530.

Pickar JG (2002). Neurophysiological effects of spinal manipulation. The Spine Journal 2(5):357-371.

Powers CM, Beneck GJ, Kulig K, et al (2008). Effects of a single session of posterior-to-anterior spinal mobilization and press-up exercise on pain response and lumbar spine extension in people with nonspecific low back pain. Physical Therapy 88(4):485-493.

Sharma VA, Sharma DK, Shukla CK (2011). Oesteogenic study of lumbosacral transitional vertebra in central India region. Journal of Anatomical Society of India 60(2):212-217.

Shellshear JL, Macintosh NWG (1949). The transverse process of the fifth lumbar vertebra. In: JL Shellshear, NWG Macintosh eds. Surveys of Anatomical Fields. Sydney: Grahame; 21-32.

Singh AP, Sekhon J, Kaur N (2014). Sacralization: the structural complications and body biomechanics. Human Biology Review 3(1).

Stamos-Papastamos N, Petty NJ, Williams JM (2011). Changes in bending stiffness and lumbar spine range of movement following lumbar mobilization and manipulation. Journal of Manipulative and Physiological Therapeutics 34(1):46-53.

Standring S (2008). Gray's Anatomy: The Anatomical Basis of Clinical Practice. Edinburgh: Churchill Livingstone.

Sullivan MS, Shoaf LD, Riddle DL (2000). The relationship of lumbar flexion to disability in patients with low back pain. Physical Therapy 80(3):240-250.

Volinn E (1997). The epidemiology of low back pain in the rest of the world: A review of surveys in low-and middle-income countries. Spine 22(15):1747-1754.

Vos T, Flaxman AD, Naghavi M, et al (2013). Years lived with disability (YLDs) for 1160 sequelae of 289 diseases and injuries 1990–2010: a systematic analysis for the Global Burden of Disease Study 2010. Lancet 380(9859):2163–2196.

Walsh K, Cruddas M, Coggon D (1992). Low back pain in eight areas of Britain. Journal of Epidemiology and Community Health 46(3):227-230.

Warwick R, Williams P (1980). Gray's Anatomy. Edinburgh: Longmans.

White AA, Panjabi MM (1990). Kinematics of the spine. In: AA White, MM Panjabi. Clinical Biomechanics of the Spine. Philadelphia: Lippincott Williams & Wilkins; 106-112.

World Health Organization (2013). Priority Medicine for Europe and the World Update Report, 2013. Chapter 6.24: Priority diseases and reasons for inclusion.

Wynne-Jones G, Cowen J, Jordan JL, et al (2014). Absence from work and return to work in people with back pain: a systematic review and meta-analysis. Occupational and Environmental Medicine 71(6):448-456.

第9章

骨盆和髋

张 路　高铸烨　宋佳凝 译

前言

髋骨受伤引发疼痛在日常中和体育运动中十分常见，特别容易在扭动和剧烈活动时发生。髋部疼痛的定义是髋关节疼痛和（或）活动幅度受限。髋部和腹股沟疼痛的鉴别诊断很困难，因为髋骨和骨盆之间力的相互作用比较复杂，这一部分的病理学涉及范围较广，体格检查中出现的症状和体征也有交叉（Omar 等 2008）。

已证实髋部手法在治疗髋部疼痛中很有效；形式包括关节松动术和牵引（Herding 与 Kessler 1990，Cibulka 与 Delitto 1993）。Hoeksma 等（2004）和 Brantingham 等（2009）发现髋关节松动术和运动锻炼协同作用的效果显著好于只进行运动锻炼。NICE *Osteoarthritis: National Clinical Guideline for Careand Management in Adults*（2008）推荐：将关节松动术和拉伸技术纳入髋骨骨性关节炎的核心治疗技术。与此相似的是，美国物理治疗协会（骨科分会）对髋部疼痛和活动缺陷的指导原则也推荐使用手法治疗来减轻疼痛，并增加轻度骨性关节炎患者的髋骨活动幅度（Cibulka 等 2009）。此外，骨性关节炎患者也被建议接受手法治疗，以缓解活动受限及其引发的其他适应证（Delarue 等 2007，Hunter 与 Lo 2008，Zhang 等 2008）。

正如第1章所说，髋关节松动可以通过激活大纤维传入神经或帮助润滑滑膜关节来减轻疼痛（Yoder 1990，Makofsky 等 2007，Coelho 2008，Schmid 等 2008）。学者认为髋关节松动术还可以在关节病的后期治疗中增大其活动幅度（Makofsky 等 2007，Schwellnus 2008）。

齐布卡和蒂里托（1993）发现治疗骶髂关节可以减轻患者疼痛，而且从初始2级随后增加到4级的规律性松动术治疗会增加活动幅度。他们也观察到治疗之后未见到即刻疗效的情况，他们推测这可能是因为滑膜软骨或关节囊的反应变化较慢。

尽管研究发现骶髂关节松动术不会影响关节的位置，但可能会影响周围肌肉的肌张力（Cibulka 等 1986，Tullberg 等 1998，Foley 与 Buschbacher 2006）。Kirkaldy-Willis 与 Cassidy（1985）的一项研究发现，接受骶髂关节松动术治疗的患者中，有71%在治疗两周后表示疼痛有所减轻。然而，对于手法治疗骶髂关节疼痛的效果也有很多争议，还需要更多的研究以进一步明确（Cohen 等 2013）。

骨骼解剖

髋骨在解剖学的区域划分为骨盆的侧面和股骨的上部。骨盆是两块相同的镜像对称、紧密连接的骨骼（图9.1）。它们组成了一个骨环，叫作下肢带骨（骨盆带），它们前部彼此相连，

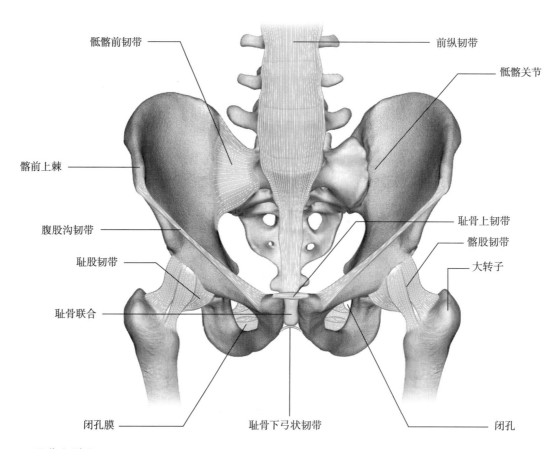

骶髂前韧带

前纵韧带

骶髂关节

髂前上棘

腹股沟韧带

耻股韧带

耻骨联合

闭孔膜

耻骨下弓状韧带

耻骨上韧带

髂股韧带

大转子

闭孔

图 9.1　骨盆和髋骨

后部与骶骨连接（Mader 2004）。每侧骨盆都由 3 块骨融合组成——髂骨、坐骨和耻骨，因髂骨与骶骨紧密连接，所以骨盆与中轴骨骼紧密相连（McCann 与 Wise 2014）。骨盆是可动性很差的承重结构，可以把身体重量转移到下肢，这样可以增加上肢的稳定性（OpenStax 2013）。

骨性骨盆位于下段脊柱与下肢之间，包括下肢带骨（两块髋骨）、髂骨和尾骨，可被一条倾斜的线（骨盆入口）分为假骨盆和真骨盆（Gray 1958）。

骨盆是下肢的连接结构，同时保护其内部的生殖器官、膀胱和一部分大肠。此外，女性的骨盆还会在怀孕时保护发育的胚胎，并形成顺产时胚胎通过的骨产道（Tate 2009）。

髂骨

髂骨构成髋部骨骼的主体，其外形稍向外延伸，形成髋部突起。髂骨呈扇形，形成了髋臼的上部。每块髂骨向后连接骶骨，形成可动性很差的骶髂关节。髂骨上缘肥厚，被称为髂嵴（Mader 2004）。髂嵴前端是髂前上棘（ASIS）；髂前上棘的下方是一个圆形突起，称为髂前下棘（AIIS）。髂嵴后面上部为髂后上棘，下部为髂后下棘（PIIS）（Tate 2009）。

一般来说，髂骨上方内部有一个大而浅的凹处，称为髂窝，髂窝下方为弓形线，上方为髂嵴。髂骨后面中间的位置有一个耳状面，耳状面是一个大且粗糙的表面，与骶骨耳状面相接，形成骶髂关节（OpenStax 2013）。

坐骨

坐骨是骨盆最下面的一部分，形成了骨盆的后下部，位于髂骨下方、耻骨后方。坐骨是 3 块组成骨盆的骨骼中最强壮的一块，其本身也由 3 个部分组成：坐骨上支、坐骨下支和坐骨

体（Moore 与 Dalley 1999）。

坐骨下支和耻骨下支结合组成一个复合结构，称为坐耻骨支。坐骨体与髂骨和耻骨结合，形成了髋臼的后外侧。

坐骨下部的后方有一个大且粗糙的坐骨结节，在人处于坐位时承受人体的重量。坐骨和耻骨连接的地方是一个尖锐骨结构，称为坐骨棘，探入骨盆腔中。坐骨棘分开了坐骨小切迹和坐骨大切迹；因此，坐骨棘之间的空间决定了骨盆腔的大小（OpenStax 2013）。

耻骨

耻骨组成了骨盆的前内侧和髋臼的前部。两块髋骨的耻骨通过一个特别的关节连结在一起，称为耻骨联合。耻骨联合是一个特殊的结构，被分类为二级软骨关节（OpenStax 2013），因为其有一个纤维软骨盘，分开了耻骨的关节表面（Li 等 2006）。这使关节有一定可动性，主要在行走和运动中帮助转移其上的拉力、剪切力和压力（Becker 等 2010）。与髂骨类似，耻骨也有 3 个部分：较平的耻骨体和两支（上、下支）（Gray 1958）。

耻骨体是位于耻骨中间的一个平坦部分，在耻骨联合处连结另一侧耻骨。耻骨体上方的小块隆起为耻骨结节。耻骨体侧面延伸与髂骨连接处为耻骨上支。耻骨上支内侧面向外、向下，与坐骨支连接处为耻骨下支。（Thompson 2002）

髋臼

髋臼是一个浅浅的凹陷，是骨盆的髂骨、坐骨、耻骨的汇合处。其外形呈杯状凹槽，位于骨盆侧面。髋臼是下肢和下肢带骨的连接处，同时连接股骨头，形成髋关节。髋臼下方是闭孔（Mader 2004）。

活动范围

骨盆肌肉在 3 个垂直轴上有 3° 的活动度，包括横轴（屈曲和伸展）、纵轴（外旋和内旋），和矢状轴（外展和内收）（Schünke 等 2006）。

多种研究（表 9.1）估算了骨盆的正常活动度。虽然这些研究对正常骨盆屈曲、外展和内外旋上的估计是相似的，但是对骨盆伸展活动度的估计结果却存在较大不同（Roach 与 Miles 1991）。众所周知，虽然骨盆的活动度会根据年龄、性别、种族和测试时的姿势而变化，但是很少有人研究过这些因素对关节活动度的影响。此外，主动和被动活动度的记录也不完善（Prather 等 2010）。

表 9.1　骨盆正常活动度的预估值

活动类型	活动范围（°）
屈曲	115～125
伸展	15～30
外展	30～50
内收	30
外旋	30～45
内旋	40～60

注：数据来自 Daniels 与 Worthingharn (1972)，Kendall 等 (1973)，Hoppenfeld (1976)，Mohr (1989)，Roach 与 Miles (1991)，Seidenberg 与 Childress (2005)。

多年来，治疗师一直在争论骶髂关节的活动度，即使大家基本同意关节转移腿和躯干之间的负荷时，的确会有一些活动度（Vleeming 等 2013），这个活动度会在儿童成长为成人的过程中减少，因为随着我们的身体成长，骶髂关节的承重会增加（Kampen 与 Tillmann 1998）。现在关于骶髂关节的大部分研究认为关节有 1.3°～3.6° 的活动范围，平均为 2°（Tullberg 等 1998，Sturesson 等 2000a、2000b，Kibsgård 等 2012）。

耻骨联合还有允许力传递的少量活动度。通常认为，在正常情况下，耻骨联合大约有 2mm 的活动范围和大约 1° 的旋转范围（Becker 等 2010）。妊娠时，由于骨盆韧带中胶原纤维松弛素的作用，耻骨联合活动范围会增加（Samuel 等 1996），增加程度可达 32%～68%（Mens 等 2009）。

流行病学

髋部和骨盆损伤在所有人群中都很常见，不论是女性还是男性、年轻人或者老年人，以及多项运动的运动员。然而，发病率和病因却随年龄、性别、参与的运动而大为不同（Larkin 2010）。有 15%～30% 腰疼患者的疼痛被认为是源于骶髂关节（Dreyfuss 等 2004，Cohen 等 2013）。

髋部和骨盆损伤在青少年和老年人中最常见。Boyd 等 (1997) 表示，儿童在娱乐或体育活动中 10%～24% 的损伤都与髋部有关。然而，髋部和骨盆的严重损伤在儿童中很少见。儿童和青少年中最常见的髋部损伤为一过性滑膜炎，其他主要损伤包括髋发育障碍、儿童股骨头坏死（LCPD）和股骨头骨骺滑脱（Spahn 等 2005）。

成年人中，年龄越大，髋部和骨盆疼痛的人越多，髋骨关节炎的患病风险也显著增加（Larkin 2010）。此外，老年人髋骨更易骨折。根据 NICE（2011）统计，2010—2011 年间，英国因髋骨骨折急诊入院的成年人（18 岁及以上）约有 60000 例，其中 54000 例之前发生过髋骨骨折，73% 为女性，92% 年龄在 65 岁及以上。据估计，每 100000 名 18 岁及以上的成年中，每年有 103 个人会经历髋骨骨折（NICE 2011）。

髋部和骨盆的运动损伤发生率不高。根据 Braly 等（2006）的研究，只有 5%～6% 的运动损伤发生在这一部位。

然而，参与爆发性和接触性运动的人最有

可能发生髋部或骨盆问题（Watkins 与 Peabody 1996）。一些研究发现运动员的髋部损伤可达总损伤数量的 2%～8%，在足球运动员中则高达 13%（Ekstrand 与 Gillauist 1983，Ekstrand 与 Hilding 1999，Emery 与 Meeuwisse 2001）。

一项研究发现，58% 的足球运动员有髋部 / 腹股沟疼痛病史（Harris 与 Murray 1974）。

多项其他研究发现，足球运动员中的发病率为 10%～18%（Hölmich 与 Amager 2014）。

髋部和骨盆疼痛在女性中更普遍。不论年龄或运动情况，大部分研究指出女性髋部疼痛的概率是男性的两倍（Tüchsen 等 2003）。

最常见的骨盆和髋部病症见表 9.2。

表 9.2 骨盆和髋部常见疾病

疾病	描述	参考文献
髋脱位	通常来自外伤，股骨轴向遭遇强外力冲击 可以是前脱位、后脱位和中心脱位 可能伴有并发损伤，比如股骨头或股骨颈骨折 通常诱因为机动车辆事故（占 70% 左右） 主要发生在髋后部（占 90% 左右）	Seidenberg（2010），Kovacevic 等（2011）
耻骨炎	影响耻骨联合和周围肌肉止点的慢性炎症 运动员可能会发生的炎症 经常发生于需要一条腿过度侧向移动、剪切、扭动和旋转的运动，或常加速减速的多方向移动 多发于 30～50 岁的男性	Sing 等（1995），Byrd（1996），Choi 等（2008）
耻骨联合功能障碍	发生于妊娠期 承重运动时常伴有疼痛，比如走路、爬楼梯时 可能感觉到关节处研磨感，或听到关节处卡啦卡啦地响 诱因是妊娠期体内分泌过多的松弛素和体重增加	Madennan 与 Madennan（1997），Jain 等（2006），Becker 等（2010）
运动型疝气	慢性腹股沟痛 运动中的疼痛，主要是伸展和扭动运动时 疼痛可辐射至大腿内侧，偶发于男性睾丸 诱因可能包括腹外斜肌腱膜、结合腱（腹股沟镰）或腹内斜肌撕裂，或腹直肌畸形	Larson 等（2011），Meyers 等（2012），Hegedus 等（2013）
股骨头缺血性坏死（莱－卡－派病）	骨血液供应紊乱导致的病理改变 导致股骨头软化和塌陷、导致骨坏死和骨赘形成 导致比较年轻的成年人罹患进行性关节炎，发病平均年龄 38 岁 可能的诱因包括髋脱位、股骨颈骨折、长期使用皮质类固醇、严重酗酒、血栓形成和动脉损伤	Steinberg（1997），Lavernia 等（1999）
髋部骨关节炎	导致髋关节疼痛和肿胀 导致大部分 50 岁及以上的患者髋前部疼痛，经常随年龄增长而加重 症状包括疼痛和僵硬加剧、关节压痛、关节活动度减低、乏力和肌萎缩	Idjadi 与 Meislin（2004），Seidenberg（2010）
一过性滑膜炎	发生在髋关节囊的自限性单侧滑膜炎，是 3～10 岁儿童髋部疼痛的最常见原因，男孩发病率是女孩的 2 倍	Illingworth（1978），Fabry（2010）

骨盆和髋部检诊

病史

髋部和骨盆检诊中最重要的一部分就是记录患者详细病史。临床大部分病例中，患者口述的髋部病史可帮助医师了解疼痛程度，这样可以方便检诊。此外，要想知道疼痛是持续性的还是间歇性的、刺痛还是钝痛、严重还是轻微，检诊医师都要询问患者疼痛的发病、发展、恶化和缓解因素、疼痛和其他症状的性质、辐射范围、严重程度和症状持续时间。记录病史的主要目的在于确定损伤或疼痛是急性、慢性还是慢性疾病的急性发作。

红旗警示（危险信号）

表 9.3 列出了治疗师需注意的危险信号。

体格检查

骨盆和髋部的体检应该是系统性的，以确定初期发现的问题，并充分探寻问题的根源和程度。髋部和骨盆检查大致包括视诊、触诊、活动度和一些特殊检查。

视诊

体格检查应从详细的视诊开始，观察患者的发病情况，他们的姿势和步态类型。为此，应要求患者完成一系列特定的从椅子上站起、坐下的

表 9.3   髋部和骨盆区域严重疾病的危险信号

疾病	体征和症状
股骨颈的病理性骨折	70 岁以上的女性 出现严重、持续的髋部、腹股沟或膝盖疼痛 外伤史，例如从直立位跌倒
股骨头缺血性坏死（AVN）	长期使用皮质醇 过度饮酒史 患过股骨头骨骺滑脱症 疼痛逐渐加重 腹股沟、大腿或膝关节内侧疼痛逐渐加重 – 承重时尤为严重
癌症	患过癌症（如前列腺癌、乳腺癌或其他生殖系统癌症） 体重不明原因地下降 持续的渐进性疼痛，活动或调整姿势疼痛情况不变化
结肠癌	年龄在 50 岁以上 有结肠癌家族史 肠道紊乱（如直肠出血、黑便等）
感染	发热、寒战 近期有泌尿系统或皮肤感染 小便时有灼烧感 持续的夜间疼痛或静息疼痛 6 周标准治疗后症状无缓解

注：数据来自 Meyers 等（2000），Henschke 等（2007），Gabbe 等（2009），Van den Bruel 等（2010），Reiman 与 Thorborg（2014）。

动作。患者站立时，医师应从前面、后面和侧面观察患者。一旦发现姿势异常，比如骨盆倾斜、肌萎缩或肌无力、异常的脊柱侧弯或脊柱前突，都应仔细记录。视诊中确定患者的髋骨或骨盆是否缩短也很重要。如果真的缩短，受影响的腿会比另一条腿短；如果只是看上去显得缩短，而受影响的腿其实并不短，可能是因为髋部肌肉痉挛而看起来短。

触诊

检查骨盆和髋部时，有几处重要骨骼和软组织结构需要触诊，以判断患病区域。触诊范围应包括肌肉组织、骨性突起、骶髂关节、耻骨联合、肌腱起止点、黏液囊和骨端。

活动度

可通过 3 种方式估计髋部活动度：主动、被动和阻力等长测试。检查者可使用测角仪测量活动度（McRae 2010）。

可测量的活动包括屈曲、伸展、外展、内收、外旋和内旋。特别需注意外展和内旋，因为这两种最容易引起损伤的运动，涉及很多髋部疾病。测量髋部活动范围之后，检查医师应将测量数据与可靠的常模标准进行比较（表 9.2）。

特殊检查

见表 9.4。

表 9.4　骨盆和髋部的特殊检查

检查	步骤	阳性体征	说明
特伦德伦堡试验	患者双脚站立，检查者要求患者不借助外界支撑缓慢抬起一只脚。患者保持直立，上半身需没有明显倾斜	躯干倾斜，或对侧髂嵴下降	肌肉功能障碍 髋骨脱位或半脱位
弗波试验	患者仰卧，测试腿为屈曲、外展、外旋姿势	同侧前部疼痛 对侧后部疼痛	髋关节失调 骶髂关节功能障碍
奥伯试验	患者侧卧，骨盆固定，患侧膝盖屈曲 90°。检查者被动地将大腿外展并向后拉，直到大腿与躯干呈一条直线	腿依然外展，没有落在台面上	髂胫束过紧
托马斯试验	患者仰卧，后背平躺于台面。然后要求患者一条腿屈曲，并自己用手把腿拉到胸部	另一条腿直腿抬离台面	髋部屈曲挛缩
滚木试验	患者仰卧，髋和膝盖绷直。检查者被动地外旋、内旋两条绷直的腿	髋前部或腹股沟疼痛	梨状肌综合征 股骨头骨骺滑脱症
提踵试验	患者俯卧，腿完全伸展，检查者被动地屈曲膝盖，使足跟碰到臀部。检查者观察同侧髋骨与台面的垂直间隔	髋部被动地离开台面	股直肌挛缩

注：数据来自 Baxter（2003），Mcfadden 与 Seidenberg（2010），McRae（2010）。

骨盆和髋部周围肌肉

见表 9.5。

表 9.5　骨盆和髋部周围肌肉

名称	起点	止点	作用	神经分布
坐骨海绵体肌	坐骨支和坐骨结节	阴茎脚或阴蒂脚	通过静脉血管收缩协助阴茎勃起或阴蒂勃起	会阴神经深支（阴部神经分支 $S_2 \sim S_4$）
会阴浅横肌	坐骨结节	会阴体	加强会阴深横肌运动以稳定会阴体	会阴神经深支（阴部神经分支 $S_2 \sim S_4$）
尿道括约肌	耻骨支和坐骨结节下方	尿道周围；女性包住阴道的部分纤维	通过尿道控制尿流；女性尿道括约肌也可收紧阴道	会阴神经深支（阴部神经分支 $S_2 \sim S_4$）
会阴深横肌	坐骨耻骨支内侧面	中缝（男性），会阴体和肛门外括约肌	支撑提肛肌和尿道括约肌	会阴神经深支（阴部神经分支 $S_2 \sim S_4$）
提肛肌	耻骨背面和闭孔内肌筋膜	尾骨，对侧提肛肌	支撑骨盆脏器及通过其的结构	提肛肌神经（S_4 分支），直肠神经下部（来自阴部神经 $S_3 \sim S_4$）
尾骨肌（坐骨尾骨肌）	坐骨棘	骶骨下两个脊柱节段，尾骨上两个脊柱节段，与骶棘韧带混杂在一起	支撑骨盆脏器，屈曲尾骨，稳定骶髂关节	$S_4 \sim S_5$ 前支
臀大肌	髂骨，髂腰筋膜外表面，骶骨和骶结节韧带外表面	股骨臀肌粗隆和髂胫束	大腿的侧向外展（外旋）、伸展	臀下神经（$L_5 \sim S_2$）
臀中肌	髂骨外表面	股骨大转子侧面	外展、内旋大腿	臀上神经（$L_4 \sim S_1$）
臀小肌	髂骨外表面	股骨大转子前部	外展，内旋大腿	臀上神经（$L_4 \sim S_1$）
梨状肌	骶、骨盆表面，经过坐骨大孔	股骨大转子上边缘	髋外旋，屈髋时辅助髋外展	$S_1 \sim S_2$ 前支
闭孔内肌	闭孔内部	股骨大转子内侧	髋外旋，屈髋时辅助髋外展	骶丛（$L_5 \sim S_2$）
闭孔外肌	耻骨上下支、坐骨支的外侧面	股骨转子窝	股骨的侧（外）旋	闭孔神经（$L_3 \sim L_4$）
股方肌	坐骨结节侧面	转子间嵴下方	股骨的侧（外）旋	骶丛（$L_5 \sim S_1$）
上孖肌	坐骨棘	通过闭孔内肌肌腱的大转子	股骨的侧（外）旋	骶丛（$L_5 \sim S_1$）

续表

名称	起点	止点	作用	神经分布
下孖肌	坐骨结节上表面	通过闭孔内肌肌腱的大转子	股骨的侧（外）旋	骶丛（L_5~S_1）
腰大肌	T_{12}~L_5 的横突和椎体	股骨小转子	大腿的屈曲和侧（外）旋	通过 L_1~L_4 前支的腰丛
腰小肌	T_{12}~L_1 的椎体	耻骨肌线和髂耻隆起	轻微躯干侧屈	L_1
髂肌	髂窝、骶翼和前下髂骨棘	股骨小转子	髋屈曲	股神经（L_2~L_3）
阔筋膜张肌	髂嵴前外侧面	髂胫束（带）	髋的屈曲和外展	臀上神经（L_4~S_1）
缝匠肌	前上髂嵴	胫骨内侧面上方（鹅足与缝匠肌股薄肌、半腱肌肌腱连接处）	大腿的屈曲、外展、和侧（外）旋	股神经（L_2~L_3）
股直肌	前头：前下髂嵴 后头：髋臼上方髂骨	四头肌腱到髌骨，经过髌韧带到胫骨结节	膝关节伸展和屈髋	股神经（L_2~L_4）
股薄肌	坐骨耻骨支	胫骨上内侧面（鹅足与缝匠肌股薄肌、半腱肌肌腱连接处）	大腿的屈曲、内旋和内收	闭孔神经（L_3~L_4）
大收肌	下耻骨支、坐骨支和坐骨结节	股骨粗线和股内收肌结节	大腿内收、伸展和内旋	闭孔神经（L_3~L_4）
半膜肌	坐骨结节	胫骨内侧髁	膝关节屈曲和伸髋	坐骨神经的胫骨部分（L_5~S_2）
半腱肌	坐骨结节	胫骨内侧面上方（鹅足与缝匠肌股薄肌、半腱肌肌腱连接处）	膝关节屈曲和伸髋	坐骨神经的胫骨部分（L_5~S_2）
股二头肌	长头：坐骨结节和骶结节韧带 短头：股骨粗线和外侧髁上嵴	腓骨头侧（外）部和胫骨外侧髁	膝关节屈曲，长头协助大腿伸展	长头：坐骨神经的胫骨部分（S_1~S_3） 短头：坐骨神经的腓总（腓骨）部分（L_5~S_2）

手法：骨盆和髋部

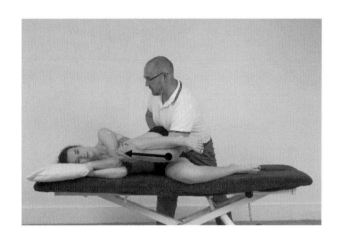

T9.1　髋关节侧卧屈曲

- 患者侧卧，治疗师站在患者身后。
- 治疗师将相应手置于患者膝盖下方，把持此腿。小臂应与患者小腿平行。
- 治疗师另一只手从后面支撑患者骨盆，使患者身体保持稳定。
- 手臂向前移动，向前抬起患者的腿，使其呈弓状。
- 髋关节屈曲约 120°。

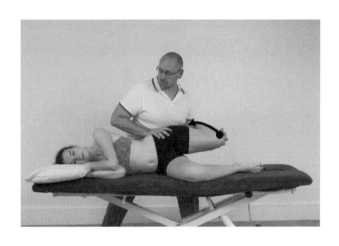

T9.2　髋关节侧卧伸展

- 患者侧卧，治疗师站在患者身后。
- 治疗师将相应手置于患者膝盖下方，把持此腿。
- 治疗师另一只手从后面支撑患者骨盆，使患者身体保持稳定。
- 手臂和身体向后移动，将患者的腿向自己方向后移。
- 髋关节伸展约 30°。

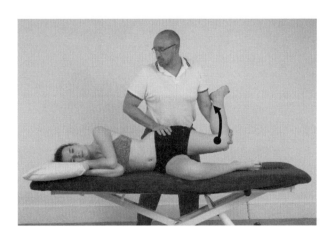

T9.3　髋关节侧卧内旋

- 患者侧卧，治疗师站在患者身后。
- 治疗师将相应手置于患者膝盖下方，把持此腿。
- 治疗师另一只手触诊髋关节，稳定骨盆。
- 保持此姿势，将患者的腿向下旋转，通过髋关节旋转运动。
- 髋关节内旋约 50°。

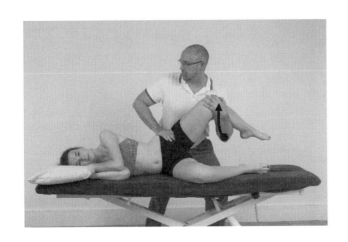

T9.4　髋关节侧卧外旋

- 患者侧卧，治疗师站在患者身后。
- 治疗师将相应手置于患者膝盖下方，把持此腿。
- 治疗师另一只手触诊髋关节，稳定骨盆。
- 保持此姿势，将患者的腿向上旋转，通过髋关节旋转运动。
- 髋关节外旋约 40°。

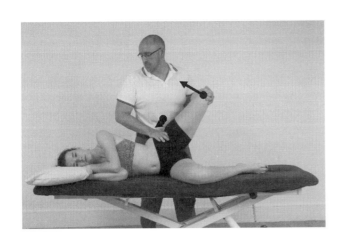

T9.5　髋关节侧卧外展

- 患者侧卧，治疗师站在患者身后。
- 治疗师将相应手置于患者膝盖下方，把持此腿。
- 治疗师另一只手触诊髋关节，支撑骨盆。
- 手臂抬起患者的腿，使其呈弓状。
- 髋关节外展约 50°。

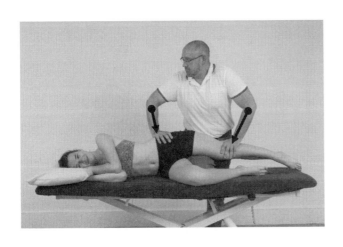

T9.6　髋关节侧卧撑开牵引

- 患者侧卧，治疗师站在患者身后，靠近患者髋关节的腿置于床上。
- 治疗师将患者的腿置于自己的腿上，用相应手固定患者膝关节。
- 触诊手置于患者髋关节之上。
- 治疗师用腿作为支点，手向下移动，完成髋关节牵引。

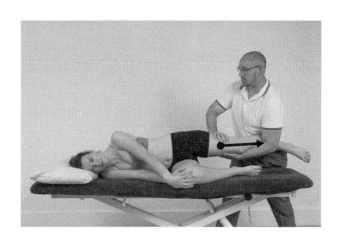

T9.7　髋关节侧卧牵引

- 患者侧卧，治疗师站在患者身后。
- 让患者自己抓住下方的腿。
- 治疗师将相应手和触诊手置于患者膝盖以上，抓牢膝关节，将患者小腿置于治疗师的身体和肘关节之间，稳定患者的腿。
- 保持此姿势，身体向后仰，牵引髋关节。

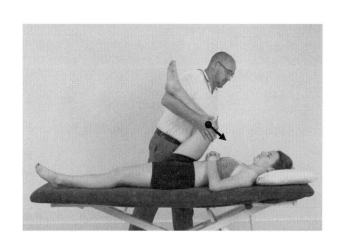

T9.8　髋关节仰卧屈曲

- 患者仰卧，治疗师站在患者一侧。
- 治疗师将相应手置于患者膝盖下方，触诊的手置于膝盖上，抓牢膝关节。
- 使患者膝部上抬稍微超过90°。
- 将腿尽可能远离按摩床，置于后面腿的前方。
- 治疗师手臂和身体向前移动，使患者的腿向前上方移动，呈弓形。
- 髋关节屈曲115°～125°。

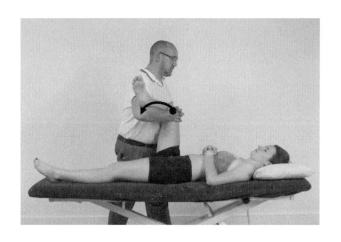

T9.9　髋关节仰卧外（侧）旋

- 患者仰卧，治疗师站在患者一侧。
- 患者膝关节屈曲，治疗师将相应手放低，置于其膝盖内侧。
- 治疗师将触诊手置于患者膝盖前面附近的位置，抓牢膝关节。
- 维持此姿势，外旋患者膝关节，通过髋关节旋转运动。
- 髋关节外（侧）旋30°～45°。

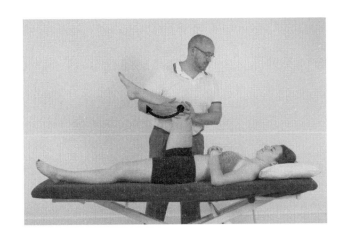

T9.10　髋关节仰卧内旋

- 患者仰卧，治疗师站在患者一侧。
- 患者膝关节屈曲，治疗师将相应手放低，置于患者的膝盖内侧。
- 将触诊手置于膝盖前面附近的位置，抓牢膝关节。
- 维持此姿势，内旋患者膝关节，通过髋关节旋转运动。
- 髋关节内旋 40°～60°。

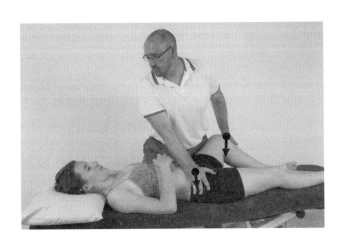

T9.11　髋关节仰卧外展

- 患者仰卧，治疗师站在患者一侧。
- 将触诊手置于远离治疗师一侧的髂前上棘。
- 触诊，指尖向下，且指尖远离患者。
- 屈曲患者靠近治疗师一侧的腿，将相应手置于髌骨的前下方。
- 将腿向外拉，并用大腿支撑患者膝盖。
- 髋关节外展约 50°。

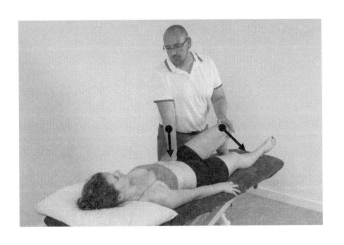

T9.12　髋关节仰卧内收

- 患者仰卧，治疗师站在患者一侧。
- 将触诊手置于靠近治疗师一侧的髂前上棘，指尖远离患者，稳定骨盆。
- 屈曲患者靠近治疗师一侧的腿，将相应手置于膝盖前方。
- 将腿推向患者方向，通过髋关节旋转运动。
- 髋关节内收约 30°。

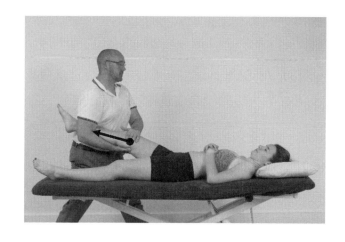

T9.13　髋关节仰卧牵引

- 患者仰卧，治疗师站在患者一侧，面对患者。
- 治疗师将相应手置于患者膝盖之下，将患者小腿支撑在治疗师身体和手臂之间。
- 将触诊的手置于患者膝盖之上。
- 身体向后，将患者的腿向后拉，牵引髋关节。

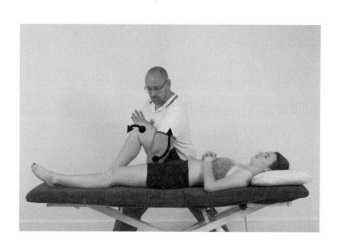

T9.14　髋关节撑开牵引（方法1）

- 患者仰卧，治疗师站在患者一侧，身体朝向患者的足部。
- 屈曲患者膝关节，治疗师将相应手置于患者大腿内侧。
- 注意：可在患者大腿内侧放置一个枕头作为屏障，也可以使患者更舒服。
- 将手掌置于患者膝盖侧面。
- 维持此姿势，治疗师向治疗台方向内旋身体，轻轻地按压此侧膝盖。
- 注意：此次旋转应来源于腰部旋转，治疗师应两只脚一前一后，保持下肢稳定。

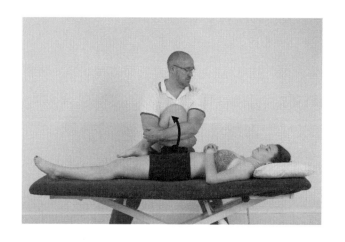

T9.15　髋关节撑开牵引（方法2）

- 患者仰卧，治疗师站在患者一侧。
- 屈曲患者膝关节，治疗师抓牢自己的肘关节，将两只手都置于患者大腿内侧。
- 注意：可在患者大腿内侧放置一个枕头作为屏障，也可以使患者更舒服。
- 保持此姿势，挤压患者大腿。将肘部拉近至治疗师腹部并抬起，动作呈"J"形。
- 治疗师从半蹲到站直的过程中持续挤压患者大腿。

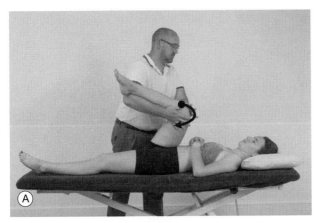

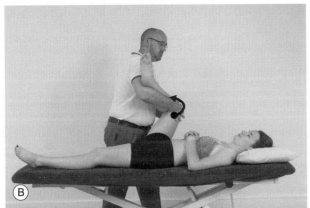

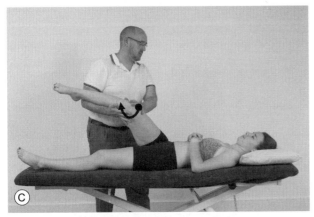

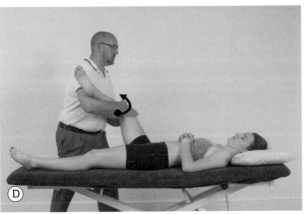

T9.16　髋关节仰卧环形运动

· 患者仰卧，治疗师站在患者一侧。

· 将患者膝关节屈曲至90°，让患者放松腿部并将其放在治疗师的前臂上。

· 将双手置于患者膝关节两侧。

· 维持此姿势，多方向旋转患者的腿和治疗师的身体，呈环形运动，通过髋关节旋转运动。

· 环形运动的幅度取决于治疗师想影响到的部位。

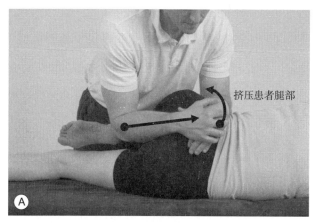

挤压患者腿部

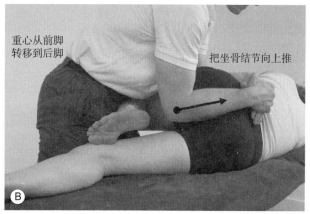

重心从前脚
转移到后脚

把坐骨结节向上推

T9.17　髋侧卧前旋

- 治疗师站在患者一侧，患者面向治疗师侧卧。
- 屈曲患者上方的腿，治疗师用大腿支撑患者膝盖，要一直与患者的膝部保持肢体接触。
- 将触诊手置于髋的侧面和背面，触诊髂后上棘。
- 对应一侧的前臂置于坐骨结节。
- 挤压患者腿部，并保持紧密的肢体接触。
- 治疗师将重心从前脚转移到后脚，拉动髋的上部，并把坐骨结节向上推，即可完成动作。

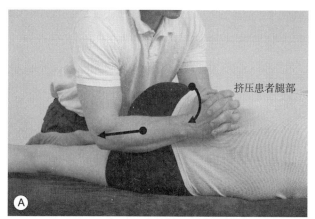

挤压患者腿部

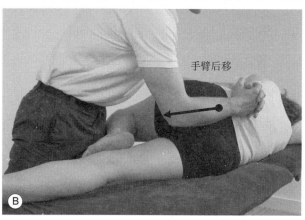

手臂后移

T9.18　髋部侧卧后旋

- 患者侧卧，治疗师弯曲并支撑患者上方的腿。
- 将一侧前臂置于坐骨结节的后部。
- 另一侧的前臂置于髂嵴，两只手十指交叉。
- 挤压患者腿部，并与患者保持紧密的肢体接触。
- 治疗师将重心从后脚移到前脚，以完成动作。
- 治疗师的手臂后移带动患者髂骨后移，呈弓形运动。

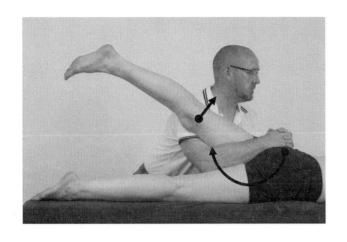

T9.19　髋部 / 骶髂关节松动术的俯卧前旋 1

· 患者俯卧，治疗师站在患者一侧。

· 屈曲靠近治疗师一侧的腿。

· 将前臂置于患者大腿下方，膝盖上方。

· 十指交叉，呈杯状放置于骶和髂后上棘
　背面。

· 与患者腿部保持紧密肢体接触。

· 治疗师从初始的半蹲姿势站起来，使患
　者骨盆向前运动。

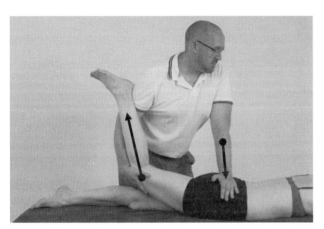

T9.20　髋部 / 骶髂关节松动术的俯卧前旋 2

· 患者俯卧，治疗师站在患者一侧。

· 通过支撑膝盖前侧，屈曲并抬起远离治
　疗师的那条腿，前臂与患者小腿平行。

· 将触诊的手置于髂后上棘，指尖远离
　患者。

· 从半蹲到站起时，抬起治疗师的手，支撑
　膝盖完成向上的移动，使骨盆向前运动。

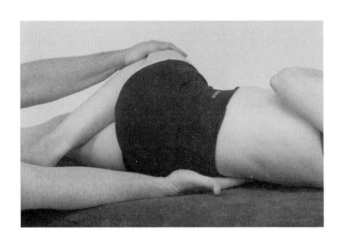

T9.21　骶髂关节的手法仰卧检查

· 触诊骶髂关节，向远离治疗师的一侧旋
　转患者，找到髂后上棘。

· 骶髂关节在髂后上棘稍内下方的位置。

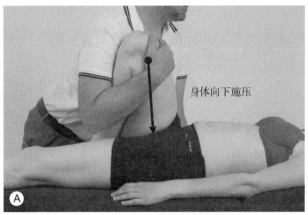

身体向下施压

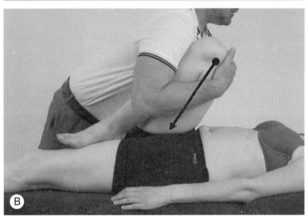

T9.22　骶髂关节仰卧分离

- 患者仰卧，治疗师站在患者一侧。
- 屈曲患者的腿，将相应手置于其大腿附近，支撑患者腿部。
- 触诊手置于骶髂关节。
- 治疗师身体向下施压，向按摩床方向挤压内收的腿，分离骶髂关节。
- 如图 A 所示，改变髋骨内收和屈曲程度，以使分离力通过骶髂关节。

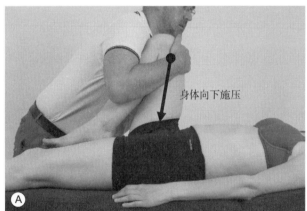

身体向下施压

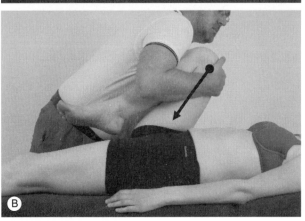

T9.23　骶髂关节仰卧剪切

- 患者仰卧，治疗师站在患者一侧。
- 屈曲患者的腿，并将相应手置于其大腿附近，支撑患者腿部。
- 触诊的手置于骶髂关节。
- 身体向下施压，向按摩床方向挤压外展的腿，分离骶髂关节。
- 如图 B 所示，改变髋骨外展和屈曲程度，以使分离的力通过骶髂关节。

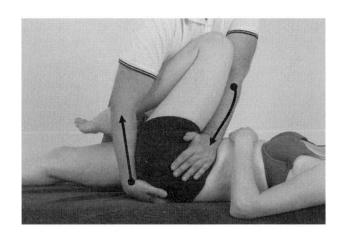

T9.24　骶髂关节仰卧后旋松动术

- 患者仰卧，治疗师站在患者一侧。
- 屈曲远离治疗师一侧的腿。
- 将手置于患者坐骨结节下方，用身体支撑患者的腿。
- 将另一只手置于髂前上棘。
- 身体前倾，使患者髋部后旋。

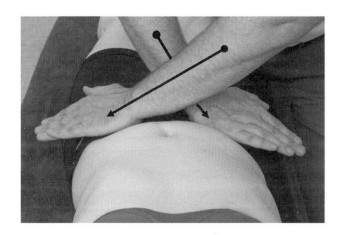

T9.25　仰卧骶髂弹动

- 患者仰卧。
- 治疗师前臂交叉，手掌根部按压髂前上棘。
- 向髂前上棘施以倾斜的较小压力。
- 此动作将产生一个可以感受到的、短杠杆骶髂关节剪切／弹动。

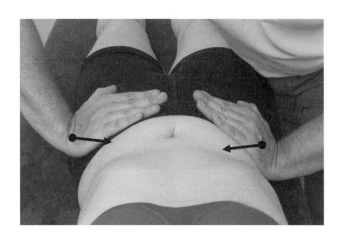

T9.26　仰卧骶髂弹动／分离

- 患者仰卧。
- 治疗师找到髂嵴前部。
- 用手掌根向下按压患者中线。
- 短杠杆手法将在髋后部产生"爆发"，从而导致骶髂关节的分离。

参考文献

Baxter RE (2003). Pocket Guide to Musculoskeletal Assessment. Philadelphia: WB Saunders.

Becker I, Woodley SJ, Stringer MD (2010). The adult human pubic symphysis: a systematic review. Journal of Anatomy 217(5):475-487.

Boyd KT, Peirce NS, Batt ME (1997). Common hip injuries in sport. Sports Medicine 24(4):273-288.

Braly BA, Beall DP, Martin HD (2006). Clinical examination of the athletic hip. Clinics in Sports Medicine 25(2):199-210.

Brantingham JW, Globe G, Pollard, H, et al (2009). Manipulative therapy for lower extremity conditions: expansion of literature review. Journal of Manipulative and Physiological Therapeutics 32(1):53-71.

Byrd JT (1996). Labral lesions: an elusive source of hip pain case reports and literature review. Arthroscopy: The Journal of Arthroscopic and Related Surgery 12(5):603-612.

Choi H, McCartney M, Best TM (2008). Treatment of osteitis pubis and osteomyelitis of the pubic symphysis in athletes: a systematic review. British Journal of Sports Medicine, bjsports50989.

Cibulka MT, Delitto A (1993). A comparison of two different methods to treat hip pain in runners. Journal of Orthopaedic and Sports Physical Therapy 17(4):172-176.

Cibulka MT, Rose SJ, Delitto A, et al (1986). Hamstring muscle strain treated by mobilizing the sacroiliac joint. Physical Therapy 66(8):1220-1223.

Cibulka MT, White DM, Woehrle J, et al (2009). Hip pain and mobility deficits – hip osteoarthritis: Clinical practice guidelines linked to the international classification of functioning, disability, and health from the Orthopaedic Section of the American Physical Therapy Association. Journal of Orthopaedic and Sports Physical Therapy 39(4):A1-A25.

Coelho LFDS (2008). The muscular flexibility training and the range of movement improvement: a critical literature review. Motricidade 4(3):61-72.

Cohen SP, Chen Y, Neufeld NJ (2013). Sacroiliac joint pain: a comprehensive review of epidemiology, diagnosis and treatment. Expert Review of Neurotherapeutics 13(1):99-116.

Daniels L, Worthingham C (1972). Muscle Testing: Techniques of Manual Examination, 3rd ed. Philadelphia: WB Saunders.

Delarue Y, de Branche B, Anract P, et al (2007). Supervised or unsupervised exercise for the treatment of hip and knee osteoarthritis. Clinical practice recommendations. Annales de Réadaptation et de Médecine Physique: Revue Scientifique de la Société Française de Rééducation Fonctionnelle de Réadaptation et de Médecine Physique 50(9):759-768.

Dreyfuss P, Dreyer SJ, Cole A, et al (2004). Sacroiliac joint pain. Journal of the American Academy of Orthopaedic Surgeons 12(4):255-265.

Ekstrand J, Gillquist J (1983). The avoidability of soccer injuries. International Journal of Sports Medicine 4(2):124-128.

Ekstrand J, Hilding J (1999). The incidence and differential diagnosis of acute groin injuries in male soccer players. Scandinavian Journal of Medicine and Science in Sports 9:98-103.

Emery CA, Meeuwisse WH (2001). Risk factors for groin injuries in hockey. Medicine and Science in Sports and Exercise 33(9):1423-1433.

Fabry G (2010). Clinical practice: the hip from birth to adolescence. European Journal of Pediatrics 169(2):143-148.

Foley BS, Buschbacher RM (2006). Sacroiliac joint pain: anatomy, biomechanics, diagnosis, and treatment. American Journal of Physical Medicine and Rehabilitation 85(12):997-1006.

Gabbe BJ, Bailey M, Cook JL, et al (2009). The association between hip and groin injuries in the elite junior football years and injuries sustained during elite senior competition. British Journal of Sports Medicine, bjsports 62554.

Gray H (1958). Gray's Anatomy: Descriptive and Applied. Longmans, Green & Co.

Harris NH, Murray RO (1974). Lesions of the symphysis in athletes. British Medical Journal 4(5938):211-214.

Hegedus EJ, Stern B, Reiman MP, et al (2013). A suggested model for physical examination and conservative treatment of athletic pubalgia. Physical Therapy in Sport 14(1):3-16.

Henschke N, Maher CG, Refshauge KM (2007). Screening for malignancy in low back pain patients: a systematic review. European Spine Journal 16(10):1673-1679.

Herding D, Kessler RM (1990). Management of Common Musculoskeletal Disorders. Physical Therapy Principles and Methods, 4. Philadelphia: Lippincott Williams & Wilkins.

Hoeksma HL, Dekker J, Ronday HK, et al (2004). Comparison of manual therapy and exercise therapy in osteoarthritis of the hip: a randomized clinical trial. Arthritis Care and Research 51(5):722-729.

Hölmich P, Amager AC (2014). Groin Injuries in Athletes – Development of Clinical Entities, Treatment, and Prevention. Doctoral thesis.

Hoppenfeld S (1976). Physical Examination of the Spine and Extremities. New York: Appleton-Century-Crofts.

Hunter DJ, Lo GH (2008). The management of osteoarthritis: an overview and call to appropriate conservative treatment. Rheumatic Disease Clinics of North America 34(3):689-712.

Idjadi J, Meislin R (2004). Symptomatic snapping hip: targeted treatment for maximum pain relief. The Physician and Sportsmedicine 32(1):25-31.

Illingworth CM (1978). 128 limping children with no fracture, sprain, or obvious cause. Seven were found to have Perthes' disease, 76 seemed to have transient synovitis of the hip, and in 45 the cause seemed to be in the ankle or knee. Clinical Pediatrics 17(2):139-142.

Jain S, Eedarapalli P, Jamjute P, et al (2006). Symphysis pubis dysfunction: a practical approach to management. The Obstetrician and Gynaecologist 8:153-158.

Kampen WU, Tillmann B (1998). Age-related changes in the articular cartilage of human sacroiliac joint. Anatomy and Embryology 198(6):505-513.

Kendall HO, Kendall FP, Wadsworth GE (1973). Muscles, testing and function. American Journal of Physical Medicine and Rehabilitation 52(1).

Kibsgård T J, Røise O, Stuge B, et al (2012). Precision and accuracy measurement of radiostereometric analysis applied to movement of the sacroiliac joint. Clinical Orthopaedics and Related Research® 470(11):3187-3194.

Kirkaldy-Willis WH, Cassidy JD (1985). Spinal manipulation in the treatment of low-back pain. Canadian Family Physician 31:535.

Kovacevic D, Mariscalco M, Goodwin RC (2011). Injuries about the hip in the adolescent athlete. Sports Medicine and Arthroscopy Review 19(1):64-74.

Larkin B (2010). Epidemiology of hip and pelvis injury. In: PH Seidenberg, JD Bowen eds. The Hip and Pelvis in Sports Medicine and Primary Care. New York: Springer; 1-7.

Larson CM, Pierce BR, Giveans MR (2011). Treatment of athletes with symptomatic intra-articular hip pathology and athletic pubalgia/sports hernia: a case series. Arthroscopy: The Journal of Arthroscopic and Related Surgery 27(6):768-775.

Lavernia CJ, Sierra RJ, Grieco FR (1999). Osteonecrosis of the femoral head. Journal of the American Academy of Orthopaedic Surgeons 7(4):250-261.

Li Z, Alonso JE, Kim JE, et al (2006). Three-dimensional finite element models of the human pubic symphysis with viscohyperelastic soft tissues. Annals of Biomedical Engineering 34(9):1452-1462.

McCann S, Wise E (2014). Anatomy Coloring Book. Wokingham: Kaplan Publishing.

McFadden DP, Seidenberg PH (2010). Physical examination of the hip and pelvis. In: PH Seidenberg, JD Bowen eds. The Hip and Pelvis in Sports Medicine and Primary Care. New York: Springer; 9-36.

Maclennan AH, Maclennan SC (1997). Symptom-giving pelvic girdle relaxation of pregnancy, postnatal pelvic joint syndrome and developmental dysplasia of the hip. Acta Obstetricia et Gynecologica Scandinavica 76(8):760-764.

McRae R (2010). Clinical Orthopaedic Examination, 6th ed. Edinburgh: Elsevier Health Sciences; 62-67.

Mader SS (2004). Understanding Human Anatomy and Physiology, 5th ed. New York: McGraw-Hill Science.

Makofsky H, Panicker S, Abbruzzese J, et al (2007). Immediate effect of grade IV inferior hip joint mobilization on hip abductor torque: a pilot study. Journal of Manual and Manipulative Therapy 15(2):103-110.

Mens JM, Pool-Goudzwaard A, Stam HJ (2009). Mobility of the pelvic joints in pregnancy-related lumbopelvic pain: a systematic review. Obstetrical and Gynecological Survey 64(3):200-208.

Meyers WC, Foley DP, Garrett WE, et al (2000). Management of severe lower abdominal or inguinal pain in high-performance athletes. The American Journal of Sports Medicine 28(1):2-8.

Meyers WC, Yoo E, Devon ON, et al (2012). Understanding 'sports hernia' (athletic pubalgia): the anatomic and pathophysiologic basis for abdominal and groin pain in athletes. Operative Techniques in Sports Medicine 20(1):33-45.

Mohr T (1989). Musculoskeletal analysis: the hip. In: RM Scully, MR Barnes eds. Physical Therapy. Philadelphia: JB Lippincott Co; 369-380.

Moore K, Dalley A (1999). Lower limb. In: Clinically Oriented Anatomy, 4th ed. Baltimore: Lippincott Williams & Wilkins.

NICE National Collaborating Centre for Chronic Conditions (UK) (2008). Osteoarthritis: National Clinical Guideline for Care and Management in Adults. London: Royal College of Physicians.

NICE (2011). The management of hip fracture in adults. Available from: https://www.nice.org.uk/guidance/cg124/evidence/full-guideline-183081997 [Accessed 15 February 2016].

Omar IM, Zoga AC, Kavanagh EC, et al (2008). Athletic pubalgia and 'sports hernia': Optimal MR imaging technique and findings 1. Radiographics 28(5):1415-1438.

OpenStax College (2013). Anatomy and physiology. Available from: http://cnx.org/content/col11496/latest [Accessed 4 February 2016].

Prather H, Harris-Hayes M, Hunt D, et al (2010). Hip range of motion and provocative physical examination tests reliability and agreement in asymptomatic volunteers. PM & R: The Journal of Injury, Function, and Rehabilitation 2(10):888-895.

Reiman MP, Thorborg K (2014). Invited clinical commentary. Clinical examination and physical assessment of hip joint-related pain in athletes. International Journal of Sports Physical Therapy 9(6):737-755.

Roach KE, Miles TP (1991). Normal hip and knee active range of motion: the relationship to age. Physical Therapy 71(9):656-665.

Samuel CS, Butkus ALDONNA, Coghlan JP, et al (1996). The effect of relaxin on collagen metabolism in the nonpregnant rat pubic symphysis: the influence of estrogen and progesterone in regulating relaxin activity. Endocrinology 137(9):3884-3890.

Schmid A, Brunner F, Wright A, et al (2008). Paradigm shift in manual therapy? Evidence for a central nervous system component in the response to passive cervical joint mobilisation. Manual Therapy 13(5):387-396.

Schünke M, Ross LM, Schulte E, et al (2006). Thieme Atlas of Anatomy: General Anatomy and Musculoskeletal System. Thieme.

Schwellnus M (2008). Flexibility and joint range of motion. In: WR Frontera ed. Rehabilitation of Sports Injuries: Scientific Basis. Blackwell Science; 232-257.

Seidenberg PH (2010). Adult hip and pelvis disorders. In: PH Seidenberg, JD Bowen eds. The Hip and Pelvis in Sports Medicine and Primary Care. New York: Springer; 115-147.

Seidenberg PH, Childress MA (2005). Evaluating hip pain in athletes. Journal of Musculoskeletal Medicine 22(5):246-254.

Sing R, Cordes R, Siberski D (1995). Osteitis pubis in the active patient. Physician and Sportsmedicine 23(12):66-73.

Spahn G, Schiele R, Langlotz A, et al (2005). Hip pain in adolescents: Results of a cross-sectional study in German pupils and a review of the literature. Acta Paediatrica 94(5):568-573.

Standring S (2008). Gray's Anatomy: The Anatomical Basis of Clinical Practice, 40th ed. New York: Churchill Livingstone-Elsevier.

Steinberg ME (1997). Avascular necrosis: diagnosis, staging, and management. Journal of Musculoskeletal Medicine 14:13-25.

Sturesson B, Uden A, Vleeming A (2000a). A radiostereometric analysis of movements of the sacroiliac joints during the standing hip flexion test. Spine 25:364-368.

Sturesson B, Uden A, Vleeming A (2000b). A radiostereometric analysis of the movements of the sacroiliac joints in the reciprocal straddle position. Spine 25:214-217.

Tate P (2009). Anatomy of Bones and Joints. Seeley's Principles of Anatomy and Physiology. New York: McGraw-Hill; 149-196.

Thompson JP (2002). Netter's Concise Atlas of Orthopaedic Anatomy. Teterboro, NJ: Icon Learning Systems.

Tüchsen F, Hannerz H, Burr H, et al (2003). Risk factors predicting hip pain in a 5-year prospective cohort study. Scandinavian Journal of Work, Environment and Health 29(1):35-39.

Tullberg T, Blomberg S, Branth B, et al. (1998). Manipulation does not alter the position of the sacroiliac joint. A roentgen stereophotogrammetric analysis. Spine 23:1124-1128.

Van den Bruel A, Haj-Hassan T, Thompson M, et al (2010). Diagnostic value of clinical features at presentation to identify serious infection in children in developed countries: a systematic review. The Lancet 375(9717):834-845.

Vleeming A, Schuenke MD, Sturesson B, et al (2013). Authors' response to the letter to the Editors by Professor MT Cibulka: a critical interpretation of sacroiliac joint movement studies. Journal of Anatomy 222(3):391-395.

Watkins J, Peabody P (1996). Sports injuries in children and adolescents treated at a sports injury clinic. The Journal of Sports Medicine and Physical Fitness 36(1):43-48

Yoder E (1990). Physical therapy management of non-surgical hip problems in adults. In: L Echternach ed. Physical Therapy of the Hip. New York, NY: Churchill Livingstone.

Zhang W, Moskowitz RW, Nuki G, et al (2008). OARSI recommendations for the management of hip and knee osteoarthritis, Part II: OARSI evidence-based, expert consensus guidelines. Osteoarthritis and Cartilage 16(2):137-162.

第 10 章

肩

张路　徐峰　宋佳凝　吴心月 译

前言

肩部疼痛是最常见的肌肉骨骼周围关节痛，研究称肩部是第三常见的疼痛部位，仅次于颈椎和脊柱（Chen 2012）。2000 年，在美国治疗肩部功能障碍的费用约为 70 亿美元（Meislin 等 2005）。美国每年开展 200000 台肩袖手术（Hettrich 等 2014）。

肩部功能障碍最常见于老年人，进行重复性活动，从事使用球拍的运动、游泳或包含投掷动作等运动的男女运动员和患有糖尿病等病症的患者都是肩关节疼痛发病的高危人群。

肩部疼痛易发于装卸工人（Silverstein 等 1998，Roquelaure 2006）、牙医（Lalumandier 等 2001，Dajpratham 等 2010，Harutunian 等 2011）、使用电脑工作的人（Brandt 等 2004，Bongers 等 2006）和需要单手 / 双手抬起演奏乐器的音乐家（Nyman 等 2007，Leaver 等 2011）。

游泳时最常见的受伤部位就是肩部（Kluemper 等 2006，Ludewig 与 Reynolds 2009），研究指出游泳运动员 76% 的损伤都与肩部有关（Weldon 与 Richardson 2001）。在包含网球（Pluim 等 2006）、棒球（Wyland 等 2012）在内的其他运动，以及大家都能猜到的接触性运动如英式橄榄球（Headey 等 2007，Usman 等 2011，Horsley 与 Herrington 2014）和美式足球（Dick 等 2007）中，

肩部受伤也很常见。尽管排球运动中肩部受伤概率比这些运动低，但肩部过度使用所致的劳损率依然很高（Reeser 等 2006）。

肩部持续疼痛的常见诱因之一是粘连性关节囊炎，俗称冻结肩，患者可占总人口的 2%～5%（Prestgaard 2015），大部分患者年龄在 50～70 岁。有趣的是，冻结肩没有明确的定义（Zuckerman 与 Rokito 2011）。其病原学与很多情况相关，比如糖尿病、心脏疾病和甲状腺功能不全，也有可能与肩部持续缺乏锻炼、卒中有关，罕见情况是，有时也与帕金森症有关。越来越多的证据表明，实施肩关节最大生理活动范围的关节松动在治疗粘连性关节囊炎上很有效（Vermeulen 等 2000，Kisner 与 Colloy 2012）。Yang 等（2007）也发现实施肩关节最大生理活动范围的松动术比进行半程生理活动范围的松动术有效。

Mintken 等（2010）发现颈椎和胸椎治疗也对肩部持续疼痛治疗有帮助，但是作者认为还需进一步研究。Brantingham 等（2011）发现"已有明确的证据"证明肩部徒手治疗大有益处，与运动康复结合使用则效果更好。

解剖

肩关节（图 10.1）具有人体中最复杂的生物力学结构，其由 3 块骨骼组成，连接了上肢和中

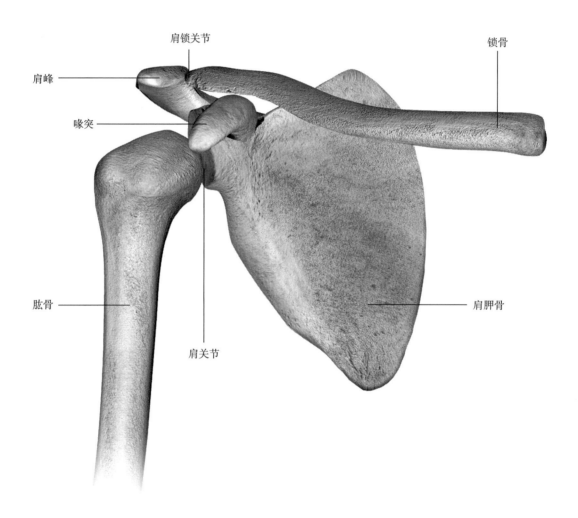

图 10.1　肩关节

轴骨骼。3 块骨分别为肱骨（上臂骨）、肩胛骨和锁骨，三者构造协调，以保证肩膀在不同动作中具有较大的活动度（Halder 等 2000）。肩关节是人体最灵活、活动范围最大的关节，这源于其特定的关节连接、肌腱、韧带的约束和动态肌力之间的复杂运动关系（Terry 与 Chopp 2000）。

从结构学角度来看，包含肱横韧带、喙肱韧带和 3 条盂肱韧带在内的肩部韧带，主要负责维持肩关节的活动度，以及使肩胛骨肩臼凹陷形成关节窝，保证大幅度的旋转。总之，肩关节囊很松弛，关节面之间间隙较大，所以活动范围也相应很大（Williams 等 1989）。

极其灵活的肩关节使上肢可以进行多种多样的活动，包括外展、内收、内外旋、伸展、屈曲和 3 个平面上最大 180° 的旋转。此外，肩关节能让肩胛骨伸展、下降和回缩（Quillen 等 2004）。

较大的活动范围可以让运动员的手臂进行多种体育活动，但这也是有代价的，运动员肩部受伤的概率会大大提高（Sofu 等 2014），如肩袖肌肉撕裂、冻结肩、肌腱炎、滑囊炎、骨折、劳损、扭伤、脱臼、脱落。而且，肩关节缺少强劲的韧带，所以其很大程度上依赖于肌肉和一些主要的维稳结构来维持稳定，包括盂肱关节、盂肱韧带、盂唇、三角肌和肩袖（Bigliani 等 1996）。

肩部活动范围可以从两个方面衡量：肩部整体的活动度和肩部各个部分的活动度。表10.1 列出了肩部整体的活动度，各个关节的活动度将在本章节后续内容中介绍。

骨骼解剖

肱骨

肱骨是上肢最长的骨，从肩部一直到肘部，上方与肩胛骨咬合，下方连接下臂骨——尺骨和

表 10.1　肩部活动度

活动类型	活动度（°）
外展	180
内收	45
伸展	60
屈曲	180
侧（外）旋	90
内旋	70 ~ 90

注：数据来自 Norkin 与 White(2009)。

桡骨。肱骨上部为圆柱形，包括一个圆形的头、狭窄的颈、肱骨近端轴和两个隆起——大结节和小结节（粗隆）。肱骨下部为棱柱形。

肱骨下部包括两个部分（肱骨小头和肱骨滑车）、两个上髁（外上髁和内上髁）和 3 个窝（冠状窝、鹰嘴窝和桡窝）（Ashalatha 和 Deepa 2012）。

肱骨头倾向近端轴，与解剖颈形成 130° ~ 150° 的角度，从上髁位面内部和侧部开始的后倾角度为 26° ~ 31°（Kronberg 等 1990）。大结节有 3 个不同的面，连接了冈上肌、冈下肌和小圆肌腱。小结节是肩胛下肌的止点，肩袖的尾部（Terry 与 Chopp 2000）。

肩胛骨

肩胛骨是一块较大的三角形骨骼，位于胸廓的后外侧，部分覆盖第 2 ~ 7 肋。肩胛骨连接肱骨和锁骨，形成了上肢带骨的背面。肩胛骨主要作用是供肌肉附着，并为上肢运动提供一个稳定环境。围绕肩部活动的 4 块肩袖肌肉分别是肩胛下肌、冈上肌、冈下肌和小圆肌，它们都起自肩胛骨。这些肌肉附着在肩胛骨表面，负责肩关节的内旋、外旋和肱骨外展（Marieb 与 Hoehn 2007）。

锁骨

锁骨是一条长的"S"形骨骼，连接上肢带骨和躯干，形成胸前部。锁骨是人体上唯一一根水平骨骼。锁骨全部位于皮下，整体细长，沿长轴有两个弯曲处。锁骨有两处关节：胸锁关节和肩锁关节（Ljunggren 1979）。

锁骨是一道屏障，保护着其下的神经血管结构，可供肌肉附着其上，也是肩胛骨和胸骨之间的支撑，稳定着整个肩部（Rockwood Jr 等 2009）。此外，锁骨也通过坚固的喙锁韧带来避免上肢带骨向下移位（Terry 与 Chopp 2000）。

关节咬合

盂肱关节（肩关节）

盂肱关节是肩部的主要关节。盂肱关节是一个多轴的球窝滑膜关节，位于肱骨头和侧肩胛骨（盂臼）之间。关节表面呈椭圆形，反方向弯曲，但不是真球形的一部分。因为盂肱关节有一个大的肱骨头和小的关节盂，所以活动范围很大（Villaseñor-Ovies 等 2012）。

因其表面不是完全匹配对称的，盂肱关节并不牢固。在关节的任何位置，只有 25%~30% 的肱骨头与关节窝相接（Bigliani 等 1996）。然而，尽管缺少关节囊对肱骨头表面的完全覆盖，但大部分弧形活动中，正常的肩部会控制肱骨头在距离关节窝中心 1~2mm 内的范围内活动（Terry 与 Chopp 2000）。肱骨侧旋外展时，盂肱关节会完全叠合、紧密连接（Peat 1986）。关节表面特点见表 10.2。

盂肱关节的静态稳定结构包括关节囊、盂缘、关节表面、盂肱韧带以及喙肱韧带。尽管上述结构在维持盂肱关节稳定中发挥很大作用，但是盂肱关节很大程度上依赖肩袖肌肉来保持稳定（Cooper 等 1992）。盂肱关节的活动范围见表 10.3。

表 10.2　盂肱关节表面特点

关节表面	平均尺寸（mm）	曲率半径（mm）
肱骨头	垂直：48 水平：45	2~5 22
肩臼	垂直：35 水平：25	前后径：32.2±7.6 腋侧径：40.6±14.0

注：数据来自 Sarrafian（1983），McPherson 等（1997），Peterson 与 Bronzino（2007）。

肩锁关节

肩锁关节是锁骨外侧端和肩峰中端之间的滑膜关节。其由一个关节囊覆盖，由喙肩韧带——斜方韧带和锥状韧带加固。成年人肩锁关节的平均尺寸为 9~19mm（Terry 与 Chopp 2000）。

肩锁关节的静态稳定结构包括韧带、关节内盘和关节囊。肩锁关节对肩部的稳定十分重要，因为其不仅协助转移锁骨和肩峰之间的力量，也能协助手臂的整体运动（McCluskey 与 Todd 1994）。

肩锁关节几乎没有活动度（表 10.4）。然而，肩锁关节虽无法自己活动，但可与胸锁关节一同活动，包括下压、上提、收缩、延展和绕锁骨轴的旋转。手臂外展约 90° 时，肩锁关节活动尤为明显：可绕垂直轴内旋约 6°，沿前后轴抬起约 15°（Teece 等 2008）。肩锁关节内部有一个关节盘，其大小每个人不尽相同，且会随年

表 10.3　盂肱关节活动度

活动类型	活动度（°）
外展	90~120
内收	45
伸展	20
屈曲	90~110
侧（外）旋	90
内旋	70~90

注：数据来自 Norkin 与 White（2009）。

表 10.4　肩锁关节活动度

活动类型	活动度（°）
外展／内收	30
前后活动	20～40
组合内外旋	30～40

注：数据来自 McClure（2001），Ludewig 与 Reynolds（2009）。

龄增长而变化。由于肩部频繁使用，肩锁关节会更加灵活，关节空间也可扩大，并形成半月板（Cailliet 1991），所以有可能导致陷夹综合征。

肩锁关节受伤通常来源于下方对肩膀上端直接的力，比如直接摔到肩膀或摔在伸出的手上。常见的撕脱伤可造成不同程度的损伤，首先是肩锁关节，然后才是喙肩韧带撕脱（Rockwood Jr 等 1991）。

胸锁关节

胸锁关节是一个二重面的滑膜关节，连结中轴骨骼和上肢。胸锁关节呈鞍状，由胸骨上部和锁骨内侧端构成。胸锁关节有一个较厚的腔，并形成了两个部分，被纤维软骨的完整关节盘或半月板分隔。尽管结构不同，但是胸锁关节的功能很像球窝关节（Van Tongel 等 2012）。

胸锁关节的静态稳定结构包括其关节囊和支持韧带：肋锁韧带、锁间韧带和前/后胸锁韧带。然而，由于胸骨较小的关节面和锁骨较大的球端在尺寸上差异很大，胸锁关节的稳定主要依赖于周围的韧带结构。

胸锁关节可让锁骨在几乎所有的平面内自由活动，可以上提、下压、前伸和收缩（表 10.5）。

表 10.5　胸锁关节活动度

活动类型	活动度（°）
向上抬起	30～35
前后活动	35
绕锁骨长轴旋转	45～50

注：数据来自 Rockwood Jr 等（1991）。

活动轴靠近肋锁韧带的锁骨附着点（Frankel 与 Nordin 1980），其自由活动使肩膀可向前运动。

流行病学

肩部疼痛

肩部疼痛的病理范围很广。身体很多部位的问题，都会导致肩部疼痛，包括盂肱关节、肩锁关节、胸锁关节、肩袖、颈部和肩部周围的其他软组织。

肩部损伤的高风险因素包括：高体重指数（BMI）、灵活度下降、肩袖肌肉不平衡、维持肩胛骨稳定的肌肉不均衡、持续性损伤、高龄、手动轮椅的使用和不良坐姿（Dyson-Hudson 与 Kirshblum 2003）。

基于风险因素和年龄因素，肩部疼痛影响了英国 1/4 的人。Murphy 与 Carr（2010）表示，每年英国 45 岁及以上的成年人中，约有 1% 的人罹患新发的肩部疼痛。作者估计其患病率在 4%～26%。Van der Windt 等（1995）估计在基层医疗机构接受治疗的每 1000 例患者中，有 15 例伴有肩部疼痛。但 Chakravarty 与 Webley（1993）在研究中发现只有 47% 患有肩部疼痛的老年患者将症状告诉了他们的全科医师。

持续性肩部疼痛可能由以下情况导致：粘连性关节囊炎、肌腱炎、滑囊炎和骨关节退化病变如骨性关节炎。肩袖综合征、粘连性关节囊炎和骨性关节炎通常是慢性肩部疼痛的诱因，分别占到所有肩部不适的 10%、6% 和 2%～5%（Meislin 等 2005）。

肩部损伤

肩部损伤是第三常见的肌肉骨骼问题，且是可能导致总人口残疾或疾病的潜在原因（Chen 2012）。Linsell 等（2006）指出英国肩部问题的年患病率和发病率分别为 2.36% 和 1.47%。风险因素包括参加体育活动、过于年轻或年老以及男性。肩部再发损伤也是一个严重的问题。一份评估肩部问题再发的研究指出，在标准的保守治疗后，5 年随访中有 87% 的年轻患者肩部再次受损（Robinson 等 2006）。

表 10.6 总结了常见的肩部损伤。

肩部检查

病史

肩关节检查过程中，询问患者详细病史与体格检查同等重要。检查者应评估损伤或潜在问题是否影响了正常的身体活动、开展运动和从事业余爱好。应询问患者关节疼痛、僵硬、不稳定、传染性问题、关节绞索、局部肿胀或其他与肩部相关的问题。在大部分案例中，患者提供的叙述可以帮助检查者收窄鉴别诊断范围，有助于更好地进行肩部检查。

危险信号

临床医师应在检查发现危险信号时立即将其记录在案（表 10.7）。

体格检查

肩部问题的体格检查应系统进行。

Burbank 等（2008）认为，首选的全面体格检查的方法应包括视诊、触诊、关节活动度、力量测试和特殊检查。检查还应涵盖颈部和肘部，以除外以上部位的病理状态引起的肩部疼痛。

表 10.6　常见肩部损伤

损伤	描述	参考文献
锁骨骨折	常见的肩部急性损伤，常由肩侧部摔伤导致 占所有骨折的 2.6%~5%（每 20 例中约有 1 例），占成年人所有上肢带骨损伤的 44% 占儿童所有骨折病例的 10%~16% 全球每 100000 人中有 30~60 例 男性发病率比女性高 2.5 倍	Zlowodzki 等（2005），Jeray（2007），Khan 等（2009）
肱骨近端骨折	一种较罕见的骨折且预后不良 占所有骨折的 1%~3%，占所有肱骨骨折的 20% 16 岁及以上的人群中年发病率为每 100000 人 14.5 例，50 岁以后发病率逐渐增加 老年人发病率更高 通常病因为伸展手臂时摔伤	Balfour 等（1982），Ward 等，Ekholm 等（2006）
肩关节脱位	肱骨头和肩臼分离时造成肩关节脱位 96% 的肩关节脱位发生在前面，其余的在后面 年发病率为每 100000 人 17 例 年轻人和中年人中较为常见	Krøner 等（1989），Dala-Ali 等（2014）
肩锁关节扭伤	运动员和体育爱好者中的常见损伤 通常由肱骨内收时肩峰受到直接外力所致 约占所有肩部脱位的 12% 常见于男性，男女发病率比例为 5∶1 20~40 岁的男性发病率最高	Bucholz 等（2002），Quillen 等（2004），Lynch 等（2013）

表 10.7　肩部严重疾病的危险信号

疾病	症状和体征
急性肩袖撕裂	外伤 肩部致残性疼痛，感觉障碍 明显的肌力减退 垂臂试验阳性
神经病变	无法解释的废用 明显的神经损害（比如感觉或运动） 持续头痛
神经根病	严重的放射性疼痛 肩部针扎感
头颅下垂综合征	颈部伸肌严重力弱 屈肌放松、下颌低垂 贴近胸骨 颈部僵硬 上肢带肌群力弱
未复位的脱位	重大创伤 癫痫发作 电休克 肩无法旋转且外形失常
肿瘤	癌症病史（如乳腺癌、肺癌） 可能的恶性肿瘤 无法解释的畸形、肿块和水肿
感染，脓毒性关节炎	皮肤发红 无食欲或不正常疲惫（心神不安）等全身不适 近期发热、寒战或无法解释的体重下降等全身症状 近期细菌感染 严重和（或）持续的肩部主诉

注：数据来自 Mitchell 等（2005），Mutsaers 与 van Dolder（2008）。

视诊

体格检查应该由仔细的视诊开始。视诊应包括所有相关的身体部位，特别是整个肩部。患者应配合完整的暴露肩部，以完成肩部正面、侧面和背面的整个视诊。带状疱疹等皮疹、肩部肌肉萎缩或畸形通常是提示有肩部问题的症状，因此，全面的视诊是很重要的（Burbank 等 2008）。

触诊

检查肩部时，有几个很重要的骨骼和软组织结构需要触诊，以确定病理范围。触诊应包括肩锁关节和胸锁关节、盂肱关节前部、颈椎、锁骨、肩峰下囊、喙突和肩胛骨。此外，检诊人员应触诊双肩，因为即便肩部是健康的，一些像肱二头肌肌腱这样的结构也可能会带来疼痛感（Woodward 与 Best 2000）。

活动度

肩部的活动应从以下几方面评估：内外旋转、外展和屈曲。应检查主动和被动活动，但这些活动度应分开检查。检查应从主动活动开始，因为其可以测试出不同肌肉的力量。先评估健侧，以确定患者正常的活动度。若患者主动活动受限，再评估其被动活动。被动活动可检查关节功能和相关的关节周围组织（Buchanan等1997）。

特殊检查

见表10.8。

目前已有一些针对临床肩部检查可信度的研究（Park等2005，Hegedus等2008，Hughes等2008，Silva等2008，Nomden等2009，Cadogan等2011）。尽管这些检查会使疼痛再现，但是所有的研究都在质疑这些检查的特异性和依据其进行鉴别诊断的实用性。这也是为什么所有的测试都必须由精确的病史以及其他测试与之相印证。

表10.8　肩部的特殊检查

检查	步骤	阳性体征	说明
霍金斯撞击试验	检查者应向前屈曲患者的手臂和肘部至90°，然后向肩部施加力量使盂肱关节内旋	内旋时疼痛	肩峰下撞击或肩袖肌腱炎
垂臂肩袖试验	检查者应被动外展患者手臂至160°，然后让患者缓慢垂下手臂至腰部	无法控制动作边界	冈上肌或肩袖撕裂
空罐试验	检查者应外展患者手臂至90°。然后手臂向前屈曲至30°。患者两个拇指向下。检查者施加向下的压力，患者主动对抗	与对侧相比，有疼痛感或相对力弱	冈上肌肌腱或肌肉撕裂
背后上抬肩胛下肌试验	检查者应要求患者手臂在背后内旋，检查者阻抗患者，使其手臂远离后背	无法将手臂抬起，远离后背	肩袖功能障碍，包括肩胛下肌
交叉身体内收试验	检查者在水平方向内收患者肩部和手臂，使其与水平交叉	肩锁关节疼痛	肩锁关节病变
雅加逊试验	检查者要求患者屈曲肘部至90°，拇指向上。检查者抓住患者手腕，阻抗患者仰转手臂和屈曲肘部的尝试	出现疼痛	肱二头肌肌腱炎
恐惧试验	患者仰卧或取坐位。检查者在肱部前端轻轻施加压力并外旋患者手臂	感到恐惧或抵抗	盂肱关节不稳定
复位试验	患者仰卧，检查者应向近侧肱部施加向后的压力，并外旋患者手臂	疼痛或恐惧感减轻	盂肱关节不稳定

注：数据来自 Magee（2014），Burbank 等 (2008)，Woodward 与 Best（2000）。

肩部周围附着肌肉

见表 10.9。

表 10.9　肩部周围附着肌肉

名称	起点	止点	作用	神经分布
肩胛提肌	C_1~C_4 横突	肩胛骨内缘上部	上提肩胛骨，辅助向上和向中间牵引肩胛骨	肩胛背神经（C_5）
斜方肌	上项线内 1/3，枕外隆凸，项韧带，C_1~T_{12} 的棘突和棘上韧带	锁骨外 1/3，肩峰和肩胛冈的嵴，肩胛冈内侧	上提、内收和下压肩胛骨。手臂上提时旋转肩胛骨	副神经（C_3~C_4）
背阔肌	T_6~T_{12} 胸椎棘突，胸腰筋膜，髂嵴和下 3~4 肋	肱骨肱二头肌沟底	伸展、内收和内旋手臂。向下向后拉动肩膀 使肩胛骨下方抵靠胸腔，辅助呼吸	胸背神经（C_6~C_8）
大菱形肌	T_2~T_5 棘突	肩胛骨内缘，小菱形肌止点下方	收缩肩胛骨并旋转肩胛骨以下压关节盂 屈曲肩胛骨至胸壁	肩胛背神经（C_4~C_5）
小菱形肌	项韧带，C_7~T_1 棘突	肩胛骨内缘，大菱形肌止点上方	收缩肩胛骨并旋转肩胛骨以下压关节盂 屈曲肩胛骨至胸壁	肩胛背神经（C_4~C_5）
前锯肌	上 8 或 9 根肋骨，第 1 个肋间隙筋膜	肩胛骨内侧缘肋面	拉展并旋转肩胛骨	胸长神经（C_5~C_7）
胸大肌	锁骨内侧半的前表面 胸肋侧头：胸骨的前面，上 6 根肋软骨	肱骨肱二头肌沟侧唇	锁骨头：屈曲肱骨 胸肋侧头：伸展肱骨 整体来说，内收并内旋肱骨，并向前、向下拉动肩胛骨	胸外侧神经和胸内侧神经 锁骨头：（C_5~C_6） 胸肋部：（C_7~T_1）
胸小肌	第 3~5 肋	肩胛骨喙突内缘和上表面	通过向下拉动肩胛骨，并向前拉动其至胸壁来稳定肩胛骨	胸内侧神经（C_8,T_1）
锁骨下肌	第 1 肋	锁骨下肌沟	下压锁骨	锁骨下（C_5~C_6）
冈上肌	肩胛骨冈上窝	肱骨大结节上部	外展手臂，稳定肱骨	肩胛上神经（C_5）
冈下肌	肩胛骨冈下窝	肱骨大结节中部	手臂侧旋，手臂内收，稳定肱骨	肩胛上神经（C_5~C_6）
肩胛下肌	肩胛下窝	肱骨小结节	肱骨内旋，稳定肩部	上下肩胛下神经（C_5~C_6）
小圆肌	肩胛骨侧缘	肱骨大结节下部	侧旋并内收手臂	腋神经（C_5）

续表

名称	起点	止点	作用	神经分布
大圆肌	肩胛骨下角背面	肱骨结节间沟内唇	内旋肱骨	下肩胛下神经（$C_5 \sim C_6$）
三角肌	锁骨、肩峰、肩胛冈	肱骨三角肌粗隆	肩膀外展、屈曲和伸展	下肩胛下神经（$C_5 \sim C_6$）
喙肱肌	肩峰喙突	肱骨中部	肩关节屈曲	肌皮神经（$C_5 \sim C_6$）
肱二头肌	短头：肩峰喙突 长头：盂上结节	桡骨粗隆	屈曲手肘，前臂旋后	肌皮神经（$C_5 \sim C_6$）
肱肌	肱骨前部，特别是远端部分	尺骨粗隆和冠突	肘关节屈曲	肌皮神经（$C_5 \sim C_6$）
肱三头肌	长头：肩胛骨盂下结节 外侧头：肱骨后侧，桡神经沟上方 内侧头：肱骨后侧，桡神经沟下方	尺骨鹰嘴	伸展前臂，长头帮助外展的手臂内收	桡神经（$C_7 \sim C_8$）

手法：肩部

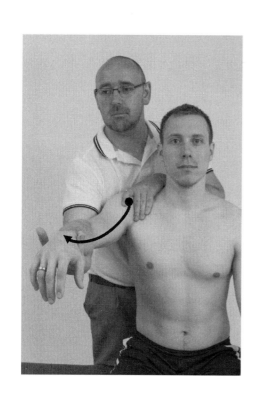

T10.1 （坐姿）肩部屈曲

- 治疗师站在患者身后一侧。
- 治疗师将手置于患者前臂下方，把持患者手腕，肘部应与患者肘部平行。
- 治疗师另一只手触诊肩部，手掌放于肩锁关节上，手指触诊肩部前方，前臂稳定患者。
- 手臂向前运动，向前向上提起患者手臂，呈弧线动作。
- 肩部屈曲约180°，盂肱关节屈曲 90°～110°。

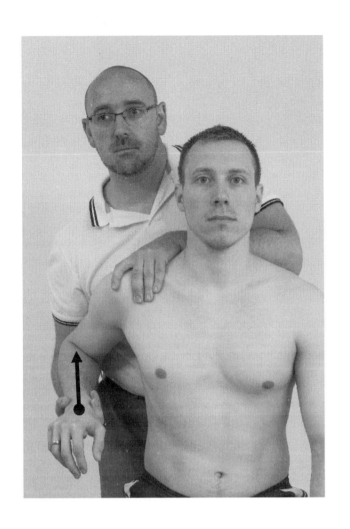

T10.2 （坐姿）肩部伸展

- 治疗师站在患者身后一侧。
- 治疗师将手置于患者前臂下方，把持患者手腕，肘部应与患者肘部平行。
- 治疗师另一只手触诊肩部，手掌放于肩锁关节上，手指触诊肩部前方，前臂稳定患者。
- 手臂向外提起患者手臂，呈弧线动作。治疗师可以向侧方移动一小步，以帮助支撑患者手臂。
- 肩部外展约 180°，盂肱关节外展 90°～120°。

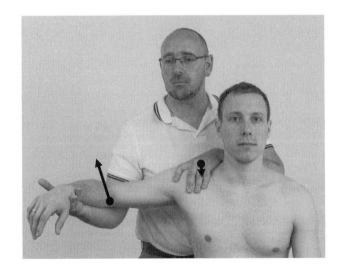

T10.3 （坐姿）肩部外展

- 治疗师站在患者身后一侧。
- 治疗师将手置于患者前臂下方，把持患者手腕，肘部应与患者肘部平行。
- 治疗师另一只手触诊肩部，手掌放于肩锁关节上，手指触诊肩部前方，前臂稳定患者。
- 手臂向后，移动患者手臂，向后经过治疗师的身体。
- 肩部伸展约 60°；盂肱关节伸展约 20°。

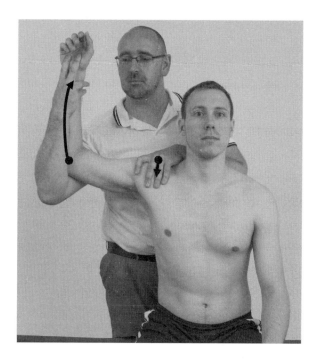

T10.4 （坐姿）内（外）旋

- 治疗师站在患者身后一侧。
- 治疗师将手置于患者前臂下方，把持患者手腕。肘部应与患者肘部平行。（图中显示治疗师如何支撑患者的手腕和手。）
- 治疗师另一只手触诊肩部，手掌放于肩锁关节上，手指触诊肩部前方，前臂稳定患者。
- 外展姿势时，让患者前臂向地板方向垂下，整个动作以上臂为轴旋转。
- 肩部和盂肱关节内旋70°～90°。

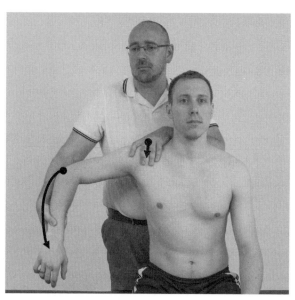

T10.5 （坐姿）外（内）旋

- 治疗师站在患者身后一侧。
- 治疗师将手置于患者前臂下方，把持患者手腕。肘部应与患者肘部平行。（图中显示治疗师如何支撑着患者的手腕和手。）
- 治疗师另一只手触诊肩部，手掌放于肩锁关节上，手指触诊肩部前方，前臂稳定患者。
- 在外展姿势下，将患者前臂朝治疗师的方向向上旋转，整个动作以上臂为轴旋转。
- 肩部和盂肱关节侧（外）旋约90°。

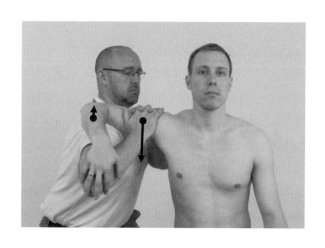

T10.6 （坐姿）盂肱关节囊的下牵引

- 治疗师站在患者一侧。
- 治疗师用相应手外展患者肩部至90°，将患者肘部依靠在治疗师肩膀上。
- 让患者扶住治疗师的肘部。
- 治疗师将两只手（十指交叉）放在患者肱骨上方（手腕保持笔直）。
- 治疗师稍稍站直，患者手肘将进一步外展，使肱骨位于关节囊下方。

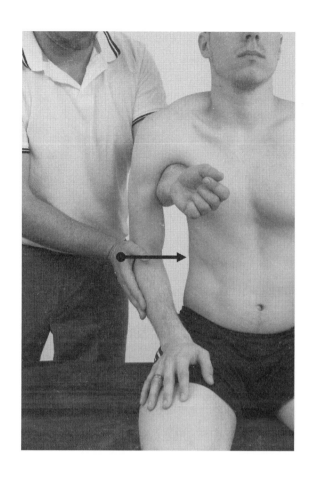

T10.7 （坐姿）盂肱关节的撑开牵引

- 治疗师站在患者一侧。
- 治疗师将患者的手置于其大腿上。
- 治疗师将与其相对的手穿过患者腋下。（为使动作有效，确保支点尽可能靠近将影响到的关节。）
- 将相应手置于患者肘部外侧，以放松患者肘部使其内收（朝向患者肋骨方向）。
- 可以感受到患者肱骨与关节分离。

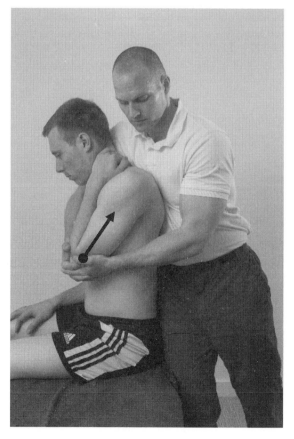

T10.8 （坐姿）盂肱关节和肩锁关节的后剪切（1）

- 治疗师站在患者身后，与患者身体保持一个小角度。
- 让患者弯曲肘部并将一只手搭在脖子上。
- 治疗师将双手置于患者肘部，十指交叉。
- 将患者胸椎固定靠在治疗师的身体上。
- 治疗师用手臂使患者肱骨向前向后运动，身体一直紧贴患者，从而挡住肩胛骨，以松动肩关节。
- 尝试不同角度松动关节。

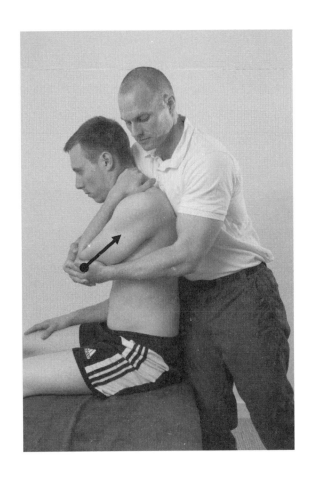

T10.9　（坐姿）盂肱关节和肩锁关节的后剪切（2）

- 治疗师站在患者身后，与患者身体保持一个小角度。
- 让患者弯曲肘部并将一只手搭在脖子上。
- 治疗师将双手置于患者肘部，十指交叉。
- 将患者胸椎固定靠在治疗师的身体上。
- 治疗师用手臂使患者肱骨向前向后运动，身体一直紧贴患者，从而挡住肩胛骨，以松动肩关节。
- 尝试不同角度松动关节。

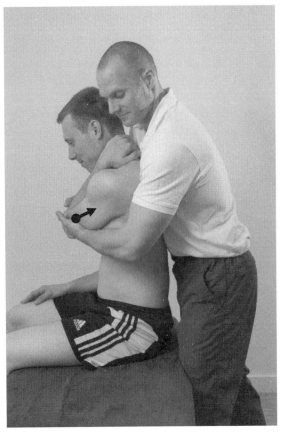

T10.10　（坐姿）盂肱关节和肩锁关节的后剪切（3）

- 治疗师站在患者身后。
- 让患者弯曲肘部并将一只手搭在脖子上。
- 治疗师髋部与患者平行。
- 治疗师将双手置于患者肘部，十指交叉。
- 将患者胸椎固定靠在治疗师的身体上。
- 治疗师用手臂使患者肱骨向前向后运动，身体一直紧贴患者，从而挡住肩胛骨，以松动肩锁关节。

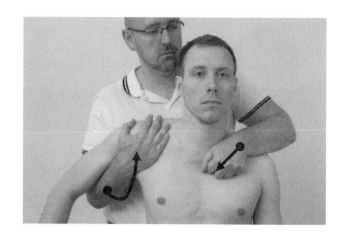

T10.11 （坐姿）胸锁关节松动

- 治疗师站在患者身后，向患者一侧略倾斜。
- 治疗师将相应的手放于患者腋窝，扶住肩部前方。
- 将另一只手放在患者胸骨上方，以将其固定。
- 治疗师利用身体和患者肩部来向各个方向移动肩膀，完成胸锁关节的松动。

T10.12 （仰卧）胸锁关节松动

- 患者仰卧。
- 治疗师站在患者一侧。
- 将一只手放在患者锁骨远端。
- 将另一只手放在患者胸骨上。
- 做"跷跷板"运动，将身体重心交替放在两只手上，以松动胸锁关节。

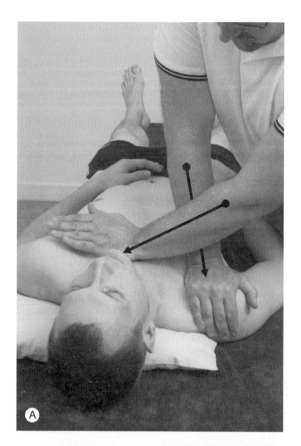

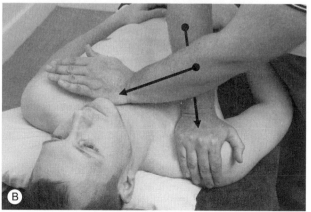

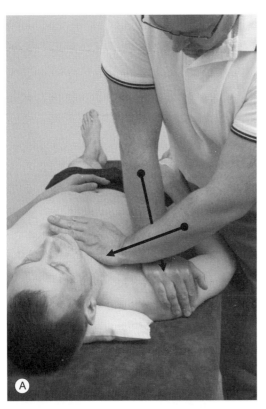

T10.13 （仰卧）肩锁关节松动

· 患者仰卧。

· 治疗师站在患者一侧。

· 将一只手覆盖于患者肩部远端的肩峰上。

· 将另一只手放在锁骨近端。

· 做"跷跷板"运动，将身体重心交替放在两只手上，以松动肩锁关节。

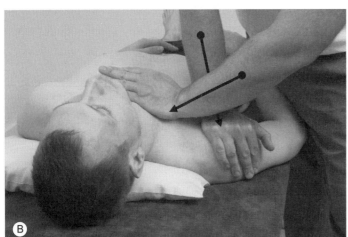

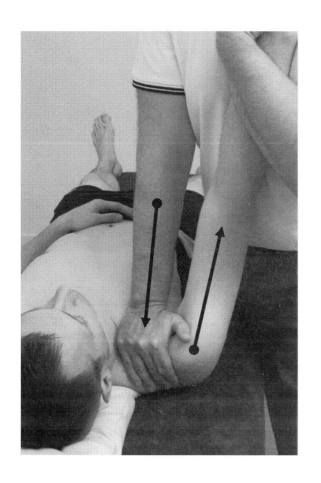

T10.14 （仰卧）肩锁关节松动

- 患者仰卧。
- 治疗师站在患者一侧。
- 抱住患者手臂，把持其手腕。
- 将下方的手放在患者锁骨远端关节面，并以下压姿势固定。
- 利用手臂的长杠杆来缓慢地上下移动肩锁关节。

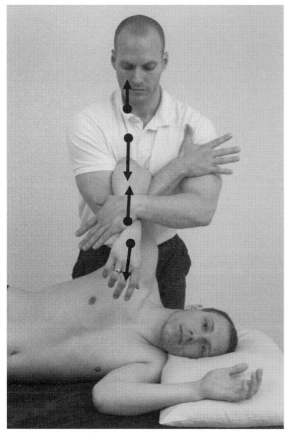

T10.15 （侧卧）盂肱关节松动

- 患者侧卧，治疗师站在患者身后。
- 用相应手从肘部内侧勾住患者上臂，患者手腕向前垂落。
- 另一只手臂放在患者前臂远端。
- 向上提起患者肱骨，以牵引关节，动作轻缓，使肩关节囊中的肱骨松动。

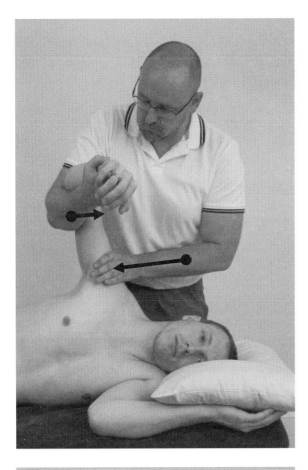

T10.16 （侧卧）下牵引

- 治疗师站在患者身后。
- 用相应手外展患者肩部至90°。
- 使患者肘部与肩部垂直，用手把持其手腕。将患者肘部固定在治疗师的身体上。
- 将另一只手置于肱骨上关节面（治疗师手腕保持笔直），向下拉动关节囊中的肱骨。

T10.17 （侧卧）盂肱关节牵引

- 患者侧卧，治疗师站在患者身后。
- 治疗师手掌朝上，将手臂放于患者腋窝下，形成支点。用手把持患者手腕（为使动作有效，确保支点尽可能靠近将施加影响的关节）。
- 治疗师将另一只手置于患者肘部外侧，向下方放松肘部（朝向患者肋骨）。
- 可以感受到肱骨与关节分离。

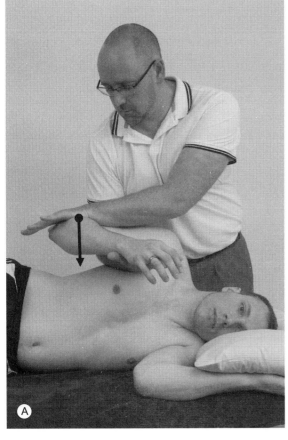

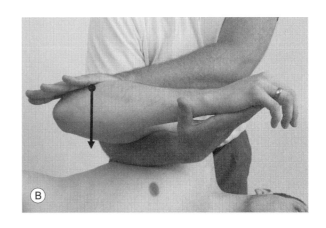

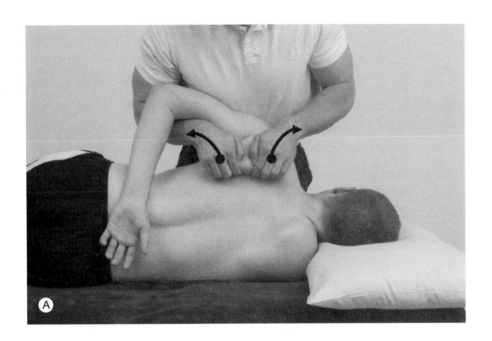

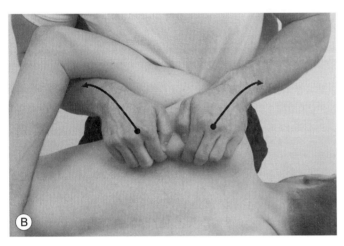

T10.18 （侧卧）肩胸关节松动

· 治疗师站在患者前面，髋部与按摩床平行。

· 治疗师将一只手置于患者肘部下方，使患者的手垂于下背部，暴露肩胛骨。

· 将手指固定在肩胛骨内侧缘。

· 治疗师将肋缘抬过患者肩部，保持患者肩部与治疗师身体的接触。

· 治疗师用身体全方位移动患者肩胛骨，使其随着治疗师的身体移动。

· 缓慢、有节律地移动，以松动肩胛骨与胸骨。

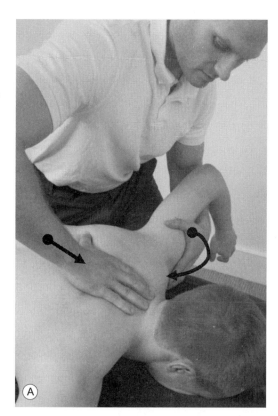

T10.19 （俯卧）盂肱关节松动

- 患者俯卧。
- 患者手臂在治疗台边缘垂下。
- 治疗师站在患者一侧。
- 将靠近患者的手置于患者肩胛骨内侧缘。
- 治疗师将另一只手置于患者肱骨前部，患者肘部从上面勾住治疗师的前臂。
- 缓慢地用身体在盂肱关节附近移动患者肱骨。

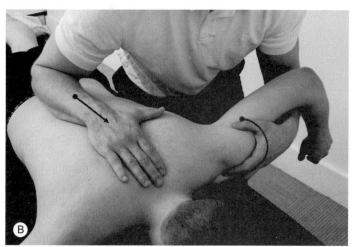

参考文献

Ashalatha PR, Deepa G (2012). Textbook of Anatomy and Physiology for Nurses. London: JP Medical Ltd.

Balfour GW, Mooney V, Ashby ME (1982). Diaphyseal fractures of the humerus treated with a ready-made fracture. Journal of Bone and Joint Surgery American 64:11-13.

Bigliani LU, Kelkar R, Flatow EL, et al (1996). Glenohumeral stability: biomechanical properties of passive and active stabilizers. Clinical Orthopaedics and Related Research 330:13-30.

Bongers PM, Ijmker S, Van den Heuvel S, et al (2006). Epidemiology of work-related neck and upper limb problems: psychosocial and personal risk factors (part I) and effective interventions from a bio behavioural perspective (part II). Journal of Occupational Rehabilitation 16(3):272-295.

Brandt LP, Andersen JH, Lassen CF, et al (2004). Neck and shoulder symptoms and disorders among Danish computer workers. Scandinavian Journal of Work, Environment and Health 30(5):399-409.

Brantingham JW, Cassa TK, Bonnefin D, et al (2011). Manipulative therapy for shoulder pain and disorders: expansion of a systematic review. Journal of Manipulative and Physiological Therapeutics 34(5):314-346.

Buchanan WW, DeCeulaer K, Balint GP (1997). Clinical Examination of the Musculoskeletal System: Assessing Rheumatic Conditions, 2nd ed. Philadelphia: Lippincott Williams & Wilkins.

Bucholz RW, Heckman JD, Tornetta P, et al (2002). Rockwood and Green's Fractures in Adults. Philadelphia: Lippincott Williams & Wilkins.

Burbank KM, Stevenson JH, Czarnecki GR, et al (2008). Chronic shoulder pain: part I. Evaluation and diagnosis. American Family Physician 77(4):453-460.

Cadogan A, Laslett M, Hing W, et al (2011). Interexaminer reliability of orthopaedic special tests used in the assessment of shoulder pain. Manual Therapy 16(2):131-135.

Cailliet R (1991). Shoulder Pain, 3rd ed. Philadelphia: FADavies..

Chakravarty K, Webley M (1993). Shoulder joint movement and its relationship to disability in the elderly. Journal of Rheumatology 20(8):1359-1361.

Chen J (2012). Effectiveness of Passive Joint Mobilisation for Shoulder Dysfunction: A Review of the Literature. INTECH Open Access Publisher.

Cooper DE, Arnoczky SP, O'Brien SJ, et al (1992). Anatomy, histology, and vascularity of the glenoid labrum. An anatomical study. Journal of Bone and Joint Surgery, American Volume 74(1):46-52.

Dajpratham P, Ploypetch T, Kiattavorncharoen S, et al (2010). Prevalence and associated factors of musculoskeletal pain among the dental personnel in a dental school. Journal of the Medical Association of Thailand 93(6):714-721.

Dala-Ali B, Penna M, McConnell J, et al (2014). Management of acute anterior shoulder dislocation. British Journal of Sports Medicine 48(16):1209-1215.

Dick R, Ferrara MS, Agel J, et al (2007). Descriptive epidemiology of collegiate men's football injuries: National Collegiate Athletic Association Injury Surveillance System, 1988–1989 through 2003–2004. Journal of Athletic Training 42(2):221-233.

Dyson-Hudson TA, Kirshblum SC (2003). Shoulder pain in chronic spinal cord injury, Part I: Epidemiology, etiology, and pathomechanics. Journal of Spinal Cord Medicine 27(1):4-17.

Ekholm R, Adami J, Tidermark J, et al (2006). Fractures of the shaft of the humerus an epidemiological study of 401 fractures. Journal of Bone and Joint Surgery, British Volume 88(11):1469-1473.

Frankel VH, Nordin M (1980). Basic Biomechanics of the Skeletal System. Philadelphia: Lea & Febiger.

Halder AM, Itoi E, An KN (2000). Anatomy and biomechanics of the shoulder. Orthopedic Clinics of North America 31(2):159-176.

Harutunian K, Gargallo Albiol J, Figueiredo R, et al (2011). Ergonomics and musculoskeletal pain among postgraduate students and faculty members of the School of Dentistry of the University of Barcelona (Spain). A cross-sectional study. Medicina Oral, Patología Oral y Cirugia Bucal 16(3):425-429.

Headey J, Brooks JH, Kemp SP (2007). The epidemiology of shoulder injuries in English professional rugby union. American Journal of Sports Medicine 35(9):1537-1543.

Hegedus EJ, Goode A, Campbell S, et al (2008). Physical examination tests of the shoulder: a systematic review with meta-analysis of individual tests. British Journal of Sports Medicine 42(2):80-92.

Hettrich CM, Gasinu S, Beamer BS, et al (2014). The effect of mechanical load on tendon-to-bone healing in a rat model. The American Journal of Sports Medicine 42(5):1233-1241.

Horsley I, Herrington L (2014). Optimal management of glenohumeral joint injuries in athletes playing rugby. Trauma and Treatment 3:193.

Hughes PC, Taylor NF, Green RA (2008). Most clinical tests cannot accurately diagnose rotator cuff pathology: a systematic review. Australian Journal of Physiotherapy 54:159-170.

Jeray KJ (2007). Acute midshaft clavicular fracture. Journal of the American Academy of Orthopaedic Surgeons 15(4):239-248.

Khan LK, Bradnock TJ, Scott C, et al (2009). Fractures of the clavicle. Journal of Bone and Joint Surgery, American Volume 91(2):447-460.

Kisner C, Colby LA (2012). Therapeutic exercise: foundations and techniques. Philadelphia: FA Davis.

Kluemper M, Uhl T, Hazelrigg H (2006). Effect of stretching and strengthening shoulder muscles on forward shoulder posture in competitive swimmers. Journal of Sport Rehabilitation 15(1):58-70.

Kronberg M, Broström LÅ, Söderlund V (1990). Retroversion of the humeral head in the normal shoulder and its relationship to the normal range of motion. Clinical Orthopaedics and Related Research 253:113-117.

Krøner K, Lind T, Jensen J (1989). The epidemiology of shoulder dislocations. Archives of Orthopaedic and Trauma Surgery 108(5):288-290.

Lalumandier JA, McPhee SD, Parrott CB, et al (2001). Musculoskeletal pain: prevalence, prevalence, prevention, and differences among dental office personnel. General Dentistry 49:160-166.

Leaver R, Harris EC, Palmer KT (2011). Musculoskeletal pain in elite professional musicians from British symphony orchestras. Occupational Medicine 61(8):549-555.

Linsell L, Dawson J, Zondervan K, et al (2006). Prevalence and incidence of adults consulting for shoulder conditions in UK primary care; patterns of diagnosis and referral. Rheumatology 45(2):215-221.

Ljunggren AE (1979). Clavicular function. Acta Orthopaedica 50(3):261-268.

Ludewig PM, Reynolds JF (2009). The association of scapular kinematics and glenohumeral joint pathologies. Journal of Orthopaedic and Sports Physical Therapy 39(2):90-104.

Lynch TS, Saltzman MD, Ghodasra JH, et al (2013). Acromioclavicular joint injuries in the National Football League: epidemiology and management. American Journal of Sports Medicine 41(12):2904-2908.

McClure P (2001). Direct 3-dimensional measurement of scapular kinematics during dynamic movements in vivo. Journal of Shoulder and Elbow Surgery 10:269.

McCluskey GM 3rd, Todd J (1994). Acromioclavicular joint injuries. Journal of the Southern Orthopaedic Association 4(3):206-213.

McPherson EJ, Friedman RJ, An YH, et al (1997). Anthropometric study of normal glenohumeral relationships. Journal of Shoulder and Elbow Surgery 6(2):105-112.

Magee DJ (2014). Orthopedic Physical Assessment, 6th ed. St Louis, Mo: Elsevier Health Sciences.

Marieb EN, Hoehn K (2007). Human Anatomy and Physiology. New York: Pearson Education.

Meislin RJ, Sperling JW, Stitik TP (2005). Persistent shoulder pain: epidemiology, pathophysiology, and diagnosis. American Journal of Orthopedics (Belle Mead, NJ) 34(12 Suppl):5-9.

Mintken PE, Cleland JA, Carpenter KJ, et al (2010). Some factors predict successful short-term outcomes in individuals with shoulder pain receiving cervicothoracic manipulation: a single-arm trial. Physical Therapy 9(1):26-42.

Mitchell C, Adebajo A, Hay E, et al (2005). Shoulder pain: diagnosis and management in primary care. British medical Journal 331(7525): 1124-1128.

Murphy RJ, Carr AJ (2010). Shoulder pain. Clinical Evidence (Online) 1107.

Mutsaers B, van Dolder R (2008). 'Red flags' of the neck and shoulder area: a review of the literature. Available from: http://vanpend.nl/Publicatie20_DTO_PDF.pdf [Accessed 16 February 2016].

Nomden JG, Slagers AJ, Bergman GJ, et al (2009). Interobserver reliability of physical examination of shoulder girdle. Manual Therapy 14:152-159.

Norkin CC, White DJ (2009). Measurement of Joint Motion: A Guide to Goniometry. Philadelphia: FA Davis.

Nyman T, Wiktorin C, Mulder M, et al (2007). Work postures and neck shoulder pain among orchestra musicians. American Journal of Independent Medicine 50:370-376.

Park HB, Yokota A, Gill HS, et al (2005). Diagnostic accuracy of clinical tests for the different degrees of sub-acromial impingement syndrome. Journal of Bone and Joint Surgery, American Volume 87:1446-1455.

Peat M (1986). Functional anatomy of the shoulder complex. Physical Therapy 66(12):1855-1865.

Peterson DR, Bronzino JD eds (2007). Biomechanics: Principles and Applications. Boca Raton, Fl: CRC Press.

Pluim BM, Staal JB, Windler GE, et al (2006). Tennis injuries: occurrence, aetiology, and prevention. British Journal of Sports Medicine 40(5):415-423.

Prestgaard TA (2015). Frozen shoulder (adhesive capsulitis). http://www.uptodate.com/contents/frozen-shoulder-adhesive-capsulitis [Accessed 6 February 2016].

Quillen DM, Wuchner M, Hatch RL (2004). Acute shoulder injuries. American Family Physician 70(10):1947-1954.

Reeser JC, Verhagen EALM, Briner WW, et al (2006). Strategies for the prevention of volleyball-related injuries. British Journal of Sports Medicine 40(7):594-600.

Robinson CM, Howes J, Murdoch H, et al (2006). Functional outcome and risk of recurrent instability after primary traumatic anterior shoulder dislocation in young patients. Journal of Bone and Joint Surgery 88(11):2326-2336.

Rockwood CA Jr, Matsen FA III, Wirth MA, et al (2009). The Shoulder. St Louis, Mo: Elsevier Health Sciences.

Rockwood CA Jr, Williams GR, Young DC (1991). Injuries to the acromioclavicular joint. In: CA Rockwood Jr, DP Green, RW Bucholz eds. Rockwood and Green's Fractures in Adults. Philadelphia: Lippincott Williams & Wilkins.

Roquelaure Y, Ha C, Leclerc A, et al (2006). Epidemiologic surveillance of upper-extremity musculoskeletal disorders in the working population. Arthritis Care and Research 55(5):765-778.

Sarrafian SK (1983). Gross and functional anatomy of the shoulder. Clinical Orthopaedics and Related Research 173:11-19.

Silva L, Andreu JL, Munoz P, et al (2008). Accuracy of physical examination in subacromial impingement syndrome. Rheumatology 47:679-683.

Silverstein B, Welp E, Nelson N, et al (1998). Claims incidence of work-related isorders of the upper extremities: Washington State, 1987 through 1995. American Journal of Public Health 88:1827-1833.

Sofu H, Gürsu S, Koçkara N, et al (2014). Recurrent anterior shoulder instability: Review of the literature and current concepts. World Journal of Clinical Cases 2(11):676-682.

Teece RM, Lunden JB, Lloyd AS, et al (2008). Three-dimensional acromioclavicular joint motions during elevation of the arm. Journal of Orthopaedic and Sports Physical Therapy 38(4):181-190.

Terry GC, Chopp TM (2000). Functional anatomy of the shoulder. Journal of Athletic Training 35(3):248-255.

Usman J, McIntosh AS, Best JP (2011). The epidemiology of shoulder injuries in rugby union football. British Journal of Sports Medicine 45(4):379.

Van der Windt DA, Koes BW, de Jong BA, et al (1995). Shoulder disorders in general practice: incidence, patient characteristics, and management. Annals of the Rheumatic Diseases 54(12):959-964.

Van Tongel A, MacDonald P, Leiter J, et al (2012). A cadaveric study of the structural anatomy of the sternoclavicular joint. Clinical Anatomy 25(7):903-910.

Vermeulen HM, Obermann WR, Burger BJ, et al (2000). End-range mobilization techniques in adhesive capsulitis of the shoulder joint: a multiple-subject case report. Physical Therapy 80(12):1204-1213.

Villaseñor-Ovies P, Vargas A, Chiapas-Gasca K, et al (2012). Clinical anatomy of the elbow and shoulder. Reumatología Clínica 8:13-24.

Ward EF, Savoie FH, Hughes JL (1998). Fractures of the diaphyseal humerus. Skeletal Trauma 2:1177-1193.

Weldon EJ, Richardson AB (2001). Upper extremity overuse injuries in swimming. A discussion of swimmer's shoulder. Clinics in Sports

Medicine 20:423-438.

Williams PL, Warwick R, Dyson M, et al (1989). Gray's Anatomy, 37th ed. Edinburgh: Churchill Livingstone.

Woodward TW, Best TM (2000). The painful shoulder: Part I. Clinical evaluation. American Family Physician 61(10):3079-3089.

Wyland DJ, Pill SG, Shanley E, et al (2012). Bony adaptation of the proximal humerus and glenoid correlate within the throwing shoulder of professional baseball pitchers. American Journal of Sports Medicine 40(8):1858-1862.

Yang JL, Chang CW, Chen SY, et al (2007). Mobilization techniques in subjects with frozen shoulder syndrome: randomized multiple-treatment trial. Physical Therapy 87(10):1307-1315.

Zlowodzki M, Zelle BA, Cole PA, et al (2005). Treatment of acute mid-shaft clavicle fractures: systematic review of 2144 fractures: on behalf of the Evidence-Based Orthopaedic Trauma Working Group. Journal of Orthopaedic Trauma 19(7):504-507.

Zuckerman JD, Rokito A (2011). Frozen shoulder: a consensus definition. Journal of Shoulder and Elbow Surgery 20(2):322-325.

第11章

肘

张　超　武　峰　张　路　吴心月　译

前言

　　肘关节（又称肘部复合体）是一个比大多数人想象中更复杂的关节。它在上肢运动中扮演着极其重要的角色，比如伸展、提拉以及改变手的运动方向，如果肘部运动出现问题会对生活质量和自理能力造成巨大影响（Turpin 等 2012）。

　　通常来说，肘部损伤与过劳和反复活动有关，这导致了肌腱病变或肱骨上髁炎。病因可能来自职业压力、娱乐活动或体育活动，如肱骨外上髁炎通常被称为"网球肘"或"网球运动员肘病"（Morris 1882），内上髁炎通常被称为"高尔夫球肘"。肱骨外上髁炎是最普遍的上肢疾病之一，估计发病率达 0.7%~4.0%（Coombes 等 2009，Shiri 与 Viikari-Juntura 2011）。它主要影响上肢重要部位（Shiri 等 2006，Smidt 等 2006）。Silverstein 等（1998）的一项研究发现，在 1987—1995 年，华盛顿 11.7% 的工作引起的损伤与肱骨外上髁炎或内上髁炎有关，而每个病例的平均医疗赔偿达 6593 美元。Walker-Bone 等（2012）研究称 5% 的参与者由于肱骨上髁炎请病假，由于症状不同，平均请假时长为 29 天。

　　很多研究人员调查了肱骨上髁炎的职业病因，结果显示，手工职业更容易发病（Walker-Bone 等 2003，Shiri 等 2006，Fan 等 2009，van Rijn 等 2009）。一个有趣的发现是，肉店的店员发病率很高；这可能是由于制造和包装香肠以及切肉时做了过多重复动作（Kurppa 等 1991，Shiri 与 Viikari-Juntura 2011，Walker-Bone 等 2012）。美国国家职业安全与健康研究所（NIOSH）发现，从事带有诸如压迫、重复动作、震动等一系列运动的职业与肱骨上髁炎发病有很大的关系，但逐一研究这些运动时却没找到什么具体证据（Bernard 1997）。英国安全与健康执行局（HSE）将肱骨上髁炎定义为肱骨外侧或肱骨内侧上髁区域疼痛或压痛、腕关节屈曲受阻疼痛以及肱骨外上髁炎引起的伸腕受阻（Harrington 等 1998）。Schaefer 和 Speier（2012）的研究发现，音乐家们患肘部骨骼肌肉病症的比例为 56.8%~77%，主要发病人群为弦乐师。其他针对肱骨上髁炎的研究发现女性相比男性可能更易患病，而且可能与肥胖有关（Werner 等 2005）。研究称手法松动肘关节/复合体可能会有益于减轻痛觉，改善肱骨上髁炎症状（Abbott 等 2001，Paungmali 等 2003，Vicenzino 2003，Vicenzino 等 2007）。

　　肱二头肌远端和局部破裂会影响肘部，肱二头肌远端的肌腱炎也会对肘部有影响，但都没有肱骨上髁炎普遍。这些病症主要影响手臂支配部位，在 40~50 岁男性中最为普遍。病因包括抽烟（吸烟者患病率是非吸烟者的 7.5 倍），既往损伤以及使用合成代谢类固醇（Taylor 与 Hannafin 2012）。

解剖

肕关节是一个大型复杂的结构（图 11.1）。尽管从表面上看没有肩部关节复杂，其实它是人体最错综复杂的关节结构之一。它是由 3 块骨骼组成的一个复杂的枢纽结构，连接上臂的肱骨、前臂的尺骨和桡骨。这些骨骼上附着有各种韧带和肌腱，受很多穿过关节的肌肉影响（Alcid 等 2004）。肘部是人体最协调、最稳定的部位之一。其前端受限于桡骨头和冠突；后部受尺骨鹰嘴（肘部末端的骨隆突）保护（Bain 1999）。一个独立的纤维囊包裹着整个肘部关节，还有两侧内外韧带进行加固（Morrey 等 1981）。

肘关节包括 3 个独立的关节：肱尺关节、肱桡关节和上尺桡关节。这 3 个关节组成了一个独立的复合关节，且互相协作使上肢能够做出屈曲和伸展的动作，同时让前臂和手腕可以向前、后旋转（Villaseñor–Ories 等 2012）（表 11.1）。

男性平均肘外翻角为 10°～15°，约比女性大 5°（An 等 2009）。Sharma 等（2013）在自己和他人的研究中发现，男女在青春期肘外翻角增大，非优势肢体外翻角也会变大。对于外翻角变化的原因有很多解释，包括内（中）唇片的位置和形状、滑车沟角度、尺骨轴曲率、冠突或尺骨鹰嘴（Purkait 和 Chandra 2004，Kumar 等 2010），但数据显示，以上没有一个是这一角度变化的决定因素。

表 11.1 肘部结构活动范围

活动类型	活动范围（°）
屈曲	150
伸直	男性：0 女性：10～15
旋前和旋后	80～90

肘关节的功能相当于肩部与手之间的上肢机械连接。这种连接使手臂可以做多种动作，使手能够靠近或远离身体。肘部的主要功能是当手悬空时作为前臂的一个枢纽或支撑，使手握力增强，能与手腕做出灵活动作。肘关节损伤会导致严重伤残，使日常生活工作力不从心。因此，治疗师、外科医师和研究人员相对于其他人更有必要对肘部的解剖学和生物力学有良好的认识（Fornalski 等 2003）。

骨骼解剖

肱骨

肱骨远端有两个肱骨髁参与肘关节面的组成，一个是外侧的肱骨小头，另一个是内侧肱骨滑车。肱骨髁是一个圆形凸起，被关节软骨覆盖，是一个管状结构，覆盖肱骨远端的大部分空间（An 和 Morrey 2000）。肱骨髁的外表面是内、外上髁，内上髁比外上髁更重要些，因为其对尺神经有保护作用。内上髁连接尺侧副韧带和屈肌 - 旋前肌组织。外上髁连接桡侧副韧带与伸肌 - 旋后肌组织。在完全伸直位时，前端的桡窝（肱骨小头以上）和冠突窝（肱骨滑车以上）分别适应桡骨头和尺骨冠突的变化。而后端的鹰嘴窝适应鹰嘴的变化（Celli 2008）。

尺骨

尺骨呈棱形，是前臂两根骨头（桡骨和尺骨）中较长的一根，它与肱骨和桡骨相接。

尺骨为肘关节下部提供了内部稳定，特别是在完全伸直的状态下。它为肘关节提供了关节软骨，这些软骨覆盖于滑车切迹并与肱骨滑车相连形成一个滑车关节。它与肘部附近的桡骨相连形成车轴关节。尺骨包含了鹰嘴（肱三头肌肌腱附着的骨突）和冠突（肱肌附着的一个三角形隆起）（Fornalski 等 2003）。

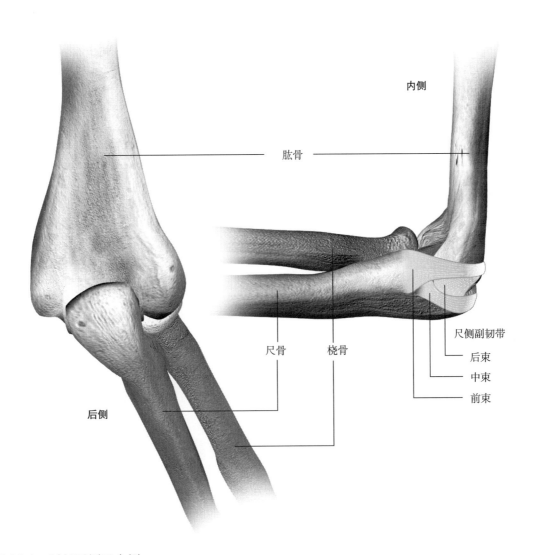

内侧

肱骨

尺侧副韧带

后束

中束

前束

尺骨

桡骨

后侧

图 11.1　肘部后侧及内侧

桡骨

桡骨是一块棱形的长骨，与尺骨平行，范围从肘外部到拇指侧的手腕处。它包括桡骨和桡骨头，与肱骨小头和尺骨桡切迹相连。桡骨头远端形成细长的结构，称为桡骨颈。桡骨内侧，桡骨颈远端处有一块椭圆形突出物，被称为桡骨结节，上有肱二头肌腱附着（An 与 Morrey 2000）。

关节组成

肘部各关节总结见表11.2。

韧带

韧带组织增强了骨和肘关节的稳定性。内侧（尺侧）三角形的副韧带由内侧关节囊增厚形成。它从肱骨上髁延伸至鹰嘴和尺骨冠突。内部组织为肘部提供了外翻稳定性（Morrey 等1991），其包含3个组成部分：前束、后束和横束。前束为肘部提供最大的稳定性，后束与骨关节一起阻止尺骨旋前，横束帮助延伸滑车切迹（Jackson 与 Mckeag 1997）。

外侧（桡侧）副韧带由外侧关节囊增厚形成。它由肱骨外上髁开始，在远端与环状韧带融汇。桡侧副韧带也支撑环状韧带，且承受外翻压力（Chumbley 等2000），通过精确地阻止尺骨后旋来帮助稳定外肱尺关节（Bain 1999）。

流行病学

肘部损伤

肘部是各年龄、各水平运动员最常见的受伤部位，特别是做高于头部运动的体育运动员，比如投掷和网球运动。做这些运动会对外肱桡关节施加巨大压力，对肘内侧施加张力，导致一系列病理情况（Whiteside 等1999）。

肘损伤可能会出现在肘部的任何功能性结构。但肘疼痛的频率和损伤种类千差万别，这要看体育活动的种类，而且在一些运动中，要看运动员的姿势。肘部、手腕和前臂损伤大约占所有体育活动损伤的25%（Amadio 1990）。

大部分运动所致肘部损伤被归类为外伤或者是过度运动（Dugas 与 Cain Jr 2005）。Azar 等（2000）发现从1995年到他们研究期间，尺侧副韧带（UCL）重组率提高了50%。肘部损伤在像棒球（Fleisig 等2011，Tyler 等2014）和标枪（Dines 等2012，Leigh 等2013）这样的投掷运动中特别普遍。针对肘部损伤，Frostick 等（1999）报道大约30%的棒球投手有外翻角畸形，50%有屈曲挛缩。Tullos 与 King（1973）发现，参加他们研究的投手中有2/3的人有X线片证实的上肢关节损伤。他们还表示参加体育活动的投手中50%的人有肘部或肩部伤，这迫使他们早早结束职业生涯。有一些棒球投手接

表11.2 肘部关节结构

关节	起点	止点	关节类型	活动
肱尺关节	尺骨滑车切迹	肱骨髁滑车	滑膜滑车关节	屈曲和伸直
肱桡关节	桡骨头上表面	肱骨髁小头	滑车和车轴复合关节	屈曲和伸直，以及肱骨小头在桡骨头上旋转
上尺桡关节	桡骨头	尺骨桡切迹	滑膜车轴型关节	旋前或旋后

注：数据来自 Kuxhaus（2008），Fornalski 等（2003）。

受了长期肘内不稳定的治疗，Conway 等（1992）发现 68% 的人有固定屈曲畸形。其他研究发现，有潜在肩伤的投掷运动员更有可能患有肘部疼痛 / 损伤（Shanley 2011，Fleisig 与 Andrews 2012）。

对于一名手法治疗师来说，患者出现任何肘部损伤时均要对肩部进行评测和治疗，这是极其重要的。

然而，可导致肘部损伤的不只是投掷运动。Bethapudi 等（2013）发现在 2012 年伦敦奥运会期间，超过 50% 的肘部持续损伤来自柔道和举重。其他易导致肘部损伤的体育活动包括摔跤（Molnár 等 2014）、掰手腕（Lee 等 2014b）和武术（Kreiswirth 等 2014）。

常见的肘部疾病

肘部损伤可能会导致一系列疾病，包括肱骨内 / 外上髁炎、神经压迫综合征和尺骨鹰嘴滑囊炎。这些肘部疾病会在肘关节脱臼、不稳、骨折、肌肉拉伤、肌腱断裂和关节韧带扭伤时出现（表 11.3）。

肘部检查

病史

在进行肘部检查时，详细了解病史与体格检查同样重要。Chumbley 等（2000）认为，医护工作者要从患者身上找寻信息，看患者是否参与了对肘部有重复压迫的娱乐活动或工作，这些活动可能会导致发炎、微创循环、坏死、组织退化和肌腱断裂。

应该询问患者关于疼痛、肿胀、失稳、关节绞锁或其他与肘部相关的问题。在大多数情况下，患者的叙述会提供重要信息，缩小鉴别诊断范围，加快肘部检查。

危险信号

检查人员必须留意并记录患者是否出现任何表 11.4 中所列危险信号。

查体

肘关节的检查要系统地展开，完整的关节评测应该包括视诊、触诊、活动范围检查、神经系统检查、相连区域检查以及一系列特殊检查。

视诊

查体过程开始时要细心观察患者，视诊要覆盖全身所有部位，特别是整个肘部。检查人员要寻找肘部轮廓异常。要对肘部两侧外翻角进行测量（成年人外翻角正常范围：男性 11°，女性 13°）（Beals 1976）。要观察肌肉是否消瘦，整体和局部关节是否有肿大。如果发现任何擦伤、划伤、淤血或可见的畸形，要立即引起注意。检查人员还要观察是否有关节积液的症状。鉴定关节是否积液通常需要将肘部屈曲 30°～40°（Dugas 与 Cain Jr 2005）。

触诊

检查人员要系统地对标志性解剖区域进行触诊，检查开始时，对患者活动范围进行全面触诊，探索关节捻发音和积液。要对包括髁上、鹰嘴、桡骨头和尺骨骨干等在内的多处重要骨结构进行触诊，确认病理位置。如果触诊时发现髁上敏感，就可能有网球肘或高尔夫球肘。尺骨鹰嘴敏感意味着有鹰嘴滑囊炎。

尺神经触诊时如果发现有疼痛和症状向第 4 和第 5 根手指辐射，则意味着有肘管综合征（Buchanan 等 1996，Cooper 2007）。

活动范围

要评估活动范围，检查人员需让患者处于坐位。要测量主动活动、主动抵抗、被动活

表 11.3 肘部常见病症

病症	描述	参考文献
肱骨外上髁炎（网球肘）	肱骨外上髁疼痛、敏感 急性或慢性的肌腱炎症 原因是过度使用外伸肌，比如桡侧腕短伸肌 做高于头部动作的运动员中的发病率超过 50% 年发病率：每 1000 人中有 4~7 人发病 发病高峰年龄：40~50 岁	Field 和 Savoie（1998），Smidt 和 van der Windt（2006），Johnson 等（2007）
肱骨内上髁炎（高尔夫球肘）	肌腱发炎 病理特点是屈肌旋前起点处疼痛与反复的压迫感 原因是反复对肘内软组织施加外翻应力、屈曲和旋前 导致肱骨内上髁的肌腱病变对 20~49 岁男性的影响最为普遍 发病高峰年龄：30~40 岁	Chumbley 等（2000），Gabel 和 Morrey（2000），Johoson 等（2007）
桡骨头脱位（牵拉肘）	经常伴随明显外伤 桡骨头脱离环状韧带时发病 导致桡骨头脱离肱骨和尺骨原位关节 对儿童的影响是桡骨头半脱位比脱臼更频繁 受重压伤的成年男性发病最普遍 发病高峰集中在儿童（5 岁以下），女孩发病更频繁	Ovesen 等（1990），Tosun 等（2008）
尺骨鹰嘴滑膜炎（学生肘）	位于尺骨近端伸侧的鹰嘴囊发炎 特点是疼痛、肿胀和鹰嘴附近发红 通常是由于长期受压迫、肘部的单一损伤、轻微但反复的损伤、感染、创伤或其他加重炎症的病症 发病高峰年龄为老年	Snider（1997），Brinker 和 Miller（1999）
旋前圆肌综合征	前臂近端正中神经病变 导致正中神经分布区感觉异常 发病率：非常罕见，数量少	Hartz 等（1981），Lee 等（2014a）
桡管综合征	典型特征是前臂桡侧疼痛，有些许或没有肌无力 疼痛集中在外上髁（有时难以与外上髁炎鉴别诊断）	Charalambous 和 Stanley（2008），Huisstede 等（2008）
肘管综合征	第二常见的神经卡压（第一位的是腕管综合征） 原因是尺骨神经压迫，导致第 4 和第 5 根手指疼痛或感觉异常以及肘内侧疼痛 手工工人最易发病	Bartels 等（2005），van Rijn 等（2009）

动范围。如果患者无法伸展，并伴随着骨端感觉僵硬，这可能意味着存在异位性骨化、骨赘形成、骨折畸形愈合或游离体。相反，如果骨端感觉柔软则代表有肌腱或囊挛缩（Dugas 与 Cain Jr 2005）。还要测量旋前和旋后动作。如果患者肘部旋前或旋后动作受限则表明有下尺桡关节病（McRae 2010）。

特殊检查

表 11.5 给出了肘部检查中可能出现的特殊检查的具体细节。

表 11.4　肘部严重的病理危险信号

疾病	信号和症状
骨筋膜室综合征	有创伤或手术史 前臂长期疼痛和紧绷 肌肉拉伸时疼痛受影响加剧 相关骨筋膜室压力加剧 刺痛感、灼烧感或麻木感 感觉异常、局部麻痹和感知障碍 姿势变化或活动不能改变症状
桡骨头骨折	过伸手臂摔伤史 桡骨头压痛 上肢处高防守位 肘关节积液 关节主要活动范围内，旋前、旋后困难或疼痛
骨缺血性坏死	上臂疼痛或僵直 逐渐开始疼痛 过度饮酒史 长期口服类固醇 之前接受过化疗或放射性治疗（不常见）
恶性肿瘤	不对称或形态不规则的病变 无法解释的畸形、肿块或肿胀 长期骨痛 无法解释的体重下降 极度疲倦（无力） 重复感染 长期低热，或连续或间断
感染	发热、发冷、不舒服、虚弱 最近有细菌感染比如尿道或皮肤感染 最近有切伤、刮伤或刺破伤 食欲不振

注：数据来自 Harvey（2001），Jawed 等（2001），Hunter 等（2002），Reiman（2016）。

表 11.5　肘关节的特殊检查

检查	方法	阳性症状	说明
网球肘试验	方法 1：检查人员将患者前臂旋前并屈曲手腕使尺侧偏斜，最后检查人员指导患者伸展肘部	肱骨外上髁疼痛	外上髁炎
	方法 2：检查人员一只手稳定肘部，让患者握拳，前旋前臂，使桡骨偏斜，伸展手腕对抗检查人员的阻力	肱骨外上髁突然有快速剧烈的疼痛	外上髁炎
高尔夫球肘试验	检查人员对患者肱骨内上髁进行触诊，之后被动旋后前臂并完全伸展肘部和手腕使桡骨偏斜	肱骨内上髁疼痛	内上髁炎
外翻角压力试验	患者静坐，肘部屈曲 15°～20°。检查人员稳定患者臂部，一只手放在患者肘部，另一只手放在腕上。最后检查人员对肘部施加外翻力	与其他部位相比，外（桡骨）疼痛和（或）松弛度变大	外侧副韧带损伤
外翻角压力试验	患者静坐，肘部屈曲 15°～20°。检查人员稳定患者臂部，一只手放置于患者肘部，另一只手放于腕部。最后，检查人员对肘部施加外翻力	与其他部位相比，外（桡骨）疼痛和（或）松弛度变大	内侧副韧带损伤
肘部屈曲试验	检查人员将患者前臂旋前，屈曲患者肘部，伸展腕部，保持 60 秒	疼痛和症状向第 4 和第 5 根手指放射	肘管综合征

注：数据来自 Baxeer（2003），Cooper（2007），McRae（2010）。

肘部周围附着肌肉

见表 11.6。

表 11.6　肘部周围附着肌肉

名称	起点	止点	作用	神经分布
肱二头肌	短头：肩胛骨喙突 长头：肩胛骨盂上结节	桡骨粗隆，肱二头肌腱膜进入前臂筋膜深处	屈曲肘部，旋后前臂	肌皮神经（C_5～C_6）
肱肌	肱骨前表面	尺骨冠突和结节	屈曲肘部	肌皮神经（C_5～C_6）
肱三头肌	长头：肩胛骨盂下结节 外侧头：肱骨后上部，高于桡神经沟 内侧头：肱骨后下部，低于桡神经沟	鹰嘴后表面	伸展肘部，随手臂向内转	桡神经（C_7～C_8）
肘肌	肱骨外上髁后表面	尺骨鹰嘴上/后表面	伸展前臂	桡神经（C_7～C_8）
旋前圆肌	肱骨头：内上髁和肱骨内髁上嵴（常见的屈肌腱） 尺骨头：尺骨冠突	桡骨外侧面旋前肌结节	旋前并屈曲肘部	正中神经（C_6～C_7）
桡侧腕屈肌	肱骨内上髁（常见的屈肌腱）	第 2 和第 3 掌骨基底	屈曲并旋转手腕	正中神经（C_6～C_7）
掌长肌	肱骨内上髁（常见的屈肌腱）	屈肌支持带和掌腱膜	屈曲手腕	正中神经（C_6～C_7）

续表

名称	起点	止点	作用	神经分布
尺侧腕屈肌	肱骨头：肱骨内上髁（常见的屈肌腱） 尺骨头：尺骨鹰嘴内缘	豌豆骨、钩骨和第 5 掌骨基底	屈曲并旋转手腕	尺神经（$C_8 \sim T_1$）
指浅屈肌	肱尺头：肱骨内上髁（常见的屈肌腱），尺骨冠突内缘 桡骨头：桡骨体，前面	4 根手指中节指骨前表面	屈曲手指	正中神经（$C_7 \sim T_1$）
指深屈肌	尺骨前和内侧面上 3/4，冠突和骨间膜内面	远端指骨基底	屈曲手指	居中部位：尺神经（$C_8 \sim T_1$） 外侧部位：正中神经（$C_8 \sim T_1$）
拇长屈肌	桡骨，骨间膜，肱骨内上髁前面，有时是尺骨冠突	拇指指骨远端基底	屈曲拇指	正中神经（$C_8 \sim T_1$）
指伸肌	肱骨外上髁（常见的伸肌腱）	所有手指指骨外和背面	伸展手腕和手指	桡神经（$C_7 \sim C_8$）
小指伸肌	肱骨外上髁（常见的伸肌腱）	小指骨基底背面	伸展小指	桡神经（$C_7 \sim C_8$）
尺侧腕伸肌	常见的伸肌腱（外上髁），尺骨	小指骨基底背面	伸展并旋转手腕	桡神经（$C_7 \sim C_8$）
肱桡肌	肱骨外侧髁上嵴上 2/3	桡骨茎突	屈曲前臂	桡神经（$C_5 \sim C_6$）
桡侧腕长伸肌	肱骨外侧髁上嵴下 1/3	示指掌骨基底	伸展并旋转手腕	桡神经（$C_6 \sim C_7$）
桡侧腕短伸肌	肱骨外上髁（常见的伸肌腱）	中指掌骨基底	伸展并旋转手腕	桡神经（$C_7 \sim C_8$）
旋后肌	肱骨外上髁，尺骨旋后肌嵴，桡侧副韧带，环状韧带	桡骨后和外侧近端 1/3	前臂旋后	桡神经（$C_5 \sim C_6$）

手法：肘部

肘关节所有手法演示要求患者仰卧。

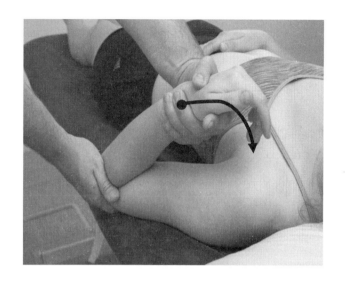

T11.1 屈曲

- 治疗师站立，面向要治疗区域的同一侧。
- 用与患者相对应的手握住患者手腕，托住前臂，撑起整个区域。
- 另一只手放在患者肘下，对鹰嘴进行触诊。
- 将患者手屈曲向盂肱关节。
- 肘部屈曲约 145°。

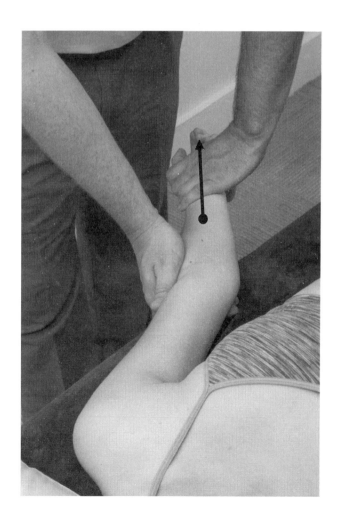

T11.2 伸展

- 治疗师站立，面向要治疗区域的同一侧。
- 托起患者手腕，撑住手臂。
- 另一只手放在患者肘下，对鹰嘴进行触诊。
- 将患者的手向地面移动，手心朝上，引导伸展动作。
- 肘伸展 0°～15°。

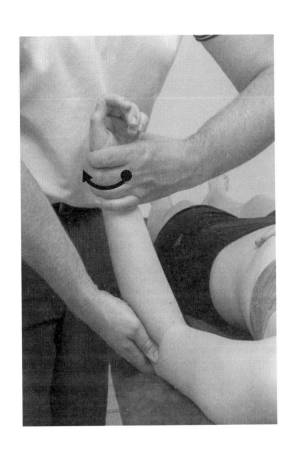

T11.3　旋后

· 治疗师站立，面向要治疗区域的同一侧。

· 托起患者手腕，撑住手臂。

· 将用于触诊的手放于患者肘部，用手指对桡骨
  头进行触诊。

· 用身体的力量，将患者前臂向外侧（外）旋。

· 肘部后旋约 90°。

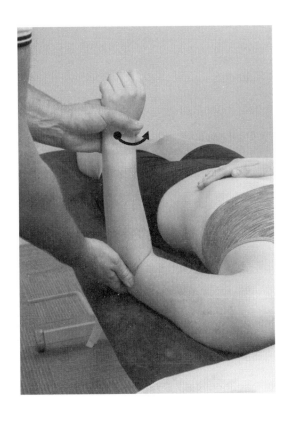

T11.4　旋前

· 治疗师站立，直面要治疗区域的一侧。

· 托起患者手腕，撑住手臂。

· 将用于触诊的手放于患者肘部，用手指对桡骨
  头进行触诊。

· 用身体的力量，将患者前臂向内侧（内）旋。

· 肘部旋前约 85°。

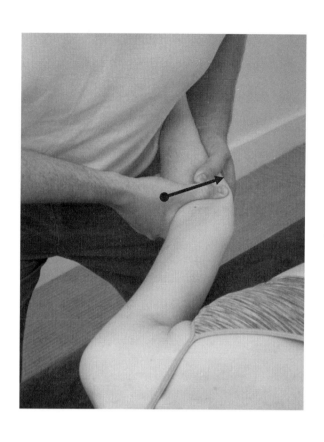

T11.5　内侧分离

· 治疗师站立，面对需要治疗区域的一侧。

· 将患者前臂置于治疗师身体和一只手臂
之间，稳定住患者手臂。

· 握住患者前臂上部内侧。

· 将另一只手放在患者前臂外侧之上，与
肘关节平齐。

· 用身体的力量，带动患者使其肱尺关节
内侧（内部）间隙分离。

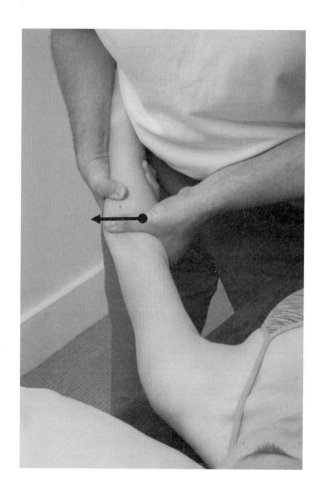

T11.6　外侧分离

· 治疗师站立，面对需要治疗区域的一侧。

· 将患者手臂置于治疗师身体和一只手臂
之间，稳定住患者手臂。

· 握住患者前臂上部外侧。

· 将另一只手放在患者前臂内侧之上，与
肘关节平齐。

· 用身体的力量，带动患者使其肱尺关节
外侧（外部）间隙分离。

· 要使肱桡关节间隙分离，重复上述动
作，但首先要外旋患者手臂。

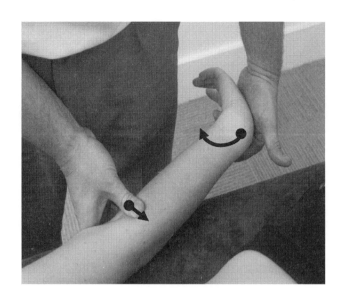

T11.7 桡骨头关节松动

- 治疗师站立，面对需要治疗的一侧。
- 支撑患者下臂手腕桡侧。
- 将触诊手的拇指置于患者桡骨头后。
- 将患者肘部静置于台面，对桡骨头施加正面力，使其旋前，轻微拉伸肘部，手腕掌屈，以松动关节。

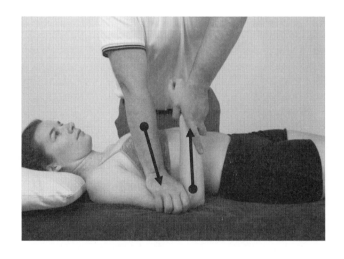

T11.8 桡骨头牵引

- 治疗师站在需要治疗区域的对侧。
- 用相应的手握住患者需治疗侧的前臂。
- 将另一只手完全伸展放在患者肱骨远端，向台面施压。
- 保持这一向下的力，同时将患者手腕向上抬升从而牵引桡骨头。

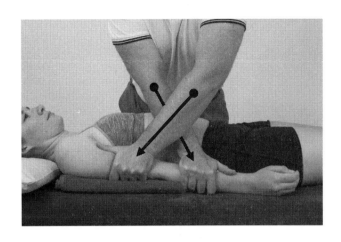

T11.9 桡骨头关节松动

· 治疗师站在需要治疗区域的对侧。
· 双手交叉，将一只手放在患者肱骨远端。
· 将另一只手放在患者前臂近端。
· 对患者前臂施加向下的力。
· 可以用毛巾或枕头来当作支点（如图所示）。

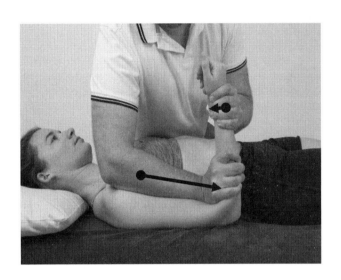

T11.10 肱-尺关节牵引

· 治疗师站在需要治疗区域的对侧。
· 使患者肘部呈90°，握住患者手腕以支撑其前臂。
· 将另一只手放在患者前臂上方。
· 对肱骨施加平行力，从而牵引肱-尺关节。

参考文献

Abbott JH, Patla CE, Jensen RH (2001). The initial effects of an elbow mobilization with movement technique on grip strength in subjects with lateral epicondylalgia. Manual Therapy 6(3):163-169.

Alcid JG, Ahmad CS, Lee TQ (2004). Elbow anatomy and structural biomechanics. Clinics in Sports Medicine 23(4):503-517.

Amadio PC (1990). Epidemiology of hand and wrist injuries in sports. Hand Clinics 6(3):379-381.

An KN, Morrey BF (2000). Biomechanics of the elbow. In: BF Morrey ed. The Elbow and its Disorders. Philadelphia: WB Saunders; 43-60.

An KN, Zobitz ME, Morrey BF (2009). Biomechanics of the elbow. In: BF Morrey, J Sanchez-Sotelo eds. The Elbow and its Disorders. St Louis, Mo: Elsevier Health Sciences.

Azar FM, Andrews JR, Wilk KE, et al (2000). Operative treatment of ulnar collateral ligament injuries of the elbow in athletes. American Journal of Sports Medicine 28:16-23.

Bain GI (1999). A review of complex trauma to the elbow. Australian and New Zealand Journal of Surgery 69(8):578-581.

Bartels RH, Termeer EH, van der Wilt GJ, et al (2005). Simple decompression or anterior subcutaneous transposition for ulnar neuropathy at the elbow: a cost-minimization analysis – Part 2. Neurosurgery 56(3):531-536.

Baxter RE (2003). Pocket Guide to Musculoskeletal Assessment. Philadelphia: WB Saunders.

Beals RK (1976). The Normal Carrying Angle of the Elbow: A Radiographic Study of 422 Patients. Clinical Orthopaedics and Related Research 119:194-196.

Bernard BP (1997). Musculoskeletal Disorders (MSDs) and Workplace Factors. Cincinnati: US Department of Health and Human Services.

Bethapudi S, Robinson P, Engebretsen L, et al (2013). Elbow injuries at the London 2012 Summer Olympic Games: demographics and pictorial imaging review. American Journal of Roentgenology 201(3):535-549.

Brinker MR, Miller MD (1999). Fundamentals of Orthopaedics. Philadelphia: WB Saunders.

Buchanan WW, DeCeulaer K, Balint GP (1996). Regional examination of the limb and spine. In: Clinical Examination of the Musculoskeletal System: Assessing Rheumatic Conditions. Philadelphia: Lippincott Williams & Wilkins.

Celli A (2008). Anatomy and biomechanics of the elbow. In: Treatment of Elbow Lesions. Milan: Springer; 1-11.

Charalambous CP, Stanley JK (2008). Posterolateral rotatory instability of the elbow. Journal of Bone and Joint Surgery, British Volume 90(3):272-279.

Chumbley EM, O'Connor FG, Nirschl RP (2000). Evaluation of overuse elbow injuries. American Family Physician 61(3):691-700.

Conway JE, Jobe FW, Glousman RE, et al (1992). Medial instability of the elbow in throwing athletes. Treatment by repair or reconstruction of the ulnar collateral ligament. The Journal of Bone and Joint Surgery 74(1):67-83.

Coombes BK, Bisset L, Vicenzino B (2009). A new integrative model of lateral epicondylalgia. British Journal of Sports Medicine 43(4):252-258.

Cooper G (2007). Pocket Guide to Musculoskeletal Diagnosis. New York: Springer Science+Business Media.

Dines JS, Jones KJ, Kahlenberg C, et al (2012). Elbow ulnar collateral ligament reconstruction in javelin throwers at a minimum 2-year follow-up. The American Journal of Sports Medicine 40(1):148-151.

Dugas JR, Cain EL Jr (2005). Elbow injuries in sports. Orthopaedic Sports Medicine 1(4):1-12.

Fan ZJ, Silverstein BA, Bao S, et al (2009). Quantitative exposure–response relations between physical workload and prevalence of lateral epicondylitis in a working population. American Journal of Industrial Medicine 52(6):479-490.

Field LD, Savoie FH (1998). Common elbow injuries in sport. Sports Medicine 26(3):193-205.

Fleisig GS, Andrews JR, Cutter GR, et al (2011). Risk of serious injury for young baseball pitchers: a 10-year prospective study. The American Journal of Sports Medicine 39(2):253-257.

Fleisig GS, Andrews JR (2012). Prevention of elbow injuries in youth baseball pitchers. Sports Health: A Multidisciplinary Approach 1941738112454828.

Fornalski, S, Gupt, R, Lee TQ (2003). Anatomy and biomechanics of the elbow joint. Techniques in Hand and Upper Extremity Surgery 7(4):168-178.

Frostick SP, Mohammad M, Ritchie DA (1999). Sport injuries of the elbow. British Journal of Sports Medicine 33(5):301-311.

Gabel GT, Morrey BF (2000). Medial epicondylitis. In: BF Morrey ed. The Elbow and its Disorders. Philadelphia: WB Saunders; 537-542.

Harrington JM, Carter JT, Birrell L, et al (1998). Surveillance case definitions for work related upper limb pain syndromes. Occupational and Environmental Medicine 55(4):264-271.

Hartz CR, Linscheid RL, Gramse RR, et al (1981). The pronator teres syndrome: compressive neuropathy of the median nerve. Journal of Bone and Joint Surgery, American Volume 63(6): 885-890.

Harvey C (2001). Compartment syndrome: When it is least expected. Orthopaedic Nursing 20(3):15-25.

Huisstede B, Miedema HS, van Opstal T, et al (2008). Interventions for treating the radial tunnel syndrome: a systematic review of observational studies. The Journal of Hand Surgery 33(1):72-78.

Hunter JM, Mackin EJ, Callahan AD (2002). Rehabilitation of the Hand and Upper Extremity, 5th ed. Maryland Heights: Mosby.

Jackson MD, McKeag DB (1997). Anatomy and biomechanics of the elbow and forearm. In: Essentials of Sports Medicine. St Louis: Mosby; 294-306.

Jawed S, Jawad ASM, Padhiar N, et al (2001). Chronic exertional compartment syndrome of the forearms secondary to weight training. Rheumatology 40(3):344-345.

Johnson GW, Cadwallader K, Scheffel SB, et al (2007). Treatment of lateral epicondylitis. American Family Physician 76(6):843-848.

Kreiswirth EM, Myer GD, Rauh MJ (2014). Incidence of injury among male Brazilian jiu-jitsu fighters at the World Jiu-Jitsu No-Gi Championship 2009. Journal of Athletic Training 49(1):89.

Kumar B, Pai S, Ray B, et al (2010). Radiographic study of carrying angle and morphometry of skeletal elements of human elbow. Romanian Journal of Morphology and Embryology 51(3):521-526.

Kurppa K, Viikari-Juntura E, Kuosma E, et al (1991). Incidence of tenosynovitis or peritendinitis and epicondylitis in a meat-processing factory. Scandinavian Journal of Work, Environment and Health

17(1):32-37.

Kuxhaus L (2008). Development of a feedback-controlled elbow simulator: design validation and clinical application. ProQuest. Doctoral thesis.

Lee HJ, Kim I, Hong JT, et al (2014a). Early surgical treatment of pronator teres syndrome. Journal of Korean Neurosurgical Society 55(5):296-299.

Lee YS, Chou YH, Chiou HJ, et al (2014b). Use of sonography in assessing elbow medial collateral ligament injury after arm wrestling. Journal of the Chinese Medical Association 77(3):163-165.

Leigh S, Dapena J, Gross M, et al (2013). Associations between javelin throwing technique and upper extremity kinetics. In: ISBS-Conference Proceedings Archive (Vol 1, No 1).

McRae R (2010). Clinical Orthopaedic Examination, 6th ed. Edinburgh: Elsevier Health Sciences.

Molnár SL, Hidas P, Kocsis G, et al (2014). Operative elbow injuries among Hungarian elite wrestlers. International Journal of Therapy and Training 19(6).

Morrey BF, Askew LJ, Chao EY (1981). A biomechanical study of normal functional elbow motion. The Journal of Bone and Joint Surgery 63(6):872-877.

Morrey BF, Tanaka S, An KN (1991). Valgus stability of the elbow: a definition of primary and secondary constraints. Clinical Orthopaedics and Related Research 265:187-195.

Morris H (1882). The rider's sprain. Lancet 120:133-134.

Ovesen O, Brok KE, Arreskøv J, et al (1990). Monteggia lesions in children and adults: an analysis of etiology and long-term results of treatment. Orthopedics 13(5):529-534.

Paungmali A, O'Leary S, Souvlis T, et al (2003). Hypoalgesic and sympathoexcitatory effects of mobilization with movement for lateral epicondylalgia. Physical Therapy 83(4):374-383.

Purkait R, Chandra H (2004). An anthropometric investigation into the probable cause of formation of carrying angle: A sex indicator. Journal of Indian Academy of Forensic Medicine 26(1):0971-0973.

Reiman MP (2016). Orthopedic Clinical Examination. Champaign, Illinois: Human Kinetics.

Schaefer PT, Speier J (2012). Common medical problems of instrumental athletes. Current Sports Medicine Reports 11(6):316-322.

Shanley E, Rauh MJ, Michener LA, et al (2011). Shoulder range of motion measures as risk factors for shoulder and elbow injuries in high school softball and baseball players. The American Journal of Sports Medicine 39(9):1997-2006.

Sharma K, Mansur DI, Khanal K, et al (2013). Variation of carrying angle with age, sex, height and special reference to side. Kathmandu University Medical Journal 44(4):315-318.

Shiri R, Viikari-Juntura E, Varonen H, et al (2006). Prevalence and determinants of lateral and medial epicondylitis: a population study. American Journal of Epidemiology 164(11):1065-1074.

Shiri R, Viikari-Juntura E (2011). Lateral and medial epicondylitis: role of occupational factors. Best practice & research. Clinical Rheumatology 25:43.

Silverstein B, Welp E, Nelson N, et al (1998). Claims incidence of work-related disorders of the upper extremities: Washington State, 1987 through 1995. American Journal of Public Health 88(12):1827-1833.

Smidt N, Lewis M, Windt DAVD, et al (2006). Lateral epicondylitis in general practice: course and prognostic indicators of outcome. The Journal of Rheumatology 33(10):2053-2059.

Smidt N, van der Windt DA (2006). Tennis elbow in primary care: corticosteroid injections provide only short term pain relief. British Medical Journal 333(7575):927-928.

Snider RK (1997). Olecranon bursitis. In: RK Sinder ed. Essentials of Musculoskeletal Care. Rosemont, IL: American Academy of Orthopaedic Surgeons; 114-119.

Taylor SA, Hannafin JA (2012). Evaluation and management of elbow tendinopathy. Sports Health: A Multidisciplinary Approach 4(5):384-393.

Tosun B, Selek O, Buluc L, et al (2008). Chronic post-traumatic radial head dislocation associated with dissociation of distal radio-ulnar joint: a case report. Archives of Orthopaedic and Trauma Surgery 128(7):669-671.

Tullos HS, King JW (1973). Throwing mechanism in sports. The Orthopedic Clinics of North America 4(3):709.

Turpin JM, Cridelich C, Teboul B, et al (2012). Actigraphy for assessment of elbow articular amplitude for articular assessment in gerontology. Gerontechnology 11(2):262.

Tyler TF, Mullaney MJ, Mirabella MR, et al (2014). Risk factors for shoulder and elbow injuries in high school baseball pitchers: the role of preseason strength and range of motion. The American Journal of Sports Medicine 42(8):1993-1999.

van Rijn RM, Huisstede BM, Koes BW, et al (2009). Associations between work-related factors and specific disorders at the elbow: a systematic literature review. Rheumatology 48(5):528-536.

Vicenzino B (2003). Lateral epicondylalgia: a musculoskeletal physiotherapy perspective. Manual Therapy 8(2):66-79.

Vicenzino B, Paungmali A, Teys P (2007). Mulligan's mobilization-with-movement, positional faults and pain relief: current concepts from a critical review of literature. Manual Therapy 12(2):98-108.

Villaseñor-Ovies P, Vargas A, Chiapas-Gasca K, et al (2012). Clinical anatomy of the elbow and shoulder. Reumatología Clínica 8:13-24.

Walker-Bone KE, Palmer KT, Reading I, et al (2003). Soft-tissue rheumatic disorders of the neck and upper limb: prevalence and risk factors. In: Seminars in Arthritis and Rheumatism (Vol 33, No 3). Philadelphia: WB Saunders; 185-203.

Walker-Bone K, Palmer KT, Reading I, et al (2012). Occupation and epicondylitis: a population-based study. Rheumatology 51(2):305-310.

Werner R, Franzblau A, Gel N, et al (2005). A longitudinal study of industrial and clerical workers: predictors of upper extremity tendonitis. Journal of Occupational Rehabilitation 15:37-46.

Whiteside JA, Andrews JR, Fleisig GS (1999). Elbow injuries in young baseball players. The Physician and Sportsmedicine 27(6):87-102.

第12章

腕和手

张超 张路 高铸烨 译

前言

腕和手对于日常生活的作用极其重要。这两个部位动作范围广，让我们能够做出一系列复杂的动作，包括重要的物体抓取动作、交流动作和反握动作。

从解剖学角度上讲，手和腕由一个复杂的静态、动态结构系统——骨骼、肌肉、肌腱、韧带和皮肤——组成。这些组成部分互相之间有着复杂的关系，让我们能够做出和保持不同的动作（Rhee 等 2006）。"腕关节"不是一个单独的关节，而是一个包含桡腕关节、腕骨间关节、中腕和腕骨关节的复杂结构。

一般情况下，最常见的腕神经周围卡压称为腕管综合征（Alfonso 等 2010）。其机制是穿过腕管的正中神经受到压迫和（或）卡压，从而对运动和（或）感觉神经传导造成破坏，导致诸如麻木、疼痛和感觉异常等症状。在老年人中发病率更高，其中女性比男性更易患病（Newport 2000），而且可能会伴随诸如糖尿病、类风湿关节炎、甲状腺功能减退症、肾脏疾病和妊娠期疾病（Katims 等 1989, Maghsoudipour 等 2008, Barcenilla 等 2012, O'Connor 等 2012）。还有证据显示，肥胖和吸烟与其相关（Becker 2002, Geoghegan 等 2004）。尽管对其与职业之间的关系还缺少详细认识，但一些研究猜测，有

50% 的腕管综合征与职业有关（Dale 等 2013）。Abbas 等（1998）和 Palmer 等（2007）发现长期重复背伸 / 掌屈动作的职业容易患病，比如操作手持震动工具的工作。

所有现有证据显示，腕管综合征可能与职业、生活方式、病史之类因素相关，但最终发展成腕管综合征很有可能与多方面因素有关。

目前已有很多针对腕管综合征的手法治疗有效性的研究（Heebner 与 Roddey 2008, Mckeon 与 Yancosek 2008, Carlson 等 2010）。这些研究着眼于腕和腕骨松动、夹板固定和神经滑移，但研究到目前为止还没有确定结果：有些研究从细微的现象中发现手法治疗效果良好（Burke 等 2007, Meems 等 2014），而其他人称，这种说法缺少数据证实（Huisstede 等 2010, Page 等 2012）。尽管最近 Meems 等（2014）研究报道，虽然还没有进行全面评测，但腕关节的牵引可能是个治疗腕管综合征的替代方案，而主流的治疗手段或者是糖皮质激素注射或者是施行掌侧韧带手术以解放正中神经。而治疗的"黄金标准"当然是在必要的时候解决腕管综合征的物理病因，不论是工作功效学因素、职业因素还是兴趣爱好，然后使用夜间夹板固定，再对手、腕、上肢进行手法治疗。如果以上治疗方式不成功，可能最好的治疗方式就是手术了。

Villafañe 等（2013）检测了手法治疗和锻炼

对于腕掌关节的骨关节炎的治疗效果，发现关节松动、神经松动、运动比假干预组更管用，但他们承认还需进一步研究。

Rabin 等（2015）的研究发现，4 例患有亚急性甲状腺炎的参与者中有 3 例报告称关节松动、肌肉训练和电刺激疗法相比于注射糖皮质激素能更好地缓解症状。

Walker-Bone 等（2004）针对 1 例有桡腕疼痛的患者进行了案例分析，该患者两年前被诊断为桡骨茎突狭窄性腱鞘炎，分析发现针对腕和手的手法治疗在 4 周内减少了患者报告疼痛的次数。

Van Tulder 等（2007）发现，手法治疗加上运动治疗和自助咨询有利于治疗重复劳损，比如腱鞘炎和腕关节撞击征，但他们的研究规模不够大，数据也不够充足。

解剖

骨骼与关节解剖

手由 27 块骨骼组成，分为两组：腕包含 8 块腕骨，组成了腕与手的基底；指部包含 5 块掌骨和指骨的 14 块无籽骨。腕作为桥梁连接前臂和手（图 12.1）。除了腕骨，腕还包含了掌骨近区以及尺骨与桡骨的远端。所有这些骨骼都是这个复杂结构的一部分，让手和腕能做出一系列动作（Taylor 与 Schwarz 1955）。

腕骨

腕骨呈鹅卵石形，排成两列，一列在远端，一列在近端，每列 4 块。近侧列非常靠近桡骨远端，是一块居中的区域。它包含了手舟骨（舟形）、月骨（月状）、三角骨（三角形）和豌豆骨（类似豌豆）。这些骨头由韧带固定成一组。手舟骨、月骨和三角骨组成了桡腕关节。豌豆骨不参与近侧列的运动，因为它是一块籽骨，只有

一侧可以动（Virginia 1999）。还有一个部分也参与组成了完整的关节，这就是附着于桡骨远端和尺骨上并连接三角骨和月骨的关节盘。这一关节盘与桡骨远端形成一个凹陷的、椭圆形的关节表面，与近侧列凹形面对应。

远侧列近似掌骨区域，连接 5 块掌骨根部。它包括钩骨（钩形）、头状骨（头状）、大多角骨（桌形结构，两边均不平行）和小多角骨（桌形结构，两边平行）。腕骨远侧列通过腕骨间韧带互相结合形成整体。这些骨骼紧紧固定在腕骨上，形成了腕掌（CMC）关节（McCann 与 Wise 2011）。

掌骨

掌骨是细长的骨，末端多节。它们组成了腕骨和指骨之间的手掌。一只手上有 5 块掌骨，从拇指开始编号为 I ~ V（Virginia 1999）。

每块掌骨都有一个近端基底、一个骨干、一个骨颈和一个远端头。每块掌骨的远端头都与每根手指的指骨近端相连，形成掌指关节。每块掌骨近端都与最近的腕骨远端相连，这些关节称为腕掌关节（Taylor 与 Schwarz 1955）。

指骨

指骨是构成拇指与其余四指的骨，每只手共有 14 根指骨。拇指有 2 根指骨：近节指骨和远节指骨。其余每根手指都有 1 根近节、1 根中节和 1 根远节指骨。这些指骨通过远端指骨间关节（DIP）和近端指骨间关节（PIP）彼此结合。近节指骨基底与掌骨通过掌指关节（MCP）结合（Rhee 等 2006，McCann 与 Wise 2011）。

韧带

腕和手有很多不同韧带，其主要功能是保持关节稳定。

腕关节由一系列韧带固定，如掌韧带、桡腕背侧韧带、尺侧和桡侧副韧带。

这些韧带将桡骨、尺骨与腕骨结合在一

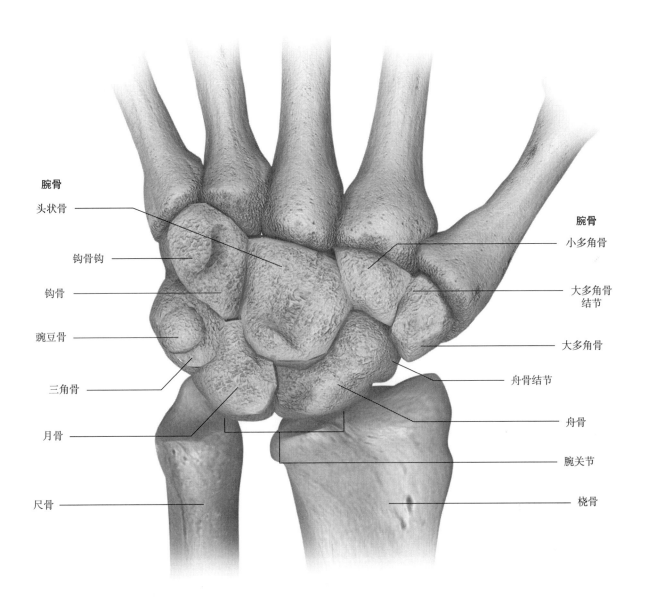

腕骨
- 头状骨
- 钩骨钩
- 钩骨
- 豌豆骨
- 三角骨
- 月骨
- 尺骨

腕骨
- 小多角骨
- 大多角骨结节
- 大多角骨
- 舟骨结节
- 舟骨
- 腕关节
- 桡骨

图 12.1　腕和腕骨

起。腕骨间关节由一组韧带凝聚成一个单元。这些韧带包括桡腕韧带、豆钩韧带以及腕骨间韧带（Platzer 2004）。

腕掌关节连接远侧列腕骨和掌骨近端基底。这些关节由一些强韧的韧带支撑，包括腕掌韧带和掌骨间韧带。与腕骨间关节相似，掌骨间关节也靠一组韧带支撑，比如背侧韧带、掌侧韧带、掌骨骨间韧带（Platzer 2004）。

掌指关节韧带将掌骨与近节指骨结合在一起。桡骨和尺骨附属韧带主要稳定掌指关节（Berger 与 Weiss 2003），但在这些关节中也发现了特殊韧带，比如掌骨深横韧带和指蹼韧带。

同掌指关节一样，近指间韧带、远指间韧带和指骨间关节韧带结构很相似（Petre 与 Deune 2013）。

活动范围

腕可以做 3 组动作：屈曲和伸展、旋前和旋后，以及桡、尺侧偏。Palmer 等（1985）认为腕关节的功能范围是 5° 屈曲、30° 伸展、10° 桡侧偏和 15° 尺侧偏。在另一项研究中，Nelson 等（1994）报道腕关节日常生活活动（ADL）平均范围为 50° 屈曲、51° 伸展、12° 桡侧偏和 40° 尺侧偏。基于量角器对 40 例腕部活动的测量，Ryu 等（1991）发现平均最小范围为 138° 屈曲—伸展（78° 屈曲到 60° 伸展）和 58° 桡—尺侧偏（21° 桡侧偏到 38° 尺侧偏）。表 12.1 展示了腕关节总体运动，表 12.2 展示了关于手的信息。

腕可以进行这种大范围活动是有代价的，且会导致很多手和腕疾病，最常见的是外伤。除此之外，手术可能会进一步使外伤情况复杂化。对手 / 腕关节解剖结构的详细的认识和理解对任何处理手或腕问题的手法治疗师或普通医师都是必要的，这有助于精确诊断病情并采取最有效的治疗。

表格 12.1　腕功能性动作和平均活动范围

活动单位	活动类型	活动范围（°）	参考
日常生活功能性活动范围	屈曲	45	Brigstocke 等（2013）
	伸展	50	
	桡侧偏	15	
	尺侧偏	40	
日常生活平均活动范围	屈曲	50	Nelson 等（1994）
	伸展	51	
	桡侧偏	12	
	尺侧偏	40	

流行病学

腕和手疾病

腕和手疾病是英国最常见的职业相关肌肉骨骼系统（MSK）疾病。发病率和患病率比其他任何肌肉骨骼系统疾病都要高。在 3 年的肌肉骨骼健康监护方案（MOSS）观察期间，Cherry 等（2001）发现在所有的 8070 个病例（估计）中上肢障碍占 66%，手和腕疾病占了总数的 44%。

在总人口中，成年人是手和腕障碍主要人群，而且女性比男性更普遍。Walker-Bone 等（2004）对 9696 名健康成年人进行了两个阶段的横断面研究，研究结果显示，女性的多种手和腕疾病的发病率高于男性（表 12.3）。表 12.4 列出了一些常见的腕和手病理情况。

腕和手损伤

手和腕是人体最易受伤的两个区域，分别占所有损伤的 10% 和 7%［健康及安全管理局（Health & Safety Authority）2011］。2009 年 Ootes 等（2012）向美国急救部展示了一项针对所有

表 12.2 手关节的正常和功能性活动范围

活动单位	关节名称	活动类型	活动范围（°）	
			平均	弧度范围
正常活动范围（拇指）	掌指关节	屈曲	0~56（占人口总数的 85%）	0~124
	指骨间关节	屈曲	（-）5~73	
正常活动范围（其余四指）	掌指关节	屈曲	0~100	0~290
	远端指骨间关节	屈曲	0~85	
	近端指骨间关节	屈曲	0~105	
功能性活动范围（拇指）	掌指关节	屈曲	21	40
	指骨间关节	屈曲	18	
功能性活动范围（其余四指）	掌指关节	屈曲	61	164
	远端指骨间关节	屈曲	39	
	近端指骨间关节	屈曲	60	

注：数据改编自 Hume 等（1990）。

表 12.3 总人口中手／腕估计发病率

诊断	总人口发病率（%）	
	男性（n=2696）	女性（n=3342）
桡骨茎突狭窄性腱鞘炎	0.5	1.3
腕腱鞘炎	1.1	2.2
腕管综合征	0.9	1.2
特殊腕／手疾病	2.6	3.6
非特异性腕／手疼痛	8.7	11.5
远侧指骨间关节骨性关节炎	1.1	2.8
拇指基底骨性关节炎	2.5	4.6

注：数据来自 Walker-Bone 等（2004）。

上肢损伤的数据库查询结果，他们发现手指是其中最易受伤的部位，手损伤占所有损伤的 38.4%。作者还报道，腕损伤占所有上肢损伤的 15.2%。手和腕损伤的年发病率也比其他损伤要高。据英国手外科学会（BSSH 2007）称，英国每年有将近 20% 的患者（即超过 136 万人）因为手／腕损伤到急诊室就诊。

腕和手检查

病史

详细了解患者既往病史以及当前主诉与体检同样重要。除了询问患者整体的健康情况，医护人员还应查看患者做重复动作时是否会不经意地伸展或屈曲腕和手指。还应询问患者是否有

表 12.4 手和腕的常见疾病

疾病	描述	参考文献
桡骨茎突狭窄性腱鞘炎	拇长展肌和拇短伸肌腱鞘炎 中年人发病最普遍 对女性影响是对男性的 8～10 倍 症状包括腕关节特定动作抓取困难、疼痛和压痛，且拇指基底疼痛	McRae（2010）
掌腱膜挛缩症	症状包括结节性增厚和掌腱膜挛缩 对环指影响最普遍，其次是中指和小指 主要发患者群为 40 岁以上男性 尤其影响北欧人；在中国、印度和非洲地区很少见 可能会伴随糖尿病、癫痫、痛风或酒精性肝硬化	Burge（1999），Mir（2003）
腕管综合征	正中神经穿过厚腕横韧带下的腕管时受到压迫 通常发患者群为中年人（30～60 岁），肥胖女性 老年女性比男性发病率高 4 倍 可能会伴随黏液性水肿、肢端肥大症、妊娠期疾病、肥胖、类风湿关节炎、原发性淀粉样变、痛风石性痛风、手重复动作 其症状包括手掌和手指麻木、刺痛、疼痛、无力	Silverstein 等（1987），Atroshi 等（1999）
尺管综合征	尺神经在通过腕尺侧管时受到压迫 病因包括神经结压迫、重复创伤、尺动脉疾病、炎症性关节炎和陈旧性腕掌骨骨折 症状包括手部小肌肉萎缩及无力	Grundberg（1984），McRae（2010）
风湿性关节炎	常见关节炎 逐渐影响肌腱、关节、肌肉、动脉和手、腕神经 导致严重畸形 使手功能瘫痪 对女性的影响是男性的 3 倍 高发人群：40～60 岁	Mir（2003）
伸肌腱鞘炎	手腕背部肌腱发炎 通常发患者群为 20～40 岁人群 通常由一段时期的过度活动引起	McRae（2010）
腕骨骨折（舟骨）	常见的腕部骨折 可能会有直接的轴向压力或手腕伸展过度 男性发病多于女性 多发于年轻男性（15～29 岁） 由摔伤，运动伤或手过度伸展外伤引起 症状包括手腕运动疼痛、腕部肿胀、腕部压痛和拇指基底压痛	Fisk（1970），Leslie 与 Dickson（1981）
槌状指	手指指伸肌腱损伤 由远端指骨间关节伸肌功能障碍引起 通常手指受物体撞击使大范围远侧指骨间关节强制屈曲 症状包括指甲下压痛、疼痛和受伤指端肿胀，且无法伸直指尖	Wang 与 Johnson（2001），Anderson（2011）
手部肿瘤	软组织发病 常见神经节肿瘤、黏液囊肿、植入皮样囊肿、软骨瘤骨样骨瘤和孤立性血管球肿瘤	McRae（2010）

疼痛、肿胀、麻木、刺痛或任何其他腕、手掌或手指的问题。在大多数情况下，患者的叙述有助于缩小鉴别诊断范围，加快体格检查。

危险信号

表 12.5 总结了腕和手严重的病理体征和症状。

体检

要系统地对腕和手进行检查。对腕 / 手的整体评估应该包括视诊、触诊、动作范围的测试和多种特殊检查。

视诊

体格检查开始时，应该细心地观察患者手、腕和前臂。检查人员应该观察患者手的使用情况。检查还应该包括指甲，观察颜色是否正常（有无发紫或苍白）以及指甲内是否有感染、出血、异常平坦、杵状指。手的任何形式的肿胀、关节分离、淤血、关节不对称、功能缺失或骨畸形都要记录下来以便进一步检查。除此之外，还可通过观察大鱼际和小鱼际隆起来寻找肌肉萎缩的表现（McRae 2010）。

触诊

腕和手的检查要对几处重要的骨骼和软组

表 12.5　腕和手严重的病理危险信号

疾病	体征和症状	病症	体征和症状
月骨骨折	手腕普遍疼痛 手背伸受伤史或手过伸摔伤史 抓取物体或移动手腕时有剧烈疼痛 抓取力变小	肿瘤	有癌症史 不对称或不规则损伤 可能为恶性肿瘤 无法解释的畸形、肿块或肿胀 皮肤发白，有晒伤史
舟骨骨折	手过伸摔伤史 拇指基底疼痛伴或不伴肿胀或者擦伤 抓取物体时有剧烈疼痛 移动或旋转手腕或拇指障碍 手腕活动减少	感染	发热，发冷 近期有细菌感染 近期有割伤、擦伤或刺伤 无法解释的体重下降
长屈肌腱断裂	手掌损伤 手指间麻木 弯曲手指疼痛 无法移动或弯曲一个或多个手指关节，比如远端或近端指骨间关节 屈肌被迫收缩		

注：数据来自 Hunter 等（2002），Weinzweig 与 Gonzalez（2002），Phillips 等（2004），Forman 等（2005）。

织结构进行触诊，以确定病变区域。触诊要包括鼻烟窝部位解剖学分析、桡骨和尺骨茎突、舟骨结节、豌豆骨、钩骨、伸屈肌腱、各个手指和任何增大的关节（Cooper 2007）。要对远端和近端指骨间关节内外表面进行触诊，以判断是否有赫伯登结节和布夏尔结节之类的异常表现。手背伸肌腱的触诊对有类风湿关节炎的患者很重要，因为滑膜炎可能会导致肌腱断裂。此外，要对屈肌腱进行触诊以确定是否有任何手指挛缩（Lynch 2004）。

活动范围

检查人员应该仔细评测手指和腕的活动范围，还要对拇指、其余手指、腕和前臂力量进行检测。要测量并记录手腕以及掌指关节和每根手指的指骨间关节主动和被动活动范围。检查人员可以使用量角器测量活动范围（McRae 2010）。

在检查手和腕时，检查者要暴露患者整个上肢并进行测量。对整个上肢的评测很重要，因为受伤后经常伴随继发僵硬以及受伤肢体和其他肢体关节活动受限（Fisher 1984）。

特殊检查

见表 12.6。

表 12.6　腕和手的特殊检查

检查	方法	阳性体征	说明
提尼尔征	检查人员轻轻敲患者手腕掌侧正中神经表面	神经有刺痛感或感觉异常	腕管综合征
非仑征	检查人员指导患者保持手腕完全屈曲 1~2 分钟。	正中神经异常感觉加剧	腕管综合征
皱纹（萎缩）征	将患者手指浸在温水中大约 30 分钟。 之后检察人员将患者手指从水中拿出观察手指指腹皮肤是否有皱纹。	手指无褶皱	手指神经支配缺失
墨菲征	检查人员让患者握拳，然后观察第 3 掌骨位置。	第 3 掌骨头与第 2 和第 4 掌骨头平行	月骨脱位
弗若墨特征	让患者用拇指和示指抓紧一张纸。检查人员试着将纸抽走	患者拇收肌无力，拇指指骨间关节屈曲	尺神经瘫痪
指浅屈肌检查	检查人员指导患者屈曲患病手指近端指骨间关节，同时保持其他手指伸展	无法屈曲近端指骨间关节	指浅屈肌断裂
指伸屈肌检查	检查人员指导患者伸直患病手指远端指骨间关节，同时保持其他手指伸直	无法屈曲远端指骨间关节	指伸屈肌断裂
艾伦征	检查人员指导患者握紧拳头，然后多次完全打开。之后患者挤压拳头，使血液从手和手指中流走。检查人员按压桡尺动脉。患者放松手，检查人员一次放开一处动脉，观察手和手指颜色	桡侧或尺侧半边手没有立即变红	桡动脉或尺动脉闭塞

注：数据来自 Baxter（2003），Lynch（2004），Cooper（2007），McR（2010）。

腕和手周围附着肌肉

见表 12.7。

表 12.7　腕和手周围附着肌肉

名称	起点	止点	作用	神经分布
桡侧腕屈肌	肱骨内上髁（常见的屈肌腱）	第 2 和第 3 掌骨基底	屈曲和外展手腕	正中神经（$C_6 \sim C_7$）
掌长肌	肱骨内上髁（常见的屈肌腱）	屈肌支持带和掌腱膜	屈曲手腕	正中神经（$C_6 \sim C_7$）
掌短肌	屈肌支持带，掌腱膜	手掌皮肤	皱起手掌皮肤	尺神经（$C_8 \sim T_1$）
尺侧腕屈肌	肱侧头：肱骨内上髁（常见的屈肌腱） 尺侧头：尺骨鹰嘴内缘	豌豆骨、钩骨钩和第 5 掌骨基底	屈曲和外展手腕	尺神经（$C_8 \sim T_1$）
指浅屈肌	肱尺头：肱骨内上髁（常见的屈肌腱），尺喙突内缘 桡骨头：桡骨体，前表面	4 根手指中节指骨前表面	屈曲手指	正中神经（$C_7 \sim T_1$）
指深屈肌	尺骨内前表面上部 3/4 的区域，骨间膜喙突内表面	远端指骨基底	屈曲手指	内部：尺神经（$C_8 \sim T_1$） 外部：正中神经（$C_8 \sim T_1$）
拇长屈肌	桡骨前表面，骨间膜，肱骨内上髁，偶尔还有尺骨喙突	远端拇指指骨基底	屈曲拇指	正中神经（$C_8 \sim T_1$）
指伸肌	肱骨外上髁（常见的伸肌腱）	所有手指指骨外侧和背面	伸展手腕和手指	桡神经（$C_7 \sim C_8$）
小指伸肌	肱骨的外表面（常见的伸肌腱）	小指指骨基底背面	伸展小指	桡神经（$C_7 \sim C_8$）
尺侧腕伸肌	常见的伸肌腱（外上髁），尺骨	小指指骨基底背面	伸展并外展手腕	桡神经（$C_7 \sim C_8$）
桡侧腕长伸肌	肱骨外侧髁上嵴下 1/3	环指掌骨基底	腕部的伸展并外展手腕	桡神经（$C_6 \sim C_7$）
桡侧腕短伸肌	肱骨外上髁（常见的伸肌腱）	中指掌骨基底	伸展并外展手腕	桡神经（$C_7 \sim C_8$）
小指展肌	豌豆骨，尺侧腕屈肌腱	小指近节指骨内基底	外展小指	尺神经（$C_8 \sim T_1$）
小指短屈肌	钩骨钩	小指近节指骨内基底	屈曲小指	尺神经（$C_8 \sim T_1$）
小指对掌肌	钩骨钩和屈肌支持带	小指掌骨内缘	向相反方向拉拇指，屈曲	尺神经（$C_8 \sim T_1$）

续表

名称	起点	止点	作用	神经分布
蚓状肌（由4块肌肉组成）	掌肌腱和指深屈肌	外侧伸指肌	屈曲掌指关节，伸展指骨间关节	外蚓状肌：正中神经（$C_8 \sim T_1$） 内蚓状肌：尺神经（$C_8 \sim T_1$）
骨间背侧肌	从二头肌结构到掌骨表面	指骨近端基底	从中线（中指）外展手指	尺神经（$C_8 \sim T_1$）
骨间掌侧肌	拇指：掌骨内基底 示指、环指和小指：掌骨前表面	拇指：近节指骨内基底 示指：近节指骨内基底 环指和小指：近节指骨外基底	从中线（中指）外展手指，辅助屈掌	尺神经（$C_8 \sim T_1$）
拇对掌肌	大多角骨和屈肌支持带	拇指掌骨外缘	拇指对掌运动	正中神经（$C_8 \sim T_1$）
拇短伸肌	大多角骨、屈肌支持带和拇指掌骨	拇指近节指骨基底	屈曲拇指，辅以外展和旋转	外部：正中神经（$C_8 \sim T_1$） 内部：尺神经（$C_8 \sim T_1$）
拇短展肌	舟骨、大多角骨和屈肌支持带	拇指近节指骨基底	外展拇指	正中神经（$C_8 \sim T_1$）
拇收肌	横头：中指掌骨前表面 斜头：拇指和示指掌骨、小多角骨和头状骨的前表面	拇指近节指骨基底和尺侧籽骨	外展拇指	尺神经（$C_8 \sim T_1$）

手法：腕和手

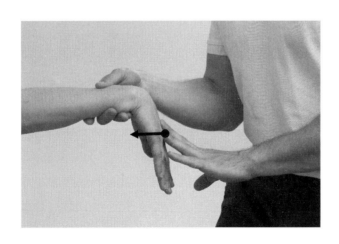

T12.1　掌屈

· 治疗师站在患者面前，在需要治疗的手的一侧。

· 用一只手握住患者前臂远端，患者手保持旋前姿势。

· 将另一只手的手指尖放在患者手背上部，引导（手掌）屈曲至最大限度。

· 手掌屈曲约 45°。

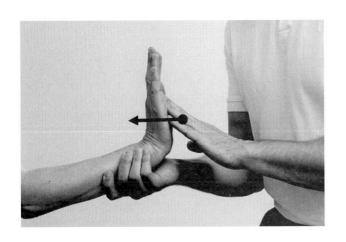

T12.2　伸腕

- 治疗师站在患者面前，在需要治疗的手的一侧。
- 用一只手握住患者前臂远端下部。
- 将相应的手指尖放在患者手掌上部，引导患者手腕做背伸运动。
- 背伸约 50°。

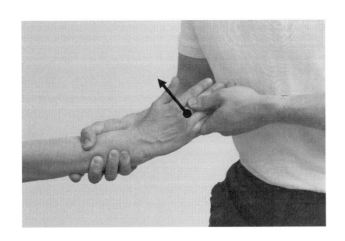

T12.3　桡侧偏

- 患者仰卧，治疗师站在患者身边。
- 将患者手腕调整至中立位姿势，手搭在患者前臂远端上，另一只手放在腕内侧缘上。
- 一只手稳定患者前臂的同时，向基底的方向施压。
- 另一只手引导患者手向桡骨方向做侧屈（外侧／桡侧偏）。
- 桡侧偏约 15°。

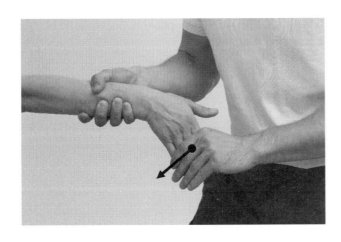

T12.4　尺（内）侧偏

- 患者仰卧，治疗师面向患者头部，内侧手握住患者前臂，患者手腕应处于中立位姿势。
- 用另一只手握住患者的外侧指骨。
- 稳定患者手腕的同时，引导尺（内）侧偏。
- 尺侧偏约 40°。

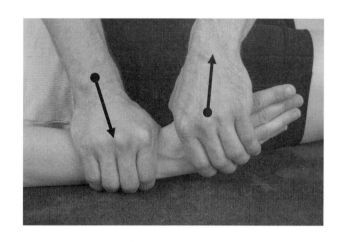

T12.5　桡（外）侧关节松动

- 患者仰卧，治疗师面向患者头部，内侧手握住患者前臂，患者手腕应保持中立位姿势。
- 用另一只手握住患者外侧指骨。
- 稳定患者手腕的同时，引导手向桡（外）侧做偏斜运动至能承受的最大限度。

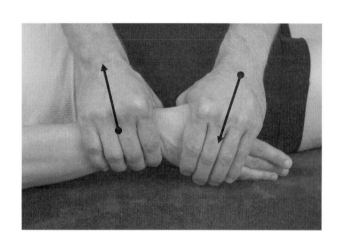

T12.6　尺（内）侧关节松动

- 患者仰卧，治疗师站在患者身旁。
- 将患者手腕调整至中立位，将一只手搭在前臂远端。另一只手放在腕内上缘。
- 用手稳定患者前臂，将其抬起。
- 另一只手施压，引导侧屈（内侧／尺侧偏）至尺骨方向。

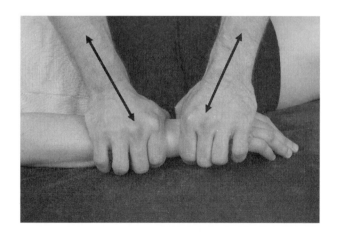

T12.7　远端前－后腕掌关节松动

- 患者仰卧，治疗师站在患者身旁。
- 患者手腕向下。
- 用一只手握住远端腕骨。
- 另一只手握住掌骨基底。
- 固定腕骨远侧列同时向台面方向施压，将掌骨抬升引导位移。
- 这一动作也可反过来做，对手远端施压，抬升手近端。
- 治疗师还可以在桡侧腕骨近侧列和腕骨间列上做这一动作（见 T12.8 腕骨间前－后关节松动）。

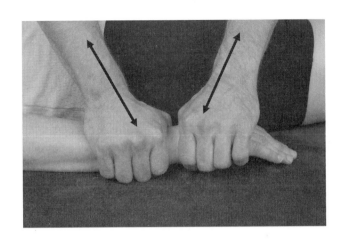

T12.8　腕骨间前－后关节松动

- 患者仰卧，治疗师站在患者身旁。
- 患者手腕向下。
- 用一只手握住患者腕骨远侧列。
- 用另一只手握住患者腕骨近侧列
- 向台面方向施压固定腕骨近侧列，同时抬升腕骨远侧列引导位移。
- 这一动作还可以反过来做，按压手远端，抬升手近端。

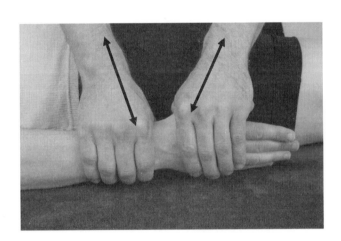

T12.9　远端腕掌骨内－外关节松动

- 患者仰卧，治疗师站在患者身旁。
- 调整患者手腕至中立位。
- 用一只手握住患者腕骨远侧列。
- 另一只手握住患者腕骨。
- 向台面方向施压固定掌骨基底，抬升手腕引导位移。
- 这一动作可以反过来做，按压手远端，抬升手近端。
- 治疗师还可以在桡侧腕骨近侧列上做这一动作。

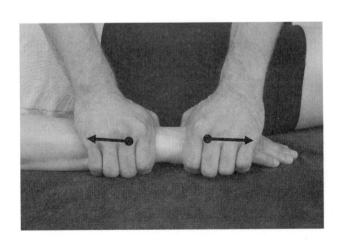

T12.10　腕牵引

- 治疗师站在仰卧患者身旁，面向手腕并使其保持水平。
- 握住患者腕骨列，患者手腕向下。
- 用一只手握住桡骨和尺骨最远端的部分，双手缓慢互相远离，从而引导牵引。

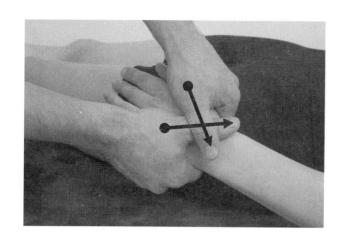

T12.11　腕骨关节松动

· 患者仰卧，治疗师站在患者身旁。

· 治疗师将拇指放于患者腕骨上，同时将其他手指置于患者掌心。

· 向内按压拇指找到想要治疗的腕骨，并引导一个"8字形"动作对关节进行松动。这一动作可能会包含全方位动作。

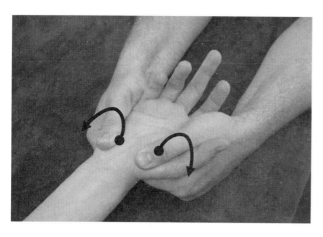

T12.12　掌侧韧带松动

· 患者仰卧，治疗师将患者手心向上，保持中立位。

· 治疗师面向患者头部，将外侧手的拇指放置在患者第1和第2指骨中间。将内侧手的拇指放置在患者外侧手掌上。

· 对两拇指之间以及其他手指间区域施压，同时向上翻转双手以拉伸掌侧韧带。

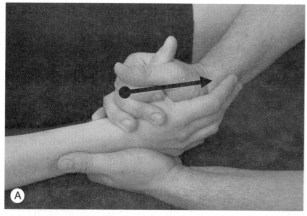

T12.13　拇指关节松动

· 患者仰卧，治疗师站在患者身旁。

· 用外侧手握住患者手的尺骨缘以稳定腕和手。

· 用内侧手握住患者第1指骨基底，向掌指关节引导前－后的切力。

· 参考图A和图B，注意手的不同姿势。

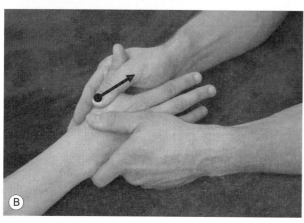

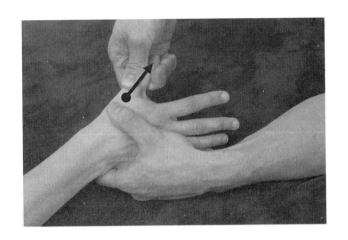

T12.14 拇指牵引

- 患者仰卧，治疗师站在患者身旁。
- 用外侧手拇指扣住患者手背，其他手指包在患者手掌中，稳定住第 1 掌骨。
- 用内侧手握住患者第 1 指骨基底，并向掌指关节引导牵引力。

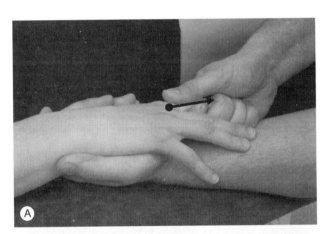

T12.15 手指牵引

- 患者仰卧，治疗师站在患者身旁，面向患者头部。患者掌心向下。
- 用外侧手支撑患者手掌，稳定腕骨列和手腕。
- 用内侧手拇指扣住近节指骨，并向掌指关节引导牵引力，这一动作适用于所有手指。

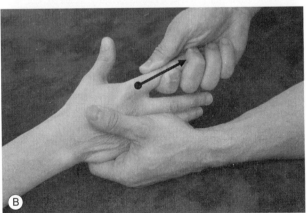

参考文献

Abbas MA, Afifi AA, Zhang Z, et al (1998). Mcta-analysis of publishcd studies of work-related carpal tunnel syndrome. International Journal of Occupational and Environmental Health 4:160-167.

Alfonso C, Jann S, Massa R, et al (2010). Diagnosis, treatment and follow-up of the carpal tunnel syndrome: a review. Neurological Sciences 31(3):243-252.

Anderson D (2011). Mallet finger: management and patient compliance. Australian Family Physician 40(1/2):47.

Atroshi I, Gummesson C, Johnsson R, et al (1999). Prevalence of carpal tunnel syndrome in a general population. Journal of the American Medical Association 282(2):153-158.

Barcenilla A, March LM, Chen JS, et al (2012). Carpal tunnel syndrome and its relationship to occupation: a meta-analysis. Rheumatology 51(2):250-261.

Baxter RE (2003). Pocket Guide to Musculoskeletal Assessment. Philadelphia: WB Saunders.

Becker J, Nora DB, Gomes I, et al (2002). An evaluation of gender, obesity, age and diabetes mellitus as risk factors for carpal tunnel syndrome. Clinical Neurophysiology 113(9):1429-1434.

Berger RA, Weiss APC eds (2003). Hand Surgery (Vol. 1). Philadelphia: Lippincott Williams & Wilkins.

Brigstocke G, Hearnden A, Holt CA, et al (2013). The functional range of movement of the human wrist. Journal of Hand Surgery (European Volume) 38(5):554-556.

BSSH (2007). Hand Surgery in the UK: Manpower, resources, standards and training. London: British Society for Surgery of the Hand.

Burge P (1999). Genetics of Dupuytren's disease. Hand Clinics 15(1):63-71.

Burke J, Buchberger DJ, Carey-Loghmani MT, et al (2007). A pilot study comparing two manual therapy interventions for carpal tunnel syndrome. Journal of Manipulative and Physiological Therapeutics 30(1):50-61.

Carlson H, Colbert A, Frydl J, et al (2010). Current options for nonsurgical management of carpal tunnel syndrome. International Journal of Clinical Rheumatology 5(1):129-142.

Cherry NM, Meyer JD, Chen Y, et al (2001). The reported incidence of work-related musculoskeletal disease in the UK: MOSS 1997–2000. Occupational Medicine 51(7):450-455.

Cooper G (2007). Pocket Guide to Musculoskeletal Diagnosis. New York: Springer Science+Business Media.

Dale AM, Harris-Adamson C, Rempel D, et al (2013). Prevalence and incidence of carpal tunnel syndrome in US working populations: pooled analysis of six prospective studies. Scandinavian Journal of Work, Environment and Health 39(5):495.

Fisher TR (1984). The Hand. Examination and Diagnosis: American Society for Surgery of the Hand. Edinburgh: Churchill Livingstone.

Fisk GR (1970). Carpal instability and the fractured scaphoid. Annals of the Royal College of Surgeons of England 46(2):63-76.

Forman TA, Forman SK, Rose NE (2005). A clinical approach to diagnosing wrist pain. American Family Physician 72(9):1753-1758.

Geoghegan JM, Clark DI, Bainbridge LC, et al (2004). Risk factors in carpal tunnel syndrome. The Journal of Hand Surgery (British and European Volume) 29(4):315-320.

Grundberg AB (1984). Ulnar tunnel syndrome. Journal of Hand Surgery (British and European Volume) 9(1):72-74.

Health & Safety Authority (2011). Summary of Workplace Injury, Illness and Fatality Statistics 2010–2011, pp. 1–40.

Heebner ML, Roddey TS (2008). The effects of neural mobilization in addition to standard care in persons with carpal tunnel syndrome from a community hospital. Journal of Hand Therapy 21(3):229-241.

Huisstede BM, Hoogvliet P, Randsdorp MS, et al (2010). Carpal tunnel syndrome. Part I: Effectiveness of nonsurgical treatments – a systematic review. Archives of Physical Medicine and Rehabilitation 91(7):981-1004.

Hume MC, Gellman H, McKellop H, et al (1990). Functional range of motion of the joints of the hand. The Journal of Hand Surgery 15(2):240-243.

Hunter JM, Mackin EJ, Callahan AD (2002). Rehabilitation of the Hand and Upper Extremity, 5th ed. Maryland Heights, Mo: Mosby.

Katims JJ, Rouvelas P, Sadler B, et al (1989). Current perception threshold: Reproducibility and comparison with nerve conduction in evaluation of carpal tunnel syndrome. Transactions of the American Society for Artificial Internal Organs 35:280-284.

Leslie IJ, Dickson RA (1981). The fractured carpal scaphoid. Natural history and factors influencing outcome. Journal of Bone and Joint Surgery (British Volume) 63(2):225-230.

Lynch JM (2004). Hand and wrist injuries: Part I. Nonemergent evaluation. American Family Physician 69(8):1941-1948.

McCann S, Wise E (2011). Kaplan Anatomy Coloring Book. Wokingham: Kaplan Publishing; 37-39.

McKeon JMM, Yancosek KE (2008). Neural gliding techniques for the treatment of carpal tunnel syndrome: a systematic review. Journal of Sport Rehabilitation 17(3):324-341.

McRae R (2010). Clinical Orthopaedic Examination, 6th ed. Edinburgh: Elsevier Health Sciences; 89-120.

Maghsoudipour M, Moghimi S, Dehghaan F, et al (2008). Association of occupational and non-occupational risk factors with the prevalence of work related carpal tunnel syndrome. Journal of Occupational Rehabilitation 18(2):152-156.

Meems M, Den Oudsten B, Meems BJ, et al (2014). Effectiveness of mechanical traction as a non-surgical treatment for carpal tunnel syndrome compared to care as usual: study protocol for a randomized controlled trial. Trials 15(1):180.

Mir MA (2003). Atlas of Clinical Diagnosis. Philadelphia: WB Saunders.

Nelson DL, Mitchell MA, Groszewski PG, et al (1994). Wrist range of motion in activities of daily living. In: F. Schuind, KN An, WP Cooney III et al eds. Advances in the Biomechanics of the Hand and Wrist. New York: Springer; 329-334.

Newport ML (2000). Upper extremity disorders in women. Clinical Orthopaedics and Related Research 372:85-94.

O'Connor D, Page MJ, Marshall SC, et al (2012). Ergonomic Positioning or Equipment for Treating Carpal Tunnel Syndrome. The Cochrane Library.

Ootes D, Lambers KT, Ring DC (2012). The epidemiology of upper extremity injuries presenting to the emergency department in the United States. Hand 7(1):18-22.

Page MJ, O'Connor D, Pitt V, et al (2012). Exercise and Mobilisation Interventions for Carpal Tunnel Syndrome. The Cochrane Library.

Palmer AK, Werner FW, Murphy D, et al (1985). Functional wrist motion: a biomechanical study. The Journal of Hand Surgery 10(1): 39-46.

Palmer KT, Harris EC, Coggon D (2007). Carpal tunnel syndrome and its relation to occupation: a systematic literature review. Occupational Medicine 57:57-66.

Petre BM, Deune EG (2013). Anatomy of the Metacarpophalangeal and Interphalangeal Ligaments. Medscape.

Phillips TG, Reibach AM, Slomiany WP (2004). Diagnosis and management of scaphoid fractures. American Family Physician 70:879-892.

Platzer W (2004). Locomotor System. Color Atlas of Human Anatomy, Vol. 1. Stuttgart: Thieme.

Rabin A, Israeli T, Kozol Z (2015). Physiotherapy management of people diagnosed with de Quervain's disease: a case series. Physiotherapy Canada 67(3):263-267.

Rhee T, Neumann U, Lewis JP (2006). Human hand modeling from surface anatomy. In: Proceedings of the 2006 Symposium on Interactive 3D Graphics and Games. ACM; 27-34.

Ryu J, Cooney WP, Askew LJ, et al (1991). Functional ranges of motion of the wrist joint. The Journal of Hand Surgery 16(3):409-419.

Silverstein BA, Fine LJ, Armstrong TJ (1987). Occupational factors and carpal tunnel syndrome. American Journal of Industrial Medicine 11(3):343-358.

Taylor CL, Schwarz RJ (1955). The anatomy and mechanics of the human hand. Artificial Limbs 2(2):22-35.

Van Tulder M, Malmivaara A, Koes B (2007). Repetitive strain injury. Lancet 369(9575):1815-1822.

Villafañe JH, Silva GB, Chiarotto A (2013). Effects of passive upper extremity joint mobilization on pain sensitivity and function in participants with secondary carpometacarpal osteoarthritis. Journal of Manipulative and Physiological Therapeutics 35(9):735-742.

Virginia C (1999). Bones and Muscles: An Illustrated Anatomy. New York: Wolf Fly Press; 84-86.

Walker-Bone K, Palmer KT, Reading I, et al (2004). Prevalence and impact of musculoskeletal disorders of the upper limb in the general population. Arthritis Care and Research 51(4):642-651.

Wang QC, Johnson BA (2001). Fingertip injuries. American Family Physician 63(10):1961.

Weinzweig N, Gonzalez M (2002). Surgical infections of the hand and upper extremity: a county hospital experience. Annals of Plastic Surgery 49(6):621-627.

第13章
膝关节

刘 杨 张 路 张沈彤 吴心月 译

简介

在全球范围内，膝关节是最易发生骨关节炎改变的关节，据报道，仅仅在美国就有900万人罹患此病（Helmick 等 2008，Lawrence 等 2008）。膝关节也是最容易致残和出现症状的关节（Corti 与 Rigon 2003，De Filippis 等 2004，Arden 和 Nevitt 2006）。在约70%的有明显症状的人群和约40%的40岁及以上无明显症状的人群中，我们可以观察到膝关节的骨关节炎改变等（Du 等 2005，Englund 等 2008）。

尽管有些人会质疑膝关节外科手术的长期疗效（Katz 等 2013，Yim 等 2013），但在过去的十年中，膝关节外科手术尤其是膝关节内窥镜技术得到了更为广泛的应用（Kim 等 2011，Bohensky 等 2012，Harris 等 2013，Thorlund 等 2014）。

临床上一直以来都有针对膝关节手术后人群护理的方案，而现在我们有了越来越多的关于术前护理（运动疗法或手法治疗）的短期和长期疗效的研究数据（Ackerman 与 Bennell 2004，Wallis 与 Taylor 2011，Hoogeboom 等 2012）。在膝关节内窥镜手术后康复的第一阶段，主动运动有助于活动范围的增加并有利于膝关节内的流体动力学的改善（UW Health 2011）。Grella（2013）同时指出，在膝关节手术后，早期主动的关节活动较持续性被动运动更为有效。

国家成人骨关节炎临床护理及管理指南（NICE 2008）建议，在膝骨关节炎的治疗中将主动运动作为一个关键组成部分。Moss 等（2007）提出，退变的膝关节，通过主动运动可以在近端和远端组织起到减弱神经痛觉的效果。Sluka 等（2006）报道，慢性炎症状态下的大鼠膝关节通过节律性运动可以出现与以上相似的痛阈降低。同时指出，痛阈的降低可以引起双向影响，比如可能造成中枢神经系统的损伤。Pollard（2008）提出，针对膝关节骨关节炎的患者采用短期的手法治疗可以减少已知症状的发生。

手法治疗结合主动锻炼，能够减少外科手术中关节置换术和关节内注射的需求（Deyle 等 2000）。Fransen 等（2001）提出膝关节的手法治疗不仅仅能降低疼痛程度，同时还能提升生活质量。在他们的试验中，Crossley 等（2002）发现通过6周为1个疗程的手法治疗及规范的锻炼，能够减少主观疼痛，减少残疾的发生，并能降低伴髌股关节痛的患者的损伤。这些结论同样在 Taylor 与 Brantingham（2003），Stakes 等（2006）和 Collins 等（2012）的研究中得到了反映。

解剖

作为人体最大、最复杂的关节，膝关节由骨骼、软骨、韧带和肌腱组成（图13.1）。

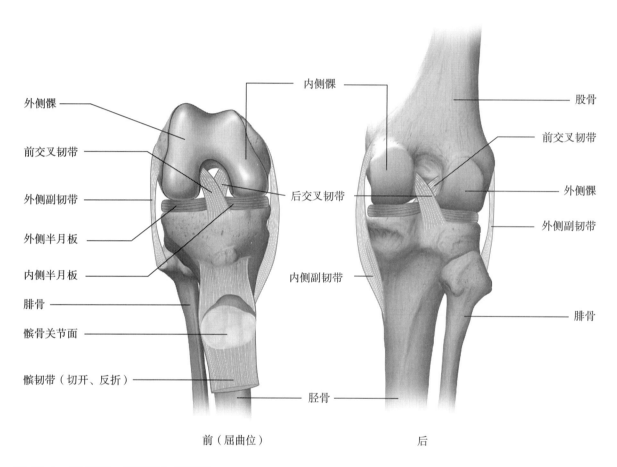

外侧髁

前交叉韧带

外侧副韧带

外侧半月板

内侧半月板

腓骨

髌骨关节面

髌韧带（切开、反折）

内侧髁

后交叉韧带

前（屈曲位）

股骨

前交叉韧带

外侧髁

外侧副韧带

内侧副韧带

腓骨

胫骨

后

图 13.1　膝关节：前面观与后面观

膝关节连接着大腿和小腿，是由股骨、胫骨、腓骨和髌骨4块骨骼构成的解剖结构。除了腓骨外，这些骨骼都在膝关节中有各自的功能（Kishner等2015）。

膝关节是一个具有滑膜的滑车关节，又可以分为3个不同且独立存在的部分。我们所知道的最主要的关节——股胫关节，分为内侧和外侧两部分。这两部分分别由股骨（大腿骨）的内侧髁与外侧髁和胫骨的内侧髁与外侧髁组成。2个楔形关节盘（内侧半月板和外侧半月板）在股骨髁部和胫骨髁部之间提供填充和支持。

膝关节第3部分，被称为髌股关节，由髌骨及股骨远端组成。以上所有的关节都有关节囊包裹，并由韧带连接内部和外部（Tate 2009）。

膝关节的构造能够很好地在垂直方向和水平方向传输身体的重量。它通过腿部的屈伸来实现负重。当膝关节处于屈曲状态时能够允许下肢内旋和外旋，但是在伸直的状态下无法实现。要完成许多日常动作，如步行、跑、踢腿、坐、站立，膝关节的稳定性和正常活动是至关重要的（Mader 2004）。

骨骼解剖

股骨

股骨是四肢骨架中的一个重要组成部分，它是人体中最长且最强壮的骨。股骨长度与人体长度的比值平均为26.74%，这个数值在男性与女性，以及大多数民族范围内的变化非常有限（Feldesman等1990）。

股骨位于大腿，范围从髋到膝。股骨近端有一个光滑、球面状突起称为股骨头，与髋臼相连。

股骨远端有双髁与胫骨髁相连接。在许多日常活动中，包括步行、跑、跳和站时，股骨支撑身体的重量（OpenStax 2013）。

胫骨

胫骨又称为小腿骨，是小腿的内侧骨。它位于股骨远端和腓骨内侧。它是人体除股骨外最长的骨，比腓骨更大、更强壮。它参与组成膝关节，连接股骨内侧和外侧髁。它与腓骨、跗骨构成踝关节。胫骨与腓骨通过骨间膜相联结，其形成的联合称为韧带联合（Standring 2008）。

胫骨是小腿承载身体重量的主要骨骼。胫骨在执行大量的腿部活动如跑步、散步和跳跃过程中是至关重要的。

腓骨

腓骨又称为小胫骨，它是所有长骨中最纤细的。它在腿部的外侧，走行方向与胫骨相平行。它在上下两端都与胫骨相联结。它比胫骨小而且相当纤细。腓骨并不与股骨和髌骨相连（Mader 2004）。

腓骨几乎不承受身体的重量。它很大程度上是被肌肉所包绕并为肌肉提供附着之处。腓骨在踝关节的稳定中起着重要作用，能为胫骨提供支持。

髌骨

髌骨，又称为膝盖骨，是一个大型的籽骨。虽然不同人之间，髌骨的形状可能有轻微的差别，但它通常为一块扁平的三角形的骨，其尖端向下。

髌骨的背面与股骨相连，其底部与股四头肌伸肌的肌腱连接，股四头肌是覆盖大腿前侧和两侧的大肌群。髌骨并不与胫骨相连接，在功能上，它为膝关节的前面提供保护（OpenStax 2013）。

韧带

膝关节韧带包括多条联系膝盖骨骼的韧带，

能保护关节囊和关节稳定。

这些韧带被分为两种：关节囊内韧带和关节囊外韧带。囊外的韧带在膝关节的内外两侧。这些韧带包括腓骨侧韧带（外侧副韧带）、胫骨侧韧带（内侧副韧带）、腘韧带、腘斜韧带。关节囊内韧带位于膝关节的核心部分，包括前交叉韧带、后交叉韧带和板股后韧带（Kishner 等 2015）。

4条膝关节韧带（内、外侧副韧带及前、后交叉韧带）的作用主要是维持膝关节的稳定，限制异常或过度运动。内、外侧副韧带能够防止股骨在胫骨平台上左右移动。前、后交叉韧带彼此交叉形成 X 形（因此而得名），它们的功能是防止股骨在胫骨平台前后移动（OpenStax 2013）。

关节活动度

膝关节能够完成屈伸运动，在膝关节屈曲时允许有轻微的内旋与外旋（表 13.1）。标准

的活动范围随年龄的改变而变化（表 13.2）。膝关节活动的范围通常是用一只手持测角仪测量，但也可以使用视觉评估和影像学测向术（表 13.3）。

流行病学

膝关节疼痛

膝关节疼痛是一种很常见的情况，许多人在人生的很多阶段都经历过。它在几乎全球范围内影响着非常多的人，持续性地对生理功能

表 13.1　膝关节的正常活动范围

动作	活动度（°）
屈曲	120~150
伸展	5~10
外旋（屈膝 90°）	30~40
内旋（屈膝 90°）	10

注：数据来自 Schünke 等 (2006)。

表 13.2　不同年龄正常膝关节活动范围参考值

年龄（岁）	动作	活动度（°）	
		男性	女性
2~8	屈曲	147.8 (146.6~149.0)	152.6 (151.2~154.0)
	伸展	1.6 (0.9~2.3)	5.4 (3.9~6.9)
9~19	屈曲	142.2 (140.4~144.0)	142.3 (140.8~143.8)
	伸展	1.8 (0.9~2.7)	2.4 (1.5~3.3)
20~44	屈曲	137.7 (136.5~138.9)	141.9 (140.9~142.9)
	伸展	1.0 (0.6~1.4)	1.6 (1.1~2.1)
45~69	屈曲	132.9 (131.6~134.2)	137.8 (136.5~139.1)
	伸展	0.5 (0.1~0.9)	1.2 (0.7~1.7)

注：数据来自 Soucie 等 (2011)。

表 13.3　不同测量方法测量膝关节屈伸运动活动度的比较

动作	活动度（°）		
	视觉估测	手持测角仪	影像学测量
屈曲	146	138	144
伸展	-3.5	-6.3	-4.2

造成损伤，并导致巨大的社会负担。

膝关节疼痛可以出现在所有人群中，包括年轻人和老年人、男性与女性，还有许多运动项目的运动员。在英国 16 岁以上的一般人群中，对 4515 名参与者的调查发现，有 19% 的人存在膝关节疼痛（在过去 1 个月中至少持续 1 周）。一项针对 8～13 岁青春期前人群的有 1756 名参与者的调查显示，有 12% 的人存在膝关节疼痛（在过去 1 个月中至少持续 1 周）（El-Metwally 等 2006）。

膝关节疼痛的发病率在男性和女性中均随着年龄的增加而增加，因此，膝关节疼痛常见于老年人的主诉。在过去的几十年里，许多研究都估测过老年人膝关节疼痛的患病率。Peat 等（2001）在回顾研究中提到，英国的患病率为 13%～28%，其变化受研究分组的设计、调查方法、诊断标准、病情的复杂性所影响。此外，一项英国近期的社会调查（6792 名受访者）报道，在过去的 12 个月，年龄在 50 岁以上的人群中有 46.8% 的人都有膝关节疼痛的症状，其中 33% 的人曾咨询过他们的医师（Jinks 等 2004）。尽管针对膝关节骨关节炎病因的理论研究有很多，但是众所周知的是女性比男性的患病率更高（Lachance 等 2002）。膝关节骨关节炎的发展和加重与肥胖相关，随之而来的是全膝关节置换需求量的增加（Messier 等 2000，Christensen 等 2005）。

膝关节的滑膜皱襞（也称为皱襞）卡顿有时候也能引起此类症状。这些胚胎期皱襞把膝关节分隔成了几个部分，通常在出生后消失，但是偶尔会出现残留。如果不进行膝关节内窥镜手术很难注意到滑膜皱襞（Boles 与 Martin 2001，Kim 等 2006，Nakayama 等 2011）。有些时候，滑膜皱襞会加剧发展，出现增厚或者发炎，这很大程度上与重复性动作和扭伤有关（Duri 等 2002，Cothran 等 2003，Christoforakis 等 2006），并发展成"皱襞综合征"（Dupont 1997，Schindler 2004，Demirag 等 2006）。

一般情况下，皱襞并不被列入影响膝关节的常见原因，因为在临床上很难将其与其他关节内的病变相鉴别，如关节软骨的损伤、半月板病变、膝关节骨关节炎（Fulkerson 等 2004，Christoforakis 等 2006，Kent 与 Khanduja 2010）。此外，尽管手法治疗对皱襞综合征很有效，但是在大多数情况下，膝关节内窥镜手术是治疗膝关节皱襞综合征最好的方法（Williams 等 2012，Schindler 2014，Vassiou 等 2015）。表 13.4 列出了一些常见膝关节疾病。

膝关节损伤

很多运动项目的运动员，他们的膝关节都是身体中最容易受伤的部位。根据美国流行病学回顾研究，膝关节损伤的发生率在急诊患者为 2.29/1000（Gage 等 2012）。在所有膝关节损

表 13.4　膝关节常见疾病

情况	描述	来源
膝关节骨关节炎	致残的主要原因，可导致功能受限、与社会活动脱节、生活质量降低 在老年人中常见 发病率：14%～34%(45 岁以上人群) 症状包括疼痛、功能受限、骨摩擦感、晨僵、软或硬性肿胀 风险因素：超重、超过 50 岁、女性、过度劳累、陈旧性膝关节损伤及家族性 　骨关节炎病史	Dawson 等 (2004)， McRae (2010)
髌骨软化症	跑步者膝关节疼痛的常见原因 表现为髌骨关节软骨的软化与纤维化 由重复性损伤及髌骨不规则所致 常见于 15～35 岁女性 常见原因包括足部、胫骨、髋部的力学改变，非同步肌肉发力，结缔组织紧 　张和肌肉紧张或无力	Hartley (1995)
骨关节软骨炎	是影响关节软骨及软骨下骨的常见特发性原因 多发生在 11～20 岁男性 男女患病比例：(2～3):1 可以影响年幼的儿童和成人 50% 的膝关节内游离体由此造成 85% 的情况下可影响股骨内侧髁	Jacobs (1992), Flynn 等 (2004)，McRae (2010)
髌骨肌腱炎	发生在髌骨下极或是股四头肌腱附着点处的炎症反应 最常见于十几岁的男孩，特别是积极参与跳跃运动的运动员 经常和足内翻、髌骨紊乱、高位髌骨相关 症状包括前膝关节疼痛，局部肿胀、增厚或结节	Hartley (1995)， Calmbach 与 Hutchens (2003b)
髂胫束综合征	膝关节外侧疼痛的常见原因 常发生于重复性屈膝运动的人群，如参与骑行和跑步者 常由髂胫束与股骨外侧髁在屈伸运动过程中的摩擦引起 占与跑步相关的损害的 12% 风险因素包括过度内旋、膝内翻、双下肢长度不等和肌筋膜紧张	Hartley (1995)， Lavine (2010)

伤中，半月板撕裂和韧带损伤最为常见，分别占总数的 11% 和 40%（Nicholl 等 1991）。在所有膝关节韧带中，前交叉韧带和内侧副韧带最常损伤，分别占 49% 和 29%（Miyasaka 等 1991）。髌股关节也很脆弱，占运动群体膝关节症状中的 25%～40%（Boling 等 2010，Lankhorst 等 2012）。

膝关节检查

病史

收集患者的详细病史有助于发现危险信号，能更好地描述疼痛的严重程度，协助体格检查。检查者应询问患者是否有外伤史。如果存在外伤史，应询问患者损伤及疼痛的历史情况（如严重程度和疼痛类型，症状出现后的行为，肿胀史、症状、持续时间、加重和缓解因素）。

如果没有外伤史，我们应该考虑其他可能性因素及风险因素，如患者的年龄、性别、体重及身体活动状况。除了询问疼痛、外伤史及其他膝关节问题，检查者还应检查膝关节是否存在失稳或者绞锁。如果患者有表述任何这些症状，表明半月板可能存在损伤。

危险信号

表 13.5 概述了膝关节可能的危险情况。

体格检查

体格检查是非常必要的，体现在以下几个方面：它有助于证实最初的发现，充分探索问题的本质和范围，并做出判断。膝关节的常规评估包括视诊、触诊、活动范围检查和各种特殊检查。

视诊

针对患者膝关节的视诊应对比观察患侧与健侧，判断是否存在皮肤发红、肿胀、淤血、畸形或者皮肤改变。检查者应通过患者从椅子上站起时的表现以及步行、坐姿来观察膝关节的运动。观察到任何异常状况，诸如不正常的

表 13.5　膝关节严重疾病的危险信号

危险情况	体征和症状
膝关节骨折	近期的外伤史或从高处跌落史 患肢出现疼痛，挫伤或者肿胀 麻木、摩擦感或者针刺感 屈膝困难 无法靠患肢走路或承重
筋膜室综合征	外伤史 胫骨前侧剧烈且持续性的疼痛和变硬 相关肌肉的拉伸会导致疼痛加剧
伸肌撕裂	股四头肌腱或髌腱撕裂 高位髌骨（向上移位）
化脓性关节炎	发热，寒颤 近期经历细菌感染、外科手术或者注射 剧烈且持续性的疼痛 全身性症状出现，如不正常的疲惫（心神不安）或者食欲减退 存在自身免疫性疾病 无外伤史的关节红肿
癌症	不间断的疼痛 既往癌症史 没有创伤史的非典型症状 全身症状，如发热、寒颤、不适和虚弱 原因不明的体重减轻 疑似恶性肿瘤或原因不明的畸形、硬结、肿胀

注：数据来自 McGee 与 Boyko (1998), Gupta 等 (2001), Ulmer (2002), Leeds Community Healthcare(2012)。

韧带松弛、膝关节过伸、膝内翻、膝外翻及屈曲变形，应及时记录。

触诊

当检查膝关节时，应触诊重要的骨与软组织以明确病变部位。检查者应该通过触诊检查膝关节的温度和积液情况、评估肌张力、寻找痛点，以及确定肿胀的范围。还要检查解剖结构的敏感点，特别是髌骨、股骨髁、关节间隙、胫骨结节、Gerdy结节、股四头肌腱、髌腱和腓骨近端。

活动范围

在评估膝关节的活动时，应检查活动时的疼痛、活动时是否顺滑、捻发音的出现范围，以及髌骨是否偏移。应要求患者尽可能地屈伸膝关节。检查者可以通过手持测角仪、视觉评估或者影像学测向术来评估活动范围。在测量膝关节的活动范围后，检查者应将收集到的数据和可靠的标准做比较（表13.1，13.2）。

特殊检查

膝关节的特殊检查（表13.6）。

表13.6　膝关节的特殊检查

检查	检查过程	阳性体征	说明
Lachman 征	患者仰卧位，患侧膝关节弯曲20°~30°。检查者一手固定患者股骨远端，另一手固定胫骨近端，然后用适度力量将胫骨向上提起	与健侧相比，胫骨有明显的位移	前交叉韧带损伤
后抽屉试验	患者仰卧位，屈髋45°，屈膝90°，胫骨处于中立位。检查者固定患者的脚，向后推胫骨	与健侧相比，胫骨有明显的向后位移	后交叉韧带损伤
外翻应力试验	患者仰卧位，检查者一手扶住患者膝关节的外侧，另一手扶住胫骨远端内侧。检查者分别在膝关节屈曲0°（完全伸直状态）和30°时，适度将膝关节外翻	外翻应力下内侧副韧带松弛	内侧副韧带及后交叉韧带对抗力缺失
内翻应力试验	患者仰卧位，检查者一手扶住患者膝关节的内侧，另一手扶住腓骨远端外侧。检查者分别在膝关节屈曲0°（完全伸直状态）和30°时，适度将膝关节内翻	外侧副韧带松弛	外侧副韧带及前交叉韧带撕裂
McMurray 试验	患者仰卧位，检查者一手握住患者的足跟另一手放于膝关节上，对关节间隙（内外侧）进行触诊。当测试内侧半月板时，检查者使胫骨内旋并从完全屈膝伸至屈曲90°。膝关节被动伸直的过程中，受到外翻应力。当检查外侧半月板时检查者使胫骨外旋并从完全屈曲伸至屈曲90°，当检查者伸直膝关节时膝关节受到内翻应力	清脆的弹响或者关节间隙疼痛	后侧半月板撕裂
恐惧试验	患者坐位，膝关节完全伸直。检查者予髌骨内、外侧方压力	患者表述有髌骨脱位感或者恐惧	髌骨半脱位，髌骨运动范围过大

注：数据来自 Hartley (1995), Baxter (2003), Calmbach 与 Hutchens (2003a), Boonen 等 (2015)。

膝关节周围附着肌肉

见表 13.7。

表 13.7　膝关节周围附着肌肉

名称	起点	止点	功能	神经支配
缝匠肌	髂前上棘	胫骨上端内侧面	屈曲、外展、外旋大腿	股神经（$L_2 \sim L_3$）
股直肌	前侧头：髂前下棘 后侧头：包括髂骨至髋臼之间的范围	股四头肌肌腱通过髌骨体，止于胫骨粗隆	伸膝和屈髋	股神经（$L_2 \sim L_4$）
股外侧肌	股骨粗线的外侧唇、转子间线和大转子下部	股四头肌肌腱通过髌骨体，止于胫骨粗隆	伸膝	股神经（$L_2 \sim L_4$）
股中间肌	股骨上 2/3 的前面和侧面，股骨粗线和外侧髁上线	股四头肌肌腱通过髌骨体，止于胫骨粗隆	伸膝	股神经（$L_2 \sim L_4$）
股内侧肌	股骨粗线内侧唇，内侧髁上线	股四头肌肌腱通过髌骨体，止于胫骨粗隆	伸膝	股神经（$L_2 \sim L_4$）
膝关节肌	股骨远端前面	膝关节囊上面	伸膝时提拉髌上囊	股神经（$L_2 \sim L_4$）
股薄肌	坐耻支	胫骨上端内侧面（鹅足连接缝匠肌、股薄肌、半腱肌的肌腱）	屈曲、内旋和内收大腿	闭孔神经（$L_3 \sim L_4$）
半膜肌	坐骨结节	胫骨内侧髁后面	屈膝和伸髋	坐骨神经胫侧分支（$L_5 \sim S_2$）
半腱肌	坐骨结节	胫骨上端内侧面	屈膝和伸髋	坐骨神经胫侧分支（$L_5 \sim S_2$）
股二头肌	长头：坐骨结节 短头：股骨粗线	腓骨后上面与头外侧和胫骨外侧髁	屈膝，长头在大腿外展时发挥作用	长头：坐骨神经胫侧分支（$S_1 \sim S_3$） 短头：坐骨神经腓侧分支（$L_5 \sim S_2$）
腓肠肌	内侧头：股骨内上髁 外侧头：股骨外上髁	通过跟腱止于跟骨后侧	跖屈足和屈膝	胫后神经（$S_1 \sim S_2$）
比目鱼肌	胫骨腓骨上端	通过跟腱止于跟骨后侧	跖屈足	胫后神经（$S_1 \sim S_2$）
跖肌	腘斜韧带，外侧髁上嵴的下部	通过跟腱止于跟骨后侧	跖屈足和屈膝	胫后神经（$S_1 \sim S_2$）
腘肌	股骨外侧髁的外侧	胫骨后上面与比目鱼肌线上面	解锁完全伸直状态下的膝关节（小腿中立位旋转）；较弱的屈肌	胫后神经（$S_1 \sim S_2$）

膝关节手法操作

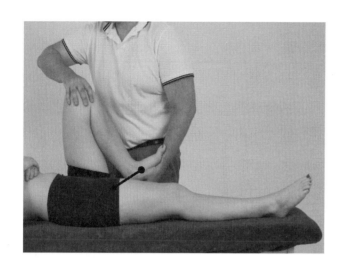

T13.1　仰卧位膝关节屈曲

- 患者仰卧，稍偏向治疗台一侧。
- 治疗师站在要检查的一侧，脚朝向患者头部。
- 屈曲髋关节，和膝关节呈90°。
- 将身体靠在患者大腿外侧以提供支撑。
- 将离治疗台最远的手放置于患者膝关节的顶部，触诊关节间隙。
- 另一只手握住患者的足跟，用前臂给脚一个支撑。
- 屈髋90°状态下，向臀部方向轻推患者的脚。
- 膝关节屈曲范围为130°～150°。

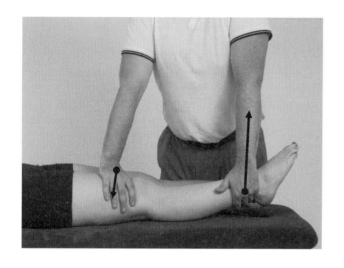

T13.2　仰卧位膝关节伸展

- 患者仰卧，稍偏向治疗台一侧，保持腿伸直。
- 治疗师站在要检查的对侧。
- 将离治疗台最远的手放置于患者髌骨上方以固定膝关节。
- 另一只手放在患者踝后侧。
- 保持双臂伸直，向患者头部方向倾斜身体，这将导致患者的脚抬离治疗台，而另一只手相对于治疗台是固定的，从而使患者膝关节伸展。
- 膝关节伸展范围为0～5°。

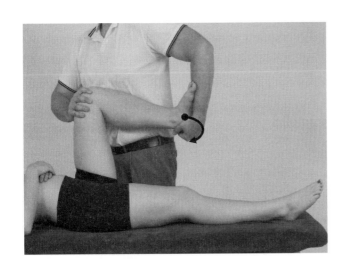

T13.3　仰卧位膝关节内旋

- 患者仰卧，稍偏向治疗台一侧。
- 治疗师站在要检查的一侧，脚朝向患者头部方向。
- 将患侧屈髋屈膝90°，将身体与患者大腿外侧贴住以提供支撑。
- 将距离治疗台最远的手放置于患者膝关节顶部，并对关节间隙进行触诊，感受胫骨的旋转。
- 用距离治疗台最近的手握住患者踝部，同时用治疗师前臂给患者足部提供支撑并维持背伸状态。
- 通过治疗师肩关节旋前动作，接近治疗台的手向患者对侧腿方向旋转踝部。
- 膝关节内旋约5°。

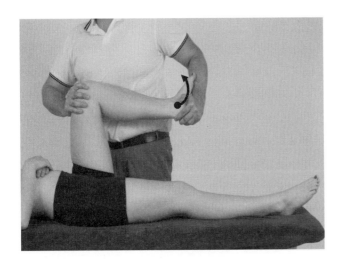

T13.4　仰卧位膝关节外旋

- 患者仰卧，稍偏向治疗台一侧。
- 治疗师站在要检查一侧，脚朝向患者头部方向。
- 将患侧屈髋屈膝90°，将身体与患者大腿外侧贴住以提供支撑。
- 将距离治疗台最远的手放置于患者膝关节顶部，并对关节间隙进行触诊，感受胫骨的旋转。
- 用距离治疗台最近的手握住患者踝部，同时用治疗师的前臂给患者足部提供支撑并维持背伸状态。
- 通过治疗师肩关节旋后动作，接近治疗台的手向远离患者身体方向旋转踝部。
- 膝关节外旋约5°。

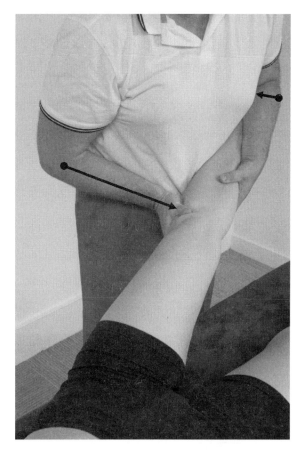

T13.5　仰卧位增大膝关节内侧（内部）间隙

- 患者仰卧，稍偏向治疗台一侧，双腿伸直。
- 治疗师站在要检查一侧，双脚正对患者对侧肩膀分开站立，上半身正对患者双腿。
- 将被检查侧下肢抬起，并向治疗师身体方向靠拢。
- 将靠近治疗台的手和前臂置于患者小腿内侧，以提供支撑。
- 将另一手拇指置于患者髌骨下方，略低于关节间隙，同时将示指沿关节间隙方向放置。
- 在膝关节小角度屈曲的条件下（5°~20°，伸直状态下膝关节处于锁紧状态），两手向腿部施压。
- 接着将治疗师的身体向患者一侧旋转，这样能引起膝关节内侧间隙的增大。

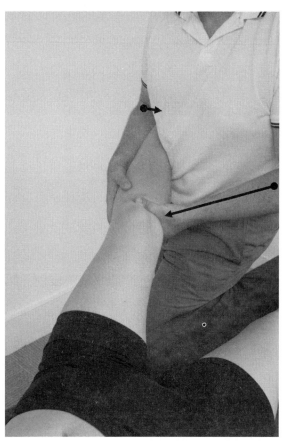

T13.6　仰卧位增大膝关节外侧（外部）间隙

- 采用增大膝关节内侧间隙时的体位。
- 屈曲患侧膝关节，治疗师的身体位于治疗台及要检查的膝关节的内侧面之间（为了更谨慎，将患者的另一侧腿尽可能地接近治疗台中线），伸直患者被检查侧腿。
- 治疗师保持两脚分开，稍偏开于患者头部方向。
- 将距离治疗台最远的手放于患者小腿的外侧以提供支撑。
- 另一只手拇指放于髌骨下方，略低于关节线，并将示指沿关节间隙方向放置。
- 在膝关节小角度屈曲的条件下操作（5°~20°，伸直状态下膝关节处于锁紧状态）。
- 接着将治疗师的身体向远离患者的方向旋转，这样能引起膝关节外侧间隙的增大。

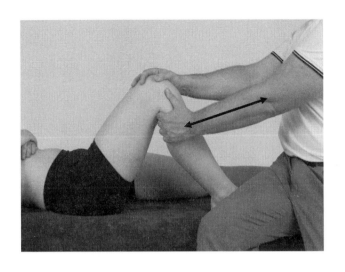

T13.7　仰卧位上胫腓关节检查

- 患者仰卧，稍偏向治疗台一侧。
- 将患者脚放于治疗台上，90° 屈曲患侧膝关节。治疗师轻坐于患者脚上。
- 远离治疗台的手置于患者膝盖上方以固定关节。
- 用靠外侧的手来触诊患者小腿上部的外侧，并以适度力量推移腓骨上的肌肉。
- 治疗师手臂伸直，外侧手五指用力握住腓骨，并略向远离治疗台及患者的方向倾斜。这样能使腓骨头向前外侧运动。
- 同样，紧握住腓骨，向患者身体及对侧肩膀方向推动腓骨，这样能使腓骨头向后内侧运动。

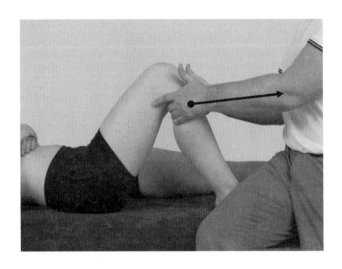

T13.8　前抽屉试验

- 患者仰卧，稍偏向治疗台一侧。
- 患者屈膝约 90°，并将双脚放于治疗台上。
- 治疗师轻坐于患者脚趾上。
- 将双手分别放于患者膝关节两侧，用手指包裹住膝关节下方的小腿后侧。
- 将拇指及鱼际部放于膝盖前方，胫骨粗隆的两侧。
- 轻轻用力，向远离患者方向拉动，使胫骨向前移动并触诊前交叉韧带。
- 如果在检查中存在胫骨的过度前移或韧带松弛感，则表示试验阳性。

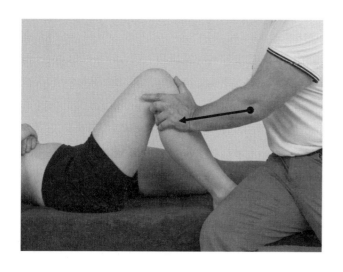

T13.9　后抽屉试验

- 患者仰卧，稍偏向治疗台一侧。
- 患者屈膝约 90°，将双脚放置于治疗台上。
- 治疗师轻坐于患者脚趾上。
- 将双手分别放于患者膝关节两侧，用手指包裹住膝关节下方的小腿后侧。
- 将拇指及鱼际部放于膝盖前方，胫骨粗隆的两侧。
- 轻轻用力，向患者和床面方向推动，使胫骨向后移动并触诊后交叉韧带。
- 如果在检查中存在胫骨的过度后移或韧带松弛感，则表示试验阳性。

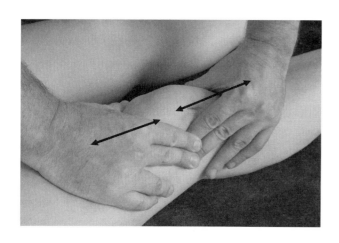

T13.10　髌骨上下移动

- 患者仰卧于治疗台的中间，并保持双腿伸直。
- 治疗师身体立于要检查侧的对侧，并面对治疗台。
- 将靠近患者脚部一侧手的拇指与示指置于髌骨的下极。
- 将另外一只手的拇指与示指置于髌骨的上极。
- 双手同时用力，将髌骨向上朝患者头部方向推动，再将其向下朝患者足部方向推动。
- 此动作感觉上应是平滑的。

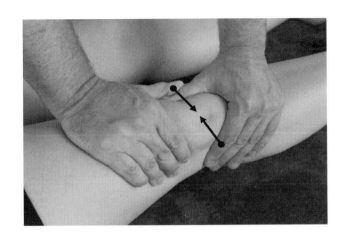

T13.11　髌骨内外侧移动

· 患者仰卧于治疗台的中间，并保持双腿伸直。

· 治疗师身体立于要检查侧的对侧，并面向治疗台。

· 将靠近患者脚部一侧手的拇指与示指置于髌骨的下极。

· 将另外一只手的拇指与示指置于髌骨的上极。

· 双手同时用力，将髌骨向外远离膝盖方向推动，再将其向内朝患者对侧膝盖方向推动。

· 此动作感觉上应是平滑的。

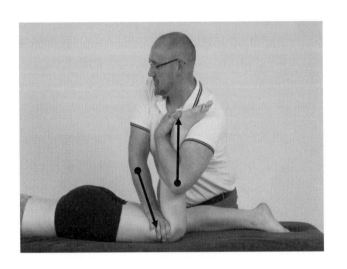

T13.12　俯卧位膝关节牵拉

· 患者俯卧，将治疗台高度调低。

· 治疗师站在要操作的膝关节对侧，并稍屈曲双膝。

· 屈曲患者膝关节至 90°。

· 将靠近治疗台的手固定于患者大腿后侧，以便于膝关节的弯曲。

· 治疗师用手掌握住患者足跟，将患者小腿架于治疗师肱二头肌和肩部之间并用力固定。

· 治疗师在保持手固定于膝关节弯折处的同时伸直双腿至站立位。

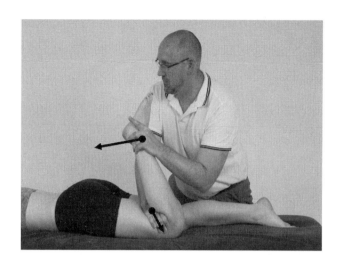

T13.13　上胫腓关节的松动 1

- 患者俯卧。
- 治疗师立于要治疗的膝关节对侧。
- 屈曲患者膝关节至 90°。
- 将靠近治疗台的手固定于患者大腿的后侧，以便于膝关节的弯曲。
- 治疗师另外一只手握住患者足踝的前侧。
- 保持一手固定于患者大腿和膝关节弯折处，以此作为膝关节的支点。
- 用另外一只手，将小腿向患者臀部方向屈曲来完成拱起运动。

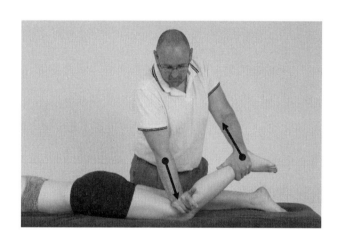

T13.14　上胫腓关节的松动 2

- 一手握住患者足踝，另一手从腓骨头的后面施加压力。
- 提示：注意不要在沿腓骨头走行的腓总神经上施加压力。如果压到了腓神经，应做出调整避免其受压。
- 一手抬起患者的足踝，屈曲膝关节，另一手斜向施加压力来检查上胫腓关节。
- 另外，通过膝关节屈曲时中立位旋转，能更明确有效地定位关节间隙。

参考文献

Ackerman IN, Bennell KL (2004). Does pre-operative physiotherapy improve outcomes from lower limb joint replacement surgery? A systematic review. Australian Journal of Physiotherapy 50(1):25-30.

Arden N, Nevitt MC (2006). Osteoarthritis: epidemiology. Best Practice and Research. Clinical Rheumatology 20(1):3-25.

Baxter RE (2003). Pocket Guide to Musculoskeletal Assessment. Philadelphia: WB Saunders; 110-114.

Bohensky MA, Sundararajan V, Andrianopoulos N, et al (2012). Trends in elective knee arthroscopies in a population-based cohort, 2000–2009. The Medical Journal of Australia 197:399-403.

Boles CA, Martin DF (2001). Synovial plicae in the knee. American Journal of Roentgenology 177(1):221-227.

Boling M, Padua D, Marshall S, et al (2010). Gender differences in the incidence and prevalence of patellofemoral pain syndrome. Scandinavian Journal of Medicine and Science in Sports 20(5):725-730.

Boonen B, Kort N, Kerens B (2015). Knee examination: overview, periprocedural care, technique. Available from: http://emedicine.medscape.com [Accessed 10 August 2015].

Calmbach WL, Hutchens M (2003a). Evaluation of patients presenting with knee pain: Part I. History, physical examination, radiographs, and laboratory tests. American Family Physician 68(5):907-912.

Calmbach WL, Hutchens M (2003b). Evaluation of patients presenting with knee pain: Part II. Differential diagnosis. American Family Physician 68(5):917-922.

Christensen R, Astrup A, Bliddal H (2005). Weight loss: the treatment of choice for knee osteoarthritis? A randomized trial. Osteoarthritis Cartilage 13:20-27.

Christoforakis JJ, Sanchez-Ballester J, Hunt N, et al (2006). Synovial shelves of the knee: association with chondral lesions. Knee Surgery, Sports Traumatology, Arthroscopy 14(12):1292-1298.

Collins NJ, Bisset LM, Crossley KM, et al (2012). Efficacy of nonsurgical interventions for anterior knee pain. Sports Medicine 42(1):31-49.

Corti MC, Rigon C (2003). Epidemiology of osteoarthritis: prevalence, risk factors and functional impact. Aging Clinical and Experimental Research 15(5):359-363.

Cothran RL, McGuire PM, Helms CA, et al (2003). MR imaging of infrapatellar plica injury. American Journal of Roentgenology 180(5):1443-1447.

Crossley K, Bennell K, Green S, et al (2002). Physical therapy for patellofemoral pain: a randomized, double-blinded, placebo-controlled trial. The American Journal of Sports Medicine 30(6):857-865.

Dawson J, Fitzpatrick R, Fletcher J, et al (2004). Osteoarthritis Affecting the Hip and Knee. Health Needs Assessment.

De Filippis L, Gulli S, Caliri A, et al (2004). Epidemiology and risk factors in osteoarthritis: literature review data from 'OASIS' study. Reumatismo 56(3):169-184.

Demirag B, Ozturk C, Karakayali M (2006). Symptomatic infrapatellar plica. Knee Surgery, Sports Traumatology, Arthroscopy 14(2):156-160.

Deyle GD, Henderson NE, Matekel RL, et al (2000). Effectiveness of manual physical therapy and exercise in osteoarthritis of the knee: a randomized, controlled trial. Annals of Internal Medicine 132(3):173-181.

Du H, Chen SL, Bao CD, et al (2005). Prevalence and risk factors of knee osteoarthritis in Huang-Pu District, Shanghai, China. Rheumatology International 25(8):585-590.

Dupont JY (1997). Synovial plicae of the knee: controversies and review. Clinics in Sports Medicine 16(1):87-122.

Duri ZA, Patel DV, Aichroth PM (2002). The immature athlete. Clinics in Sports Medicine 21(3):461-482.

El-Metwally A, Salminen JJ, Auvinen A, et al (2006). Risk factors for traumatic and non-traumatic lower limb pain among preadolescents: a population-based study of Finnish schoolchildren. BMC Musculoskeletal Disorders 7(1):3.

Englund M, Guermazi A, Gale D, et al (2008). Incidental meniscal findings on knee MRI in middle-aged and elderly persons. New England Journal of Medicine 359:1108-1115.

Feldesman MR, Kleckner JG, Lundy JK (1990). Femur/stature ratio and estimates of stature in mid-and late-Pleistocene fossil hominids. American Journal of Physical Anthropology 83(3):359-372.

Flynn JM, Kocher MS, Ganley TJ (2004). Osteochondritis dissecans of the knee. Journal of Pediatric Orthopaedics 24(4):434-443.

Fransen M, Crosbie J, Edmonds J (2001). Physical therapy is effective for patients with osteoarthritis of the knee: a randomized controlled clinical trial. The Journal of Rheumatology 28(1):156-164.

Fulkerson JP, Buuck DA, Post WR (2004). Disorders of the Patellofemoral Joint. Philadelphia: Lippincott Williams & Wilkins; 129-142.

Gage BE, McIlvain NM, Collins CL, et al (2012). Epidemiology of 6.6 million knee injuries presenting to United States emergency departments from 1999 through 2008. Academic Emergency Medicine 19(4):378-385.

Grella RJ (2013). Continuous passive motion following total knee arthroplasty: a useful adjunct to early mobilisation? Physical Therapy Reviews.

Gupta MN, Sturrock RD, Field M (2001). A prospective 2-year study of 75 patients with adult-onset septic arthritis. Rheumatology 40(1):24-30.

Hartley A (1995). Practical Joint Assessment: Lower Quadrant: A Sports Medicine Manual, 2nd ed. Mosby Year Book; 160-184.

Harris IA, Madan NS, Naylor JM, et al (2013). Trends in knee arthroscopy and subsequent arthroplasty in an Australian population: a retrospective cohort study. BMC Musculoskeletal Disorders 14(1):143.

Helmick CG, Felson DT, Lawrence RC, et al (2008). Estimates of the prevalence of arthritis and other rheumatic conditions in the United States: Part I. Arthritis and Rheumatism 58(1):15-25.

Hoogeboom TJ, Oosting E, Vriezekolk JE, et al (2012). Therapeutic validity and effectiveness of preoperative exercise on functional recovery after joint replacement: a systematic review and meta-analysis. Public Library of Science One 7(5):e38031.

Jacobs B (1992). Knee osteochondritis dissecans. Journal of Bone and Joint Surgery 66:1242-1245.

Jinks C, Jordan K, Ong BN, et al (2004). A brief screening tool for knee pain in primary care (KNEST). 2. Results from a survey in the general population aged 50 and over. Rheumatology 43(1):55-61.

Katz JN, Brophy RH, Chaisson CE, et al (2013). Surgery versus physical therapy for a meniscal tear and osteoarthritis. New England Journal of Medicine 368(18):1675-1684.

Kent M, Khanduja V (2010). Synovial plicae around the knee. The Knee 17(2):97-102.

Kim K-I, Egol KA, Hozack WJ, et al (2006). Periprosthetic fractures after total knee arthroplasties. Clinical Orthopaedics & Related Research 446(3):167-175.

Kim S, Bosque J, Meehan JP, et al (2011). Increase in outpatient knee arthroscopy in the United States: a comparison of National Surveys of Ambulatory Surgery, 1996 and 2006. Journal of Bone and Joint Surgery, American Volume 93(11):994-1000.

Kishner S, Courseault J, Authement A (2015). Knee joint anatomy: overview, gross anatomy, natural variants. Available from: http://emedicine.medscape.com [Accessed 31 July 2015].

Lachance L, Sowers MF, Jamadar D, et al (2002). The natural history of emergent osteoarthritis of the knee in women. Osteoarthritis Cartilage 10:849–854.

Lankhorst NE, Bierma-Zeinstra SM, van Middelkoop M (2012). Risk factors for patellofemoral pain syndrome: a systematic review. Journal of Orthopaedic and Sports Physical Therapy 42(2):81-94.

Lavine R (2010). Iliotibial band friction syndrome. Current Reviews in Musculoskeletal Medicine 3(1-4):18-22.

Lawrence RC, Felson DT, Helmick CG, et al (2008). Estimates of the prevalence of arthritis and other rheumatic conditions in the United States: Part II. Arthritis and Rheumatism 58(1):26-35.

Leeds Community Healthcare (2012). Differential diagnosis for internal derangement injuries in the knee. NHS Trust. Available from: http://www.leedscommunityhealthcare.nhs.uk/document.php?o=1869 [Accessed 11 March 2016].

McGee SR, Boyko EJ (1998). Physical examination and chronic lower-extremity ischemia: a critical review. Archives of Internal Medicine 158(12):1357-1364.

McRae R (2010). Clinical Orthopaedic Examination, 6th ed. Edinburgh: Elsevier Health Sciences; 201-230.

Mader SS (2004). Understanding Human Anatomy and Physiology. New York: McGraw-Hill Science.

Messier S, Loeser R, Mitchell M, et al (2000). Exercise and weight loss in obese older adults with knee osteoarthritis: a preliminary study. Journal of the American Geriatrics Society 48:1062-1072.

Miyasaka KC, Daniel DM, Stone ML, et al (1991). The incidence of knee ligament injuries in the general population. American Journal of Knee Surgery 4(1):3-8.

Moss P, Sluka K, Wright A (2007). The initial effects of knee joint mobilisations on osteoarthritic hyperalgesia. Manual Therapy 12:109-118.

National Institute for Health and Clinical Excellence (NICE) (2008). Osteoarthritis: National Clinical Guideline for Care and Management in Adults. Clinical guideline 59.

Nakayama A, Sugita T, Aizawa T, et al (2011). Incidence of medial plica in 3,889 knee joints in the Japanese population. Arthroscopy 11:1523-1527.

Nicholl JP, Coleman P, Williams BT (1991). Pilot study of the epidemiology of sports injuries and exercise-related morbidity. British Journal of Sports Medicine 25(1):61-66.

OpenStax College (2013). Anatomy and physiology. Available from: http://cnx.org/content/col11496/latest [Accessed 8 February 2016].

Peat G, McCarney R, Croft P (2001). Knee pain and osteoarthritis in older adults: a review of community burden and current use of primary health care. Annals of the Rheumatic Diseases 60(2):91-97.

Pollard H, Ward G, Hoskins W, et al (2008). The effect of a manual therapy knee protocol on osteoarthritic knee pain: a randomised controlled trial. The Journal of the Canadian Chiropractic Association 52(4):229.

Schindler OS (2004). Synovial plicae of the knee. Current Orthopaedics 18(3):210-219.

Schindler OS (2014). 'The Sneaky Plica' revisited: morphology, pathophysiology and treatment of synovial plicae of the knee. Knee Surgery, Sports Traumatology, Arthroscopy 22(2):247-262.

Schünke M, Ross LM, Schulte E, et al (2006). Thieme Atlas of Anatomy: General Anatomy and Musculoskeletal System. Stuttgart: Thieme.

Sluka KA, Skyba DA, Radhakrishnan R, et al (2006). Joint mobilization reduces hyperalgesia associated with chronic muscle and joint inflammation in rats. The Journal of Pain 7(8):602-607.

Soucie JM, Wang C, Forsyth A, et al (2011). Range of motion measurements: reference values and a database for comparison studies. Haemophilia 17(3):500-507.

Stakes NO, Myburgh C, Brantingham JW, et al (2006). A prospective randomized clinical trial to determine efficacy of combined spinal manipulation and patella mobilization compared to patella mobilization alone in the conservative management of patellofemoral pain syndrome. Journal of the American Chiropractic Association 43(7):11-18.

Standring S (2008). Gray's Anatomy: The Anatomical Basis of Clinical Practice, 40th ed. Edinburgh: Churchill Livingstone.

Tate P (2009). Anatomy of Bones and Joints. Seeley's Principles of Anatomy and Physiology. New York: McGraw-Hill; 149-196.

Taylor KE, Brantingham JW (2003). An investigation into the effect of exercise combined with patella mobilization/manipulation in the treatment of patellofemoral pain syndrome: a randomized, accessor-blinded, controlled clinical pilot trial. European Journal of Chiropractic 51(1):5-18.

Thorlund JB, Hare KB, Lohmander LS (2014). Large increase in arthroscopic meniscus surgery in the middle-aged and older population in Denmark from 2000 to 2011. Acta Orthopaedica 85(3):287-292.

Ulmer T (2002). The clinical diagnosis of compartment syndrome of the lower leg: are clinical findings predictive of the disorder? Journal of Orthopaedic Trauma 16(8):572-577.

Vassiou K, Vlychou M, Zibis A, et al (2015). Synovial plicae of the knee joint: the role of advanced MRI. Postgraduate Medical Journal 91(1071):35-40.

Wallis JA, Taylor NF (2011). Pre-operative interventions (non-surgical and non-pharmacological) for patients with hip or knee osteoarthritis awaiting joint replacement surgery – a systematic review and meta-analysis. Osteoarthritis and Cartilage 19(12):1381-1395.

Webb R, Brammah T, Lunt M, et al (2004). Opportunities for prevention of 'clinically significant' knee pain: results from a population-based cross sectional survey. Journal of Public Health 26(3):277-284.

Williams AM, Lloyd JM, Watts MC, et al (2012). The arthroscopic features of the pathological medial plica of the knee: a classification based on an analysis of 3,017 arthroscopies. European Orthopaedics and Traumatology 3(1):43-47.

UW Health (2011). Rehabilitation guidelines for knee arthroscopy. University of Wisconsin Sports Medicine. Available from: http://www. uwhealth.org/files/uwhealth/docs/sportsmed/SM_knee_arthroscopy. pdf (Accessed 8 February 2016).

Yim JH, Seon JK, Song EK, et al (2013). A comparative study of meniscectomy and non-operative treatment for degenerative horizontal tears of the medial meniscus. The American Journal of Sports Medicine 41(7):1565-1570.

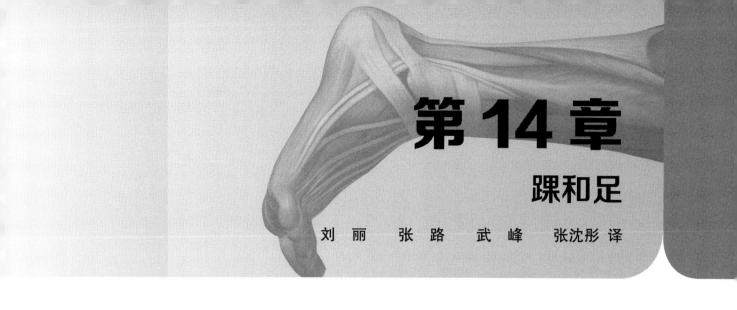

第14章

踝和足

刘丽 张路 武峰 张沈彤 译

前言

踝关节是人体中除膝关节外最容易受到运动伤害的部位（Fong 等 2007）。外侧踝关节扭伤非常普遍，在美国，每年针对其的医疗费用高达40亿美元（Curtis 等 2008，Waterman 等 2010）。根据记录，每天有23000多美国人因踝部扭伤就医（Court-Brown 与 Caesar 2006）。此外，最近 You 等（2016）通过磁共振成像研究发现，在踝关节的肌腱和韧带曾经受损的人群中，有15.8%~20.5%的人存在不同程度的胫骨、腓骨远端以及距骨软骨病变，这会导致踝关节再次受伤。

与运动造成足损伤一样，肌腱炎、足底腱膜炎和骨关节炎等足和踝关节并发症的增加与肥胖率的上升相关（Gross 等 2015，Mickle 与 Steele 2015）。Nkhata 等（2015）在护士中调查与工作相关疾病时，假设肥胖是相关因素之一，他们发现通常最易受影响的身体部位是踝和足（54.8%）。而 Paterson 等（2015）的报道显示，来自其他关节的生物力学补偿也会引发足痛。Paterson 发现，单侧和双侧足痛均可伴发膝关节骨关节炎。因此，治疗足部病症时，要同时检查其他关节而不是只关注于初期表象，这是非常重要的。

Martins 等（2012，2013）发现对踝关节进行5天以上的9分钟三级关节松动术（以 Maitland 量表为基准）能够减少踝的术后疼痛，达到该效果主要是通过周围和中枢神经受体起作用。Martins 等（2011）还发现，踝关节松动术有助于对大鼠因坐骨神经受压引起的神经痛起到"明显而持久的镇痛作用"。

Green 等（2001）对急性扭伤的踝关节实施了被动关节松动术，与对照组比较，发现其可极大地改善踝关节的无痛运动。Collins 等（2004）也发现对亚急性扭伤的踝关节进行关节松动有助于增加关节的运动幅度。Hoch 等（2012）对一些有踝扭伤史的参与者的踝关节进行了为期2周多的前后方位关节松动治疗，发现该治疗提高了足和踝的自我反馈、背伸以及平衡能力。Mulligan 的踝关节松动疗法也报道，踝扭伤之后，距骨发生了前移和内翻，背伸受限，使得踝容易再次扭伤（Collins 等 2004）。

踇外翻，又称草皮趾，会导致踇趾关节丧失活动能力。有报道显示，其在影响体育运动最常见的损伤中位列第三（Adelaar 和 Anderson 1997），但却很容易被忽视。不正确地用足推进发力会引发踇趾、足和踝产生更多伤痛问题，尤其易发生在运动员身上（McCormick 与 Anderson 2009，Anderson 等 2010，Frimenko 等 2012）。针对大多数扭伤，初步治疗建议是休息、冰敷、加压处理以及抬高伤处（RICE 疗法），服用非甾体抗炎药（NSAIDs），必要时，对关节进行包扎。踇外翻处于亚急性阶段时，建议对踇趾进行关节松动术治疗（Fritz 1999，Shamus 等 2004，McCormick 与 Anderson 2009）。同时，Shamus 等（2004）观察并发现通过踇趾籽骨关节松动术强化踇屈肌，可有效改善患者的踇外翻症状。某些情况下需要手术治疗踇外翻（Vanpelt 等 2012），但是并非所有证据都支持手术的整体有效性（Maffulli 等 2011）。有证据表明术后松动踇趾关节比单纯的手术更有效（Grady 等 2013）。

　　足底腱膜炎（也称为足底筋膜炎或者跑步者足）是引发足跟痛和足痛最常见的原因之一，10% 的人一生中会受到其影响（Li 等 2013，Beeson 2014）。通常，该病与跟骨反复受伤有关。Prakash 和 Misra（2014）发现手法疗法"是一种能够为足底腱膜炎患者减轻疼痛、改变失能的优越方法"，Cleland 等（2009）的发现也支持了这一点。Patla 等（2015）认为骰骨松动术和运动锻炼有助于治疗胫后肌腱病变，但是该案例报告的发现有待进一步研究证明。

解剖

　　踝和足是人体附肢骨中下肢最末端的部分（图 14.1）。其骨骼、韧带、肌腱和肌肉高度发达且结构复杂。与人体其他部位的关节不同，这些部位的关节时而灵活、时而稳定。这些结构的结合保证了关节功能的灵活性和稳定性，使我们能够进行各种活动，包括走、跑、站立以及跳跃（Riegger 1988）。

踝

　　在医学术语中，"踝"通常特指距小腿关节。但是，在普通用语中，通常指的是足和小腿之间的部位或者区域。踝由 3 块骨（胫骨、腓骨和距骨）互相组成关节，3 个关节分别是距小腿关节、距下关节以及下胫腓关节。踝的结构使足能够进行背伸和跖屈运动（Moore 等 2013）。

足

　　相比之下，足是一个复杂的生物力学结构，起到支撑体重、运动和承受前进力的作用。除胫骨和腓骨之外，每只足包括 26 块骨。这些骨参与组成足弓。它们分为 3 组：跗骨（7 块）、跖骨（5 块）以及趾骨（14 块）。7 块跗骨分别是跟骨、距骨、足舟骨、骰骨、内侧楔骨、中间楔骨以及外侧楔骨，它们位于足近端。较长的跖骨和趾骨就在跗骨的前方（Openstax 2013）。

　　足所拥有众多的关节保证其具有稳定性和一定的灵活性。虽然关节总数还未达成一致意见，据估测，足的关节超过 30 个。比较重要的包括距小腿（踝）关节、距下关节、跗横关节、跗跖关节、跖趾关节和趾骨间关节（Tate 2009）。

　　足可从结构上分为 3 个主要部分：后足、中足和前足。后足是最靠近身体中心的部位，由 3 个关节和 7 块跗骨中的 2 块（距骨和跟骨）构成。中足形成足弓，起到减震的作用，它由其他 5 块跗骨组成（3 块楔骨、1 块骰骨和 1 块足舟骨）。前足包括 5 个足趾（趾骨）、与之相连的距骨和软组织（Standring 2008）。

骨和关节解剖

跗骨

　　跗骨是 7 块相互关节的骨，构成足的后半部分。与腕骨的排列相似，跗骨包括近侧列和远侧列；但是，在跗骨内侧还多出一块足舟骨。近侧列由距骨和跟骨构成，远侧列由 3 块楔骨和骰骨构成（Moore 等 2013）。

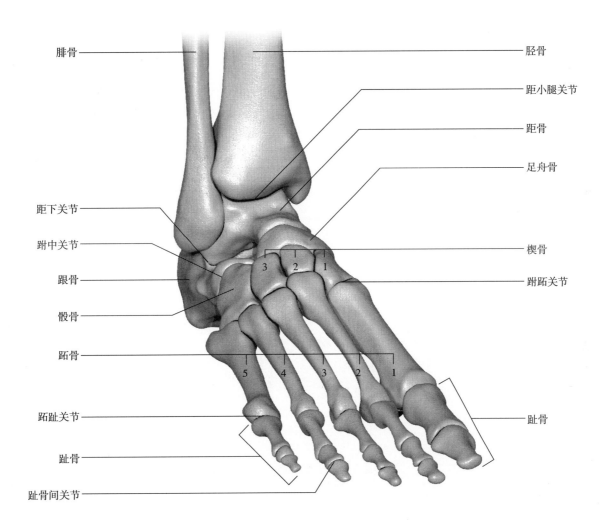

腓骨

胫骨

距小腿关节

距骨

足舟骨

距下关节

跗中关节

跟骨

骰骨

跖骨

跖趾关节

趾骨

趾骨间关节

楔骨

跗跖关节

趾骨

3　2　1

5　4　3　2　1

图 14.1　踝和足

距骨是跗骨中最靠上的骨。它很独特，没有肌肉或肌腱附于其上。距骨与胫骨和腓骨形成踝关节。跟骨是足中最大的骨，构成足跟，是大的小腿肌附着处。骰骨位于跟骨前端，近似于方形。其后端与跟骨相关节，内侧连接足舟骨和外侧楔骨。足舟骨是距骨前端的小骨。其后连接距骨，前端与3块楔骨相关节。楔骨是上宽而下窄的楔形骨（Openstax 2013）。

跖骨

跖骨位于足前部，外形凸起且细长（编号为1~5），位于跗骨和趾骨之间。其中，第2跖骨最长，第1跖骨粗而短。它们与手的掌骨相似，有轴或体、近端的底和远端的头。体为柱状，从跗骨远端向趾骨端逐渐变细。跖骨楔形的基底部与骰骨或楔骨相关节。跖骨头是跖骨的远端，与近节趾骨相关节，并形成足部的隆起（Panchbhavi 2013）。

趾骨

足的趾骨在数量和结构上与手的指骨一样，但是比指骨短而扁平，第一排的趾骨尤为明显。足共有14块趾骨，分布于5根足趾（编号为1~5）。蹈趾与拇指相似，有2块趾骨：近节趾骨和远节趾骨。其他趾有3块趾骨：远

节趾骨、中节趾骨以及近节趾骨（Standring 2008）。

关节

表14.1列出了保证踝和足灵活性和稳定性的主要关节。

韧带

根据解剖学位置，踝和足的韧带包括：外侧和内侧副韧带、胫腓联合韧带、距下关节和距跟关节韧带、距舟和跟舟足底韧带、跟骰关节韧带、跖骨间韧带以及其他韧带（Standring 2008，Golanó 等2010）。主要内容详见表14.2。

这些韧带的主要作用是固定肌腱和稳定足和踝的关节（Standring 2008）。

活动范围

踝

因为距小腿关节形态复杂，所以，踝的转动轴是动态的。背伸和跖屈时，踝关节是移动的，但报道中显示正常背伸和跖屈活动的位移幅度变化很大（表14.3，14.4）。

表14.1　足和踝重要关节复合体

关节	特点
距小腿关节	连接胫、腓骨和距骨上面（滑车）的屈戌关节 允许足沿着距骨的轴进行背伸和跖屈运动
距下关节	改良的多轴关节，是连接距骨和跟骨之间的前后关节 允许足做内翻和外翻运动
距跟舟关节	圆的距骨头与足舟骨、跟骨形成的多轴关节 距骨可在足舟骨上进行跖屈运动
跟骰关节	由跟骨和骰骨关节连接形成的双轴关节 可进行扭转－复位运动
趾骨间关节	由趾骨头上表面和相邻趾骨底连接形成的屈戌（铰链式）关节 进行屈伸运动

注：数据来自Riegger（1988），Standring（2008），Norkin与White（2009）。

表 14.2　足和踝重要韧带复合体

名称	描述
外侧副韧带（复合体）	包括距腓前后韧带和跟腓前后韧带 起于腓骨外踝止于距骨及跟骨 帮助稳定踝关节
内侧副韧带	扇形多束支韧带，由浅层和深层结构组成 通常称为三角韧带 起于内踝（胫骨底部）止于距骨、跟骨和足舟骨 帮助稳定足踝内侧
胫腓联合韧带（束）	包括 4 个韧带：胫腓前韧带、胫腓后韧带、胫腓下横韧带和骨间韧带 作用是稳定胫腓联合 保证胫骨和腓骨远端间的稳定性 缓冲可使远端（下端）胫腓关节分离的冲击力（如轴向、平移或者旋转产生的冲击力）
颈韧带	也称为距下韧带 起于跟骨上面，止于距骨下外侧结节 通过固定跟骨来稳定距下关节
分歧韧带	起于跟骨前面，止于骰骨和足舟骨的背内侧面 作用是稳定跟骰关节
跖骨间韧带	位于外侧 4 块跖骨间 作用是稳定跖骨间关节 连接跖骨，保证其运动同步

注：数据来自 Milner 与 Soames（1998），Standring（2008），Boonthathip 等（2010），Golanó 等（2010），Moore 等（2013）。

表 14.3　踝关节大致活动范围

活动类型	活动范围（°）	参考文献
正常背伸	0~50	Clarkson（2000）
正常跖屈	0~20	
伸膝时背伸	14~48	Spink（2011）
屈膝时背伸	16~60	

表 14.4　踝关节活动范围参考值的变化

活动类型	报告显示活动范围的变化（°）	参考文献
背伸	10~30	Oatis（1988）
跖屈	45~65	
背伸	13~33	Roaas 与 Andersson（1982），Lindsjo 等（1985），Lundberg 等（1989），Valderrabano 等（2003）
跖屈	40~56	

足

足的关节活动范围很复杂。在旋前和旋后时，距下关节的活动是三维的，允许 1° 的自由度。据报道，跗横关节保证了足一定程度的内翻和外翻，但其主要作用还是扩大距小腿关节和距下关节的活动范围（Oatis 1988）。

跗跖关节只能平移或者平面运动。当它们达到最大运动范围时，它们被推测还能继续在跗横关节处产生补偿运动。在矢状面和水平面运动时，跖趾关节可以有 2° 的自由度。趾骨间（IP）关节可以在矢状面运动，进行单纯的屈伸活动（Norkin 和 White 2009）。

足的关节运动范围总结详见表 14.5。

流行病学

踝关节损伤

踝关节损伤是一种很常见的肌肉骨骼损伤，占所有运动损伤的 25%，它可以影响任何人，与年龄、性别无关（Fong 等 2007）。

表 14.5 足的关节活动范围

关节	活动类型	活动范围（°）
距下关节	内翻	0～50
	外翻	0～26
跖趾关节	屈（踇趾）	0～45
	屈（小趾）	0～40
	伸（踇趾）	0～80
	伸（小趾）	0～70
趾骨间关节	屈（踇趾）	0～90
	屈（小趾）	0～30
	伸（踇趾和其他足趾）	0～80

注：数据来自 Oatis（1988），Norkin 与 White（2009）。

最常见的踝关节损伤是外侧韧带扭伤，占踝关节扭伤的 80%（O'Loughlin 等 2009）。这些损伤经常发生在进行体育活动时，如跑步、跳跃或者足落地时过于倾斜或踩到不平坦的表面。在英国，足踝扭伤的概率约为 61/10000。这相当于每年合计有 30.2 万人受伤，其中有 4.2 万初次踝关节扭伤（严重受伤）患者到急诊室就诊（Bridgman 等 2003）。踝关节扭伤的主要诱因是有扭伤史（Noronha 等 2013），但是如果距小腿关节背伸受到限制也容易导致踝关节扭伤或者骨折（Tabrizi 等 2000，Willems 等 2005）。

运动员和非运动员都可能发生足踝扭伤。所有年龄段的人，包括儿童、青少年和成人，都有扭伤踝关节的风险。总的来说，15～24 岁的男性和 30 岁以上的女性属于高危人群。但是，女性比男性扭伤足踝的风险更高（每 1000 例中，女性：男性为 13.6：6.94），儿童受伤的风险高于青少年和成人（每 1000 例中，儿童：青少年：成人为 2.85：1.94：0.72）（Waterman 等 2010，Doherty 等 2014）。

第 1 章讨论过，半月板可在胚胎中发育，也可以在踝关节损伤后修复（Lahm 等 1998，Baums 等 2006，Glazebrook 等 2009）。这可能会形成长期症状，如闭塞、关节动作幅度减小以及踝部疼痛。类似于膝关节的皱襞（见第 13 章膝关节），半月板只能通过成像技术或者关节镜检查才能全面诊断（Valkering 等 2013）。此外，像皱襞一样，尽管手法治疗可以有效地治疗该处，但手术也是可行的治疗方式（Brennan 等 2012）。

足痛

足痛是一个极其常见的疾病。它会引起平衡与步态问题，跌倒风险增加，还会导致日常行为活动能力减退。足痛的危险因素包括年龄、性别、遗传、肥胖、单纯性骨关节炎、自身原因（如趾畸形、踇外翻、老茧和鸡眼）、过度运动和穿着不合适的鞋（Menz 等 2006）。足痛在老年人中非常普遍，据估计，影响 20%～30% 的 65 岁及以上的成人（Benvenuti 等 1995，Dunn 等 2004，Thomas 等 2004）。足痛在其他年龄段的患病率至今仍未有广泛研究。然而，女性患足痛的概率比男性高 40%（Hill 等 2008）。有报道，过去一个月，受试者中足痛的患病率约为 9.5%（Garrow 等 2004）。表 14.6 描述了足和踝的常见疾病。

足和踝的检查

病史

足和踝检查时，应详细了解患者医疗史，并据此判断疼痛的严重程度、缩小诊断范围、利于体检。问诊时，应尽可能地将其踝和足暴露出来，这样有助于视诊。检查者应回顾患者的既往损伤或手术情况、既往医疗史、历史诊断报告、娱乐活动和职业、用药情况、过敏史以及社会史。同时应询问患者疼痛程度、疼痛位置、肿胀程度、症状持续时间、加重和减轻病情的因素以及疾病造成的功能性困难，如无法走路、跑步和跳跃。

危险信号

表 14.7 详细列出了检查者在记录患者的叙述和检查时尤其需要注意的一些危险信号。

体格检查

检查者应该系统地对踝和足进行体检，以帮助确认初期的发现，充分探讨疾病的本质和严重程度，并做出判断。足踝部一般评估应该包括视诊、触诊、查看关节活动范围、神经血管评估以及特殊检查。

视诊

足和踝的检查应该从仔细观察患者在穿鞋和不穿鞋情况下的站姿和步态开始。然后，检查者还应该查看患者的骨骼排列、足和足趾形状，以及足的比例是否正常或者是否有突出部位。若发现任何异常，例如外翻、内翻、扁平足、高弓足、爪趾、锤状趾、槌状趾等，应立即予以知晓。检查者需通过认真检查患者踝和足，来确认是否有任何感染、瘢痕、擦伤、足底胼胝、肿胀、淤青、畸形以及变色等体征。

触诊

检查足和踝时，应通过触诊骨性解剖标志和韧带结构的形式来确定病变范围。检查者应能识别出以下几个重要的结构：跟骨、外踝和内踝、胫腓韧带、距腓韧带、三角韧带、足舟骨、载距突和跖骨。整个过程应从触诊跖趾关节入手。还要对这些结构进行压痛评估，尤其是踝关节、距下关节、跟骨、跟腱以及足弓。

活动范围

检查者需仔细评估足和踝的所有动作。包括背伸（在膝关节屈曲和伸展状态下）、踝关节的跖屈、距下关节的内翻、外翻、跖趾关节和趾骨间关节的屈曲和伸展。还要评估踇趾和其他足趾的力量。检查者可以使用手持测角仪或者影像学测角来评估动作幅度。然后，检查者应将收集到的数据与可靠的标准进行比较（表 14.3～14.5）。

特殊检查

见表 14.8。

表 14.6　足和踝的常见疾病

疾病	描述	参考文献
胫骨后肌腱炎	踝关节内侧疼痛最常见的原因 会导致成人患获得性平足症 严重影响走路姿势和平衡性 长期牵张外翻时发病 往往与距下关节过度内旋有关 常见于 40 岁以上的女性 发病症状包括：扁平足、足形发生变化、足后内侧疼痛且肿胀、足前部外展和 　足跟外翻	Kohls-Gatzoulis 等 （2004），Trnka（2004）
腓骨肌腱炎	导致踝关节外侧疼痛中最常见的过度损伤 导致腓骨肌腱发炎 过度外翻或者内旋通常会诱发该病 常见于运动员，尤其是所从事运动涉及重复性踝部动作的运动员	Wang 等（2005）
蹬外翻 （蹬囊炎）	渐进的且最常见的前足畸形，也称作蹬囊炎 会导致蹬趾的近节趾骨成角外翻 常导致关节活动疼痛（内旋问题）、穿鞋困难、负重时蹬趾疼痛肿胀 青少年多发，尤其是女孩 预估患病率：23%～35%	Hartley（1995），Nix 等 （2010）
足底筋膜炎	足底筋膜的退行性疾病 是导致足跟和足底的刺痛的最常见原因 常见于中年人 约 10% 的人会在一生中的某个阶段患该病 患病的危险因素包括：两腿长度不一、神经卡压、肌肉紧绷、过度内翻、过 　度训练以及穿不合适的鞋	Li 等（2013），Beeson （2014）
跗管综合征	胫神经因在跗管（屈肌支持带与内踝之间形成的通道）内受压发病 常因扁平足或足弓塌陷、创伤、相关疾病（如糖尿病或者关节炎）或者内翻 　过度导致 症状包括：位于足底发散到足跟、足趾、足弓的刺痛、烧灼感和麻木感	Reade 等（2001）， Franson 与 Baravarian （2006）
莫尔顿神经瘤 （莫尔顿跖痛 症或者趾间神 经瘤）	通常只影响单足，偶尔也会影响双足 一般只影响第 3 和第 4 跖骨之间的神经，偶尔会影响第 2 和第 3 趾 任何年龄都可能发病，但最常见于中年女性（可能与穿鞋习惯有关） 跑步运动员发病率高 发病初期只是刺痛，逐渐恶化成为剧烈的放射性疼痛	Owens 等（2011）， Pastides 等（2012）
草皮趾（蹬外翻）	发生于蹬趾的跖趾关节 当发出推力时，产生慢性疼痛，乏力 可导致关节退化 足趾动作幅度减小，导致无法进行步态循环，最终引起踝部和膝关节问题 常见于足球、美式足球（橄榄球）和田径运动员 可分为 3 类：过伸、过屈和错位	McCormick 与 Anderson （2009），Anderson 等 （2010），Frimenko 等 （2012）

表 14.7　足和踝的严重病理危险信号

疾病	症状和体征
骨折	近期有创伤史，如挤压伤、踝损伤或者从高处跌落史 患肢疼痛、有淤青或者肿胀 持续性滑膜炎 患处组织按压有痛感 患肢无法行走或负重
深静脉血栓形成（DVT）	近期有手术史 小腿疼痛 皮肤泛红 患肢肿胀且按压疼痛 走路或者站立时痛感加重，将病腿抬高休息痛感减轻
脓毒性关节炎	发热、寒战 近期有细菌感染史 持续酸痛和（或）搏动性疼痛 伴有免疫抑制疾病 关节红肿，无外伤史
骨筋膜隔室综合征	有创伤史或挤压史 足趾背伸有痛感 患肢肌肉伸展时，痛感加重 患病隔室肿胀、肌肉紧绷、且有淤青出现
癌症	癌症史（如前列腺癌、乳癌或者其他任何生殖系统癌症） 全身症状如发热、发冷、感到不适、虚弱 原因不明的体重骤降 疑似肿瘤 无法解释的畸形、肿块或者肿胀

注：数据来自 McGee 与 Boyko（1998），Gupta 等（2001），Judd 与 Kim（2002），Ulmer（2002），Hatch 与 Hacking（2003）。

表 14.8　足和踝的特殊检查

检查	步骤	阳性体征	说明
单脚足跟抬起	患者仅用待测试腿站立，膝关节伸直，然后跖屈踝关节，足跟离地，靠脚趾支撑站立	跖屈时足跟无内旋现象	胫骨后肌腱功能障碍
距骨倾斜试验	患者取坐位，踝关节不受支撑，足跖屈 10°~20°；检查者用一只手稳定小腿远端、即内踝近侧，另一只手对足后部施内旋力；检查者在患者足内翻时使距骨向一侧倾斜	与对侧相比，关节松弛度增加或距骨倾斜增加	跟腓韧带损伤
汤普森试验	患者俯卧，膝关节屈曲 90°；检查者挤压小腿肌肉并观察是否出现踝关节跖屈	踝关节跖屈消失	跟腱断裂
前抽屉试验	患者俯卧，踝关节处于中立位、足跖屈 20°；检查者一只手稳定胫骨远端，另一只手向前推跟骨（足跟）	与对侧相比，向前位移有所增加	距腓前韧带损伤
克莱格尔试验	患者取坐位，膝关节屈曲，与台面呈 90°；检查者一只手稳定远端胫骨，并向患足施加外旋转力	内侧/外侧关节疼痛或胫腓关节疼痛	胫腓远端韧带损伤（胫腓关节疼痛）三角韧带损伤（内侧/外侧关节疼痛）

注：数据来自 Baxter（2003），Young 等（2005），Simpson 与 Howard（2009）。

足和踝周围附着肌肉

见表 14.9。

表 14.9　足和踝周围附着肌肉

名称	起点	止点	作用	神经分布
腓肠肌	内侧头：股骨腘窝部和内侧髁上角 外侧头：外侧髁	经由跟腱（Achilles 腱）止于跟骨后表面	足跖屈与屈膝	胫神经 ($S_1 \sim S_2$)
比目鱼肌	腓骨后表面，腓骨头和胫骨（比目鱼肌线）	经由跟腱（Achilles 腱）止于跟骨后表面	足跖屈	胫神经 ($S_1 \sim S_2$)
跖肌	斜（腘）韧带、外侧髁上嵴的下半部分	经由跟腱（Achilles 腱）止于跟骨后表面	足跖屈和屈膝	胫神经 ($S_1 \sim S_2$)
腓骨长肌	腓骨头和腓骨外侧面上 2/3 处	第 5 跖骨底和内侧楔骨	足外翻、踝关节跖屈	腓浅神经 ($L_5 \sim S_2$)
腓骨短肌	腓骨下 2/3	第 5 跖骨底	足外翻、踝关节跖屈	腓浅神经 ($L_5 \sim S_2$)
胫骨前肌	胫骨上外侧、胫骨外侧髁及骨间膜	内侧楔骨的内侧面和下面（跖面）以及第 1 跖骨底	足背伸和内翻	腓深神经 ($L_4 \sim S_1$)
𧿹长伸肌	腓骨和骨间膜前面中部	𧿹趾远节趾骨背侧面	伸𧿹趾和踝关节背伸	腓深神经 ($L_5 \sim S_1$)
趾长伸肌	腓骨和骨间膜前上 3/4、胫骨外侧髁	第 2 和第 5 中、远节趾骨背面	伸足趾（背伸）、踝关节背伸、足外翻	腓深神经 ($L_4 \sim S_1$)
第三腓骨肌	腓骨和骨间膜前下 1/3	第 5 趾骨底	足外翻、踝关节跖屈	腓浅神经 ($L_5 \sim S_2$)
𧿹长屈肌	腓骨和骨间膜后面下 2/3	𧿹趾远节趾骨底	屈𧿹趾（屈足趾）、踝关节跖屈、内翻	胫神经 ($L_5 \sim S_2$)
趾长屈肌	胫骨后面中部	第 2 ~ 5 趾远节趾骨底	屈第 2 ~ 5 趾、足内翻	胫神经 ($L_5 \sim S_1$)
胫骨后肌	胫骨后外侧、骨间膜和腓骨后上半	足舟骨结节，骰骨、楔骨和第 2 ~ 4 跖骨和跟骨载距突的跖面	足跖屈、内翻	胫神经 ($L_5 \sim S_1$)
足背肌	跟骨、距跟外侧韧带和伸肌下支持带的前面和外侧面	𧿹趾近节趾骨底、趾长伸肌腱	伸第 1 ~ 4 趾	腓深神经 ($L_5 \sim S_1$)
𧿹展肌	跟骨结节、足底筋膜和屈肌支持带	𧿹趾近节趾骨底内侧	外展𧿹趾	足底内侧神经 ($L_4 \sim L_5$)
趾短屈肌	跟骨结节和足底腱膜	第 2 ~ 5 趾骨的内侧面和外侧面	屈近节趾骨、伸第 2 ~ 5 趾远节趾骨	足底内侧神经 ($L_4 \sim L_5$)
小趾展肌	跟骨结节和足底腱膜	第 5 趾近节趾骨的外表面	外展第 5 趾	足底外侧神经 ($S_1 \sim S_2$)
足底方肌	内侧头：跟骨内侧面 外侧头：跟骨下外侧面	趾长屈肌腱外侧	屈第 2 ~ 5 趾远节趾骨	足底外侧神经 ($S_1 \sim S_2$)
蚓状肌	趾长屈肌腱	近节趾骨	屈第 2 ~ 5 趾近节趾骨	第 1 蚓状肌：足底内侧神经 ($L_4 \sim L_5$) 第 2 ~ 5 蚓状肌：足底外侧神经 ($S_1 \sim S_2$)

续表

名称	起点	止点	作用	神经分布
姆短屈肌	骰骨和外楔骨	内侧：姆趾近节趾骨的内侧 外侧：姆趾近节趾骨的外侧	屈姆趾	足底内侧神经 ($L_4 \sim S_1$)
姆收肌	斜头：第2~4跖骨、 腓骨长肌腱鞘 横头：第3~5跖韧带 和跖横韧带	姆趾近节趾骨外侧	内收姆趾	足底外侧神经 ($S_1 \sim S_2$)
小趾短屈肌	第5跖骨底和腓骨长肌 肌腱	第5趾近节趾骨底外侧	屈第5趾	足底外侧神经 ($S_1 \sim S_2$)
骨间背侧肌	跖骨相对缘	近节趾骨底 第1骨间背侧肌：第2趾 近节趾骨内侧面 第2~4骨间背侧肌：第 2~4近节趾骨的外侧	外展第2~4趾、屈近节 趾骨	足底外侧神经 ($S_1 \sim S_2$)
骨间足底肌	第3~5跖骨底内侧	近节趾骨内侧基底	外展足趾、屈近节趾骨	足底外侧神经 ($S_1 \sim S_2$)

手法：踝和足

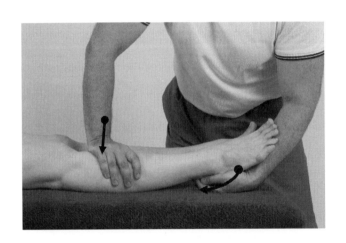

T14.1 距小腿关节跖屈

· 将患者的腿稳定在治疗台上。

· 一手握住患者跟骨，将其足底靠在治疗师的前臂上。

· 然后用铲斗动作向后推跟骨，将距小腿关节松动至跖屈。

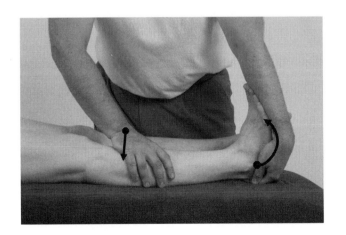

T14.2 距小腿关节背伸

· 将患者的腿稳定在治疗台上。

· 一手握住患者跟骨，将其足底靠在治疗师的前臂上。

· 向足部施加压力，拉动跟骨，引起背伸动作。

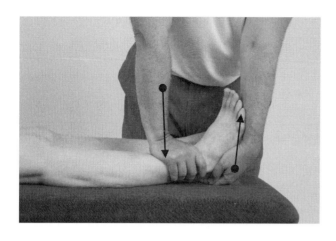

T14.3　距小腿关节前滑

· 治疗师站在治疗台尾端，并与之保持一定距离。

· 一手在下方握住患者的跟骨，另一只手固定住胫骨和腓骨远端。

· 保持臂部伸直，轻轻摇动足后部，使距骨对抗胫骨和腓骨前滑。

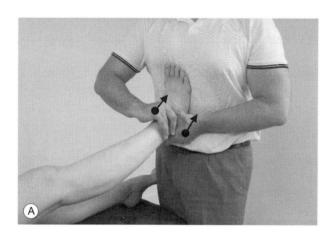

T14.4　距小腿关节后滑

· 治疗师站在治疗台尾端，并与之保持一定距离。

· 用近治疗台尾端的手将患者的足于中立位放置于治疗台上。

· 另一只手握住胫骨和腓骨。

· 用近治疗台尾端的手发力，滑动距骨至胫骨和腓骨后方。

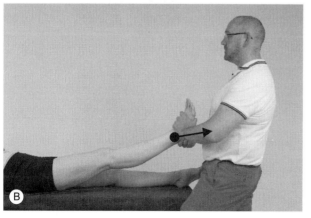

T14.5　仰卧位距小腿关节牵引

· 治疗师站在治疗台尾端，一只手在下方握住患者的跟骨，另一只手握住其距骨。

· 治疗师双腿一前一后分开站立，手臂靠近身体，将重量移至后腿，在患者距小腿关节处施加牵引力。

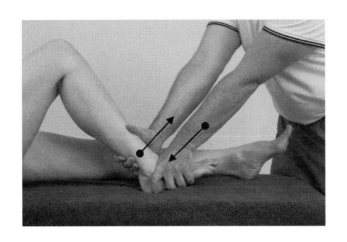

T14.6　向前松动距小腿关节

· 治疗师双腿一前一后分开站立在治疗台的尾端。

· 将患者的膝关节与足屈曲至90°。

· 一只手握住距骨以稳定足部。

· 另一只手绕过患者胫骨，握紧其小腿。

· 治疗师手臂伸直，整个身体重量移至后腿，将患者胫骨和腓骨拉至距骨前方。

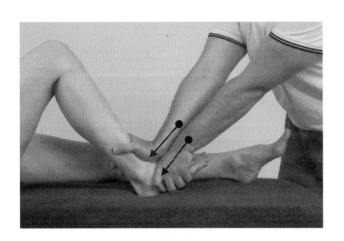

T14.7　向后松动距小腿关节

· 治疗师双腿一前一后分开站立在治疗台的尾端。

· 将患者的膝关节和足屈曲至90°。

· 用一只手握住距骨以稳定足部。

· 另一只手从前面握住抓紧患者的胫骨。

· 治疗师手臂伸直，整个身体重量移至前腿，将患者胫骨和腓骨推至距骨后方。

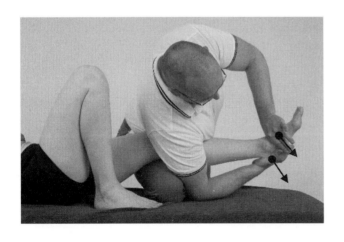

T14.8　仰卧位距小腿关节牵引

· 将患者的膝关节置于治疗师位于治疗台的屈曲的大腿上。

· 治疗师手肘支撑于其膝关节，位于下方的手放在患者跟骨后面。

· 靠上方的手将患者足部跖屈，并将其向下推向治疗台。

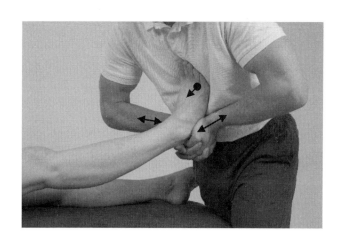

T14.9 距下关节内翻 / 外翻

- 治疗师站在治疗台尾端，将患者的足固定在治疗师胸骨下部，身体前倾使患者足背伸。
- 双手交叉握住患者的足跟。
- 保持这种姿势，旋转身体使距下关节做内翻和外翻动作。

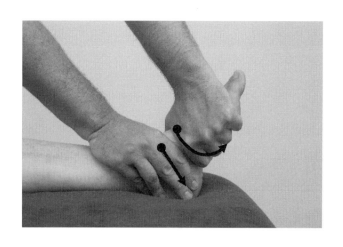

T14.10 距舟关节松动

- 治疗师背对患者，示指放在足舟骨后，使患者的足部固定于中立位。
- 另一只手握紧足部，示指对齐。
- 手臂伸直，用身体重量对距舟关节进行松动。

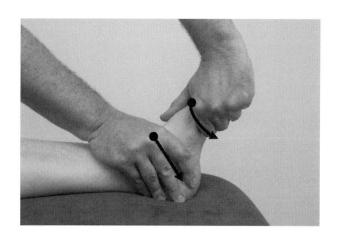

T14.11 舟楔联合关节松动

- 治疗师背对患者，示指置于足舟骨上，使患者的足部固定保持中立位。
- 另一只手握紧足部，包住楔骨和距骨。
- 手臂伸直，用身体重量对舟楔关节进行松动。

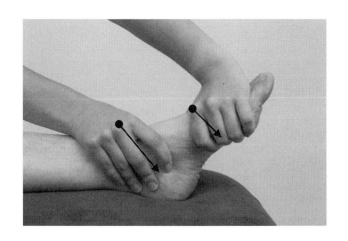

T14.12　跗跖关节松动

- 治疗师背对患者，将患者足部固定，保持中立位，手握住患者的足舟骨和内侧楔骨。
- 另一只手握住患者足部，手包覆第1跖骨。
- 手臂伸直，用身体重量对跗跖关节进行松动。

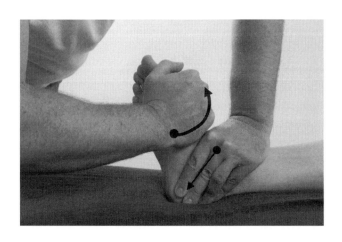

T14.13　内侧缘松动

- 治疗师站在治疗台尾端，一只手握住并固定患者的距骨和足舟骨。
- 另一只手握住患者足部内侧，在足舟骨上松动内侧楔骨。

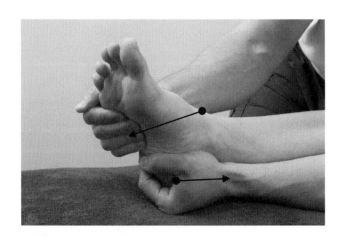

T14.14　跟骰关节松动

- 治疗师站在治疗台旁，背对患者的头部。
- 前臂置于治疗台上，一只手在小腿内侧从下方握住跟骨。
- 用另一只手的鱼际和相应的手指抓紧骰骨、第4和第5跖骨。
- 伸直手臂，将身体重量从治疗师的前脚转移到后脚，在跟骨上松动骰骨。

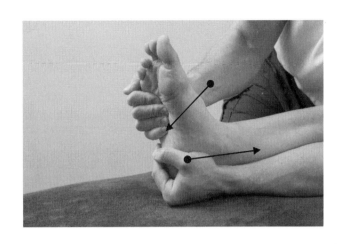

T14.15   骰跖关节松动

· 治疗师站在治疗台边，背对患者的头部。

· 前臂置于治疗台上，用一只手在患者小腿内侧从下方握住其跟骨和骰骨。

· 用另一只手的鱼际和手指抓紧第 4 和第 5 跖骨。

· 伸直手臂，将身体重量从治疗师的前脚转移到后脚，在骰骨上松动跖骨。

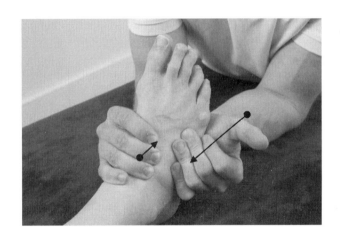

T14.16   关节外缘松动

· 治疗师站在治疗台尾端。

· 治疗师握紧患者足部内侧，将拇指固定在患者骰骨上，保持患者足部中立位。

· 将第 4 和第 5 跖骨稳定在治疗师的鱼际和手指之间。

· 向骰骨方向对跖骨进行松动。

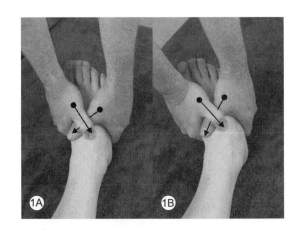

T14.17　楔骨关节松动

1. 中间楔骨松动

· 治疗师站在治疗台尾端。

· 双手握紧患者足部，两个拇指交叉在目标楔骨的足背处。

· 如图所示，以"8字形"的方式对目标关节（中间楔骨、内侧楔骨和外侧楔骨）进行松动。

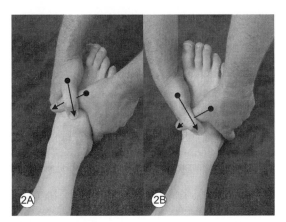

2. 内侧楔骨松动

3. 外侧楔骨松动

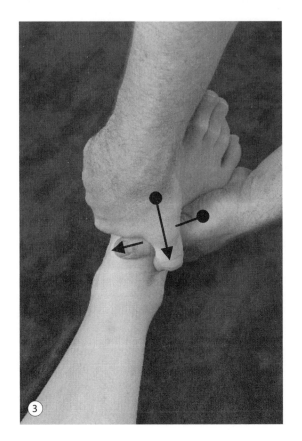

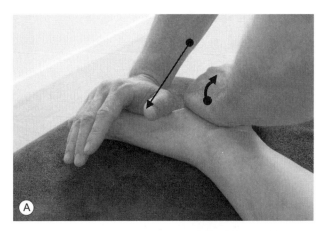

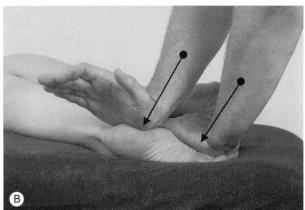

T14.18　侧卧位关节内侧松动

- 治疗师站在治疗台尾端，患者膝关节弯曲，取患侧卧位。
- 治疗师在患者跟骨处采用双手交叉法，将其足部固定为背伸姿势。
- 另一只手对足舟骨施加压力，使足内翻。
- 调整手部力量，对距下关节进行松动。

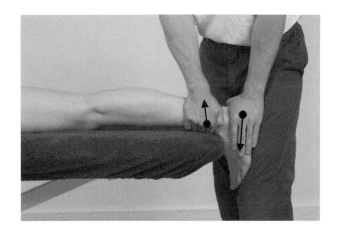

T14.19　距小腿关节俯卧移动

- 治疗师站在治疗台尾端，患者两小腿之间，让患者足部伸出治疗台。
- 一只手从下方勾住患者胫骨，另一只手握住跟骨后部。
- 治疗师双腿一前一后站立，用体重使跟骨向地面方向移动，使距骨向胫骨方向滑动。

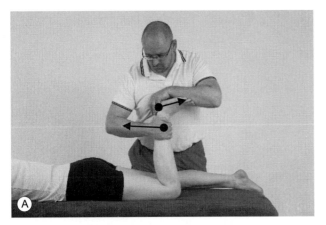

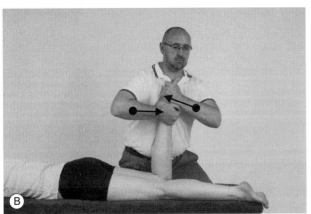

T14.20 距小腿关节剪切式松动

· 治疗师站在治疗台一侧，患者取俯卧位。

· 将患者的膝和足屈曲呈90°。

· 一只手握紧患者踝部前部，另一只手握紧跟骨后部。

· 治疗师两只手臂施加相反的力，在患者距小腿关节处形成剪切力。

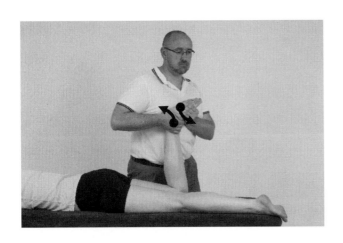

T14.21 俯卧位关节内侧缘松动

· 治疗师站在治疗台一侧，将患者靠近治疗师一侧的膝关节屈曲呈90°。

· 固定好踝关节内侧。

· 握住足舟骨和内侧楔骨，用铲斗动作松动距舟关节。

· 治疗师顺势滑动双手，对舟楔关节和楔跖关节进行松动。

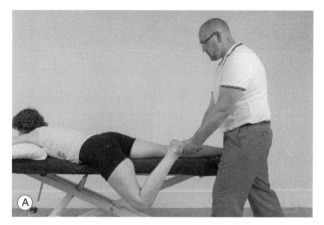

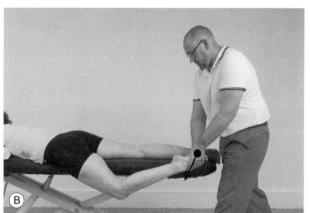

T14.22　俯卧位骰骨关节松动

- 治疗师站在治疗台一角。
- 把患者膝关节从按摩床上放下，双手握紧患者足部，两个拇指在骰骨跖面交叉。
- 牵拉胫骨，伸展髋关节和膝关节，通过背伸和跖屈动作进行关节松动。
- 可用手指进行外展、内翻和按压操作。

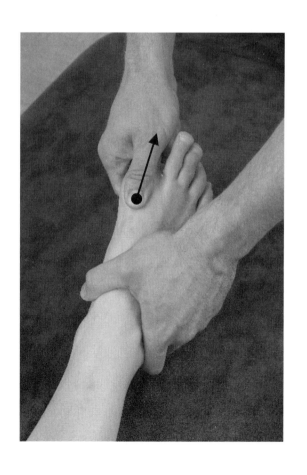

T14.23　踇趾牵引

- 治疗师站在治疗台尾端，一手握住距骨来支撑患者足部。
- 治疗师拇指在上，握紧患者踇趾的跖趾关节。
- 通过牵引和环转动作对关节进行松动。

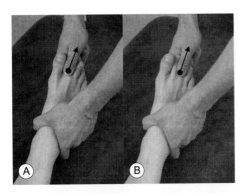

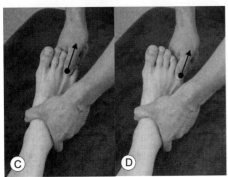

T14.24　足趾牵引

- 治疗师站在治疗台尾端，一只手握住跖骨来支撑患者足部。
- 治疗师拇指在上，握紧跖趾关节。
- 通过牵引和环转动作对关节进行松动。

参考文献

Adelaar RS, Anderson RB eds (1997). Disorders of the Great Toe. American Academy of Orthopaedic Surgeons.

Anderson RB, Hunt KJ, McCormick JJ (2010). Management of common sports-related injuries about the foot and ankle. Journal of the American Academy of Orthopaedic Surgeons 18(9):546-556.

Baums MH, Kahl E, Schultz W, et al (2006). Clinical outcome of the arthroscopic management of sports-related 'anterior ankle pain': a prospective study. Knee Surgery, Sports Traumatology, Arthroscopy 14(5):482-486.

Baxter RE (2003). Pocket Guide to Musculoskeletal Assessment. Philadelphia: WB Saunders; 123-130.

Beeson P (2014). Plantar fasciopathy: revisiting the risk factors. Foot and Ankle Surgery 20(3):160-165.

Benvenuti F, Ferrucci L, Guralnik JM, et al (1995). Foot pain and disability in older persons: an epidemiologic survey. Journal of the American Geriatrics Society 43(5):479-484.

Boonthathip M, Chen L, Trudell DJ, et al (2010). Tibiofibular syndesmotic ligaments: MR arthrography in cadavers with anatomic correlation 1. Radiology 254(3):827-836.

Brennan SA, Rahim F, Dowling J, et al (2012). Arthroscopic debridement for soft tissue ankle impingement. Irish Journal of Medical Science 181(2):253-256.

Bridgman SA, Clement D, Downing A, et al (2003). Population-based epidemiology of ankle sprains attending accident and emergency units in the West Midlands of England, and a survey of UK practice for severe ankle sprains. Emergency Medicine Journal 20(6):508-510.

Clarkson HM (2000). Musculoskeletal Assessment: Joint Range of Motion and Manual Muscle Strength. Philadelphia: Lippincott Williams & Wilkins.

Cleland JA, Abbott JH, Kidd MO, et al (2009). Manual physical therapy and exercise versus electrophysical agents and exercise in the management of plantar heel pain: a multicenter randomized clinical trial. Journal of Orthopaedic and Sports Physical Therapy 39:573-585.

Collins N, Teys P, Vicenzino B (2004). The initial effects of a Mulligan's mobilization with movement technique on dorsiflexion and pain in subacute ankle sprains. Manual Therapy 9(2):77-82.

Court-Brown CM, Caesar B (2006). Epidemiology of adult fractures: a review. Injury 37(8):691-697.

Curtis CK, Laudner KG, McLoda TA, et al (2008). The role of shoe design in ankle sprain rates among collegiate basketball players. Journal of Athletic Training 43(3):230.

Doherty C, Delahunt E, Caulfield B, et al (2014). The incidence and prevalence of ankle sprain injury: a systematic review and meta-analysis of prospective epidemiological studies. Sports Medicine 44(1):123-140.

Dunn JE, Link CL, Felson DT, et al (2004). Prevalence of foot and ankle conditions in a multiethnic community sample of older adults. American Journal of Epidemiology 159(5):491-498.

Fong DTP, Hong Y, Chan LK, et al (2007). A systematic review on ankle injury and ankle sprain in sports. Sports Medicine 37(1):73-94.

Franson J, Baravarian B (2006). Tarsal tunnel syndrome: a compression neuropathy involving four distinct tunnels. Clinics in Podiatric Medicine and Surgery 23(3):597-609.

Frimenko RE, Lievers WB, Coughlin MJ, et al (2012). Etiology and biomechanics of first metatarsophalangeal joint sprains (turf toe) in athletes. Critical Reviews™ in Biomedical Engineering 40(1):43-61.

Fritz JM (1999). Rehabilitation in sports medicine: a comprehensive guide. Journal of Athletic Training 34(1):68.

Garrow AP, Silman AJ, Macfarlane GJ (2004). The Cheshire Foot Pain and Disability Survey: a population survey assessing prevalence and associations. Pain 110(1):378-384.

Glazebrook MA, Ganapathy V, Bridge MA, et al (2009). Evidence-based indications for ankle arthroscopy. Arthroscopy 25(12):1478-1490.

Golanó P, Vega J, De Leeuw PA, et al (2010). Anatomy of the ankle ligaments: a pictorial essay. Knee Surgery, Sports Traumatology, Arthroscopy 18(5):557-569.

Grady JF, Smith AM, Boumendjel Y, et al (2013). Hallux rigidus: the valenti arthroplasty. In: Sports Medicine and Arthroscopic Surgery of the Foot and Ankle. London: Springer; 29-39.

Green T, Refshauge K, Crosbie J, et al (2001). A randomised controlled trial of a passive accessory joint mobilisation on acute ankle inversion sprains. Physical Therapy 81(4):984-994.

Gross CE, Lampley A, Green CL, et al (2015). The effect of obesity on functional outcomes and complications in total ankle arthroplasty. Foot and Ankle International, 1071100715606477.

Gupta MN, Sturrock RD, Field M (2001). A prospective 2-year study of 75 patients with adult-onset septic arthritis. Rheumatology 40(1):24-30.

Hartley A (1995). Practical Joint Assessment: Lower Quadrant: A Sports Medicine, 2nd ed. Mosby Year Book; 260-284.

Hatch RL, Hacking S (2003). Evaluation and management of toe fractures. American Family Physician 68(12).

Hill CL, Gill TK, Menz HB, et al (2008). Prevalence and correlates of foot pain in a population-based study: the North West Adelaide health study. Journal of Foot and Ankle Research 1(2):1-7.

Hoch MC, Andreatta RD, Mullineaux DR, et al (2012). Two-week joint mobilization intervention improves self-reported function, range of motion, and dynamic balance in those with chronic ankle instability. Journal of Orthopaedic Research 30(11):1798-1804.

Judd DB, Kim DH (2002). Foot fractures frequently misdiagnosed as ankle sprains. American Family Physician 66(5):785-794.

Kohls-Gatzoulis J, Angel JC, Singh D, et al (2004). Tibialis posterior dysfunction: a common and treatable cause of adult acquired flatfoot. British Medical Journal 329(7478):1328-1333.

Lahm A, Erggelet C, Reichelt A (1998). Ankle joint arthroscopy for meniscoid lesions in athletes. Arthroscopy 14(6):572-575.

Li Z, Jin T, Shao Z (2013). Meta-analysis of high-energy extracorporeal shock wave therapy in recalcitrant plantar fasciitis. Swiss Medical Weekly 143:w13825.

Lindsjo U, Danckwardt-Lilliestrom G, Sahlstedt B (1985). Measurement of the motion range in the loaded ankle. Clinical Orthopaedics and Related Research 199:68-71.

Lundberg A, Goldie I, Kalin B, et al (1989). Kinematics of the ankle/foot complex: plantarflexion and dorsiflexion. Foot and Ankle International 9(4):194-200.

McCormick JJ, Anderson RB (2009). The great toe: failed turf toe, chronic turf toe, and complicated sesamoid injuries. Foot and Ankle Clinics 14(2):135-150.

McGee SR, Boyko EJ (1998). Physical examination and chronic lower-extremity ischemia: a critical review. Archives of Internal Medicine 158(12):1357-1364.

Maffulli N, Papalia R, Palumbo A, et al (2011). Quantitative review of operative management of hallux rigidus. British Medical Bulletin 98(1):75-98.

Martins DF, Mazzardo-Martins L, Gadotti VM, et al (2011). Ankle joint mobilization reduces axonotmesis-induced neuropathic pain and glial activation in the spinal cord and enhances nerve regeneration in rats. Pain 152(11):2653-2661.

Martins DF, Bobinski F, Mazzardo-Martins L, et al (2012). Ankle joint mobilization decreases hypersensitivity by activation of peripheral opioid receptors in a mouse model of postoperative pain. Pain Medicine 13(8):1049-1058.

Martins DF, Mazzardo-Martins L, Cidral-Filho FJ, et al (2013). Ankle joint mobilization affects postoperative pain through peripheral and central adenosine A1 receptors. Physical Therapy 93(3):401-412.

Menz HB, Tiedemann A, Kwan MMS, et al (2006). Foot pain in community-dwelling older people: an evaluation of the Manchester Foot Pain and Disability Index. Rheumatology 45(7):863-867.

Mickle KJ, Steele JR (2015). Obese older adults suffer foot pain and foot-related functional limitation. Gait and Posture 42(4):442-447.

Milner CE, Soames RW (1998). Anatomy of the collateral ligaments of the human ankle joint. Foot and Ankle International 19(11):757-760.

Moore KL, Dalley AF, Agur AM (2013). Lower limb. In: Clinically Oriented Anatomy, 7th ed. Philadelphia: Lippincott Williams & Wilkins, 519-525.

Nix S, Smith M, Vicenzino B (2010). Prevalence of hallux valgus in the general population: a systematic review and meta-analysis. Journal of Foot and Ankle Research 3(1):21.

Nkhata LA, Esterhuizen TM, Siziya S, et al (2015). The prevalence and perceived contributing factors for work-related musculoskeletal disorders among nurses at the University Teaching Hospital in Lusaka, Zambia. Science 3(4):508-513.

Norkin CC, White DJ (2009). Measurement of Joint Motion: A Guide to Goniometry. Philadelphia: FA Davis.

Noronha MD, França LC, Haupenthal A, et al (2013). Intrinsic predictive factors for ankle sprain in active university students: a prospective study. Scandinavian Journal of Medicine and Science in Sports 23(5):541-547.

Oatis CA (1988). Biomechanics of the foot and ankle under static conditions. Physical Therapy 68(12):1815-1821.

O'Loughlin PF, Murawski CD, Egan C, et al (2009). Ankle instability in sports. The Physician and Sportsmedicine 37(2):93-103.

OpenStax College (2013). Anatomy and physiology. Available from: http://cnx.org/content/col11496/latest [Accessed 11 February 2016].

Owens R, Gougoulias N, Guthrie H, et al (2011). Morton's neuroma: clinical testing and imaging in 76 feet, compared to a control group. Foot and Ankle Surgery 17(3):197-200.

Panchbhavi V (2013). Foot bone anatomy: overview; Tarsal bones – gross anatomy; Metatarsal bones – Gross anatomy. Available from: http://emedicine.medscape.com/article/1922965-overview#showall [Accessed 11 February 2016].

Pastides P, El-Sallakh S, Charalambides C (2012). Morton's neuroma: a clinical versus radiological diagnosis. Foot and Ankle Surgery 18(1):22-24.

Paterson KL, Hinman RS, Hunter DJ, et al (2015). Concurrent foot pain is common in people with knee osteoarthritis and impacts health and functional status: data from the Osteoarthritis Initiative. Arthritis Care and Research 67(7):989.

Patla C, Lwin J, Smith L, et al (2015). Cuboid manipulation and exercise in the management of posterior tibialis tendonopathy: A case report. International Journal of Sports Physical Therapy 10(3):363-370.

Prakash S, Misra A (2014). Effect of manual therapy versus conventional therapy in patients with plantar fasciitis – comparative study. International Journal of Physiotherapy Research 2(1):378-382.

Reade BM, Longo DC, Keller MC (2001). Tarsal tunnel syndrome. Clinics in Podiatric Medicine and Surgery 18(3):395-408.

Riegger CL (1988). Anatomy of the ankle and foot. Physical Therapy 68(12):1802-1814.

Roaas A, Andersson GB (1982). Normal range of motion of the hip, knee and ankle joints in male subjects, 30–40 years of age. Acta Orthopaedica 53(2):205-208.

Shamus J, Shamus E, Gugel RN, et al (2004). The effect of sesamoid mobilization, flexor hallucis strengthening, and gait training on reducing pain and restoring function in individuals with hallux limitus: a clinical trial. Journal of Orthopaedic and Sports Physical Therapy 34(7):368-376.

Simpson MR, Howard TM (2009). Tendinopathies of the foot and ankle. American Family Physician 80(10):1107-1114.

Spink MJ, Fotoohabadi MR, Wee E, et al (2011). Foot and ankle strength, range of motion, posture, and deformity are associated with balance and functional ability in older adults. Archives of Physical Medicine and Rehabilitation 92(1):68-75.

Standring S (2008). Gray's Anatomy: The Anatomical Basis of Clinical Practice, 40th ed. Edinburgh: Churchill Livingstone.

Tabrizi P, McIntyre WMJ, Quesnel MB, et al (2000). Limited dorsiflexion predisposes to injuries of the ankle in children. Journal of Bone and Joint Surgery (British Volume) 82(8):1103-1106.

Tate P (2009). Anatomy of Bones and Joints. Seeley's Principles of Anatomy and Physiology. New York: McGraw-Hill; 149-196.

Thomas E, Peat G, Harris L, et al (2004). The prevalence of pain and pain interference in a general population of older adults: cross-sectional findings from the North Staffordshire Osteoarthritis Project (NorStOP). Pain 110(1):361-368.

Trnka HJ (2004). Dysfunction of the tendon of tibialis posterior. Journal of Bone and Joint Surgery (British Volume) 86-B(7):939-946.

Ulmer T (2002). The clinical diagnosis of compartment syndrome of the lower leg: are clinical findings predictive of the disorder? Journal of Orthopaedic Trauma 16(8): 572-577.

Valderrabano V, Hintermann B, Nigg BM, et al (2003). Kinematic changes after fusion and total replacement of the ankle: part 1: Range of motion. Foot and Ankle International 24:881-887.

Valkering KP, Golanó P, van Dijk CN, et al (2013). 'Web impingement' of the ankle: a case report. Knee Surgery, Sports Traumatology, Arthroscopy 21(6):1289-1292.

VanPelt MD, Saxena A, Allen MA (2012). Turf toe injuries. In: International Advances in Foot and Ankle Surgery. London: Springer; 219-228.

Wang XT, Rosenberg ZS, Mechlin MB, et al (2005). Normal variants and diseases of the peroneal tendons and superior peroneal retinaculum: MR Imaging features 1. Radiographics 25(3):587-602.

Waterman BR, Owens BD, Davey S, et al (2010). The epidemiology of ankle sprains in the United States. Journal of Bone and Joint Surgery 92(13):2279-2284.

Willems TM, Witvrouw E, Delbaere K, et al (2005). Intrinsic risk factors for inversion ankle sprains in male subjects: a prospective study. American Journal of Sports Medicine 33(3):415-423.

You JY, Lee GY, Lee JW, et al (2016). An osteochondral lesion of the distal tibia and fibula in patients with an osteochondral lesion of the talus on MRI: prevalence, location, and concomitant ligament and tendon injuries. American Journal of Roentgenology 206(2):366-372.

Young CC, Niedfeldt MW, Morris GA, et al (2005). Clinical examination of the foot and ankle. Primary Care: Clinics in Office Practice 32(1):105-132.

常见术语

半月板样物
胚胎中生成的或由关节损伤产生的囊间滑膜皱襞。

背面
手背和脚背。

被动动作
患者放松状态下被动地由操作者主导做出的动作。

操作者
治疗师，医师。

侧屈
在冠状面中绕前后轴移动，也称体侧屈。

撑开牵引
沿长轴垂直线作用的力，将组织结构撑开。

大鱼际
手掌平面外侧，拇指根部区域。

骶骨
两侧骨盆之间的尾骨。

骶髂关节
骶骨和髂骨之间的关节。

多轴（关节）
这种关节可以做所有类型的运动，通常称为球窝关节（如髋关节和肩关节）。

分离
向内或向外开放关节的一侧。

幅度
关节松动的幅度。

骨运动
关节的基本运动（例如，屈曲、伸展、外展、内收），也称骨运动学。

关节松动
两个或多个骨头结合处。
沿关节生理学运动范围进行的主动或被动运动，也称关节运动。

关节运动
关节结合面的特定同步运动（分为滚动、滑动和转动），也称关节活动或关节动作。

冠状面/额面
按左、右方向将人体纵切为前、后（腹背）两部分的断面。

横切面（水平面）
垂直于冠状面和矢状面，水平地将人体分为上、下两部分的平面。

后部
后面。

滑膜皱襞
一种关节滑膜的襞、脊或突出物，伸向两个关节面或在两个关节面之间延伸。

滑液的
与某种关节相关，此种关节被厚且有弹性

的膜包裹成囊，囊中分泌黏液以润滑关节。

环形运动

肢体主动或被动地做圆形的运动（例如，球窝关节的环形运动）。

患者

接受治疗的人。

加强

在施力端施加额外压力以将力集中或保护身体另一部位。

剪切

使一个关节相邻的两个部分沿接触面相向滑动的动作或力。

交叉纤维 / 揉捏

软组织技术：在肌肉长轴上横向施加的间歇力。

接触点

患者身体上接触治疗师施力端的部位。

颈

脖子。

内侧

靠近中线方向。

内翻

足向内侧翻转。

内收

外周关节靠近人体中线的运动。

内旋（旋前）

用于手：手掌向内翻转的动作。

用于足：跗骨关节或跖关节的外展或外翻动作。

偏斜

关节偏离解剖中线向外侧或内侧的运动。

平移

沿轴方向的运动。

牵引

为使结构分离而沿纵轴施加的力。

轻抚法

软组织技术：轻抚式的手法，促进体液从末梢回流。

屈曲

前屈，减小脊柱曲度（除胸椎）和内角角度。

软组织

除骨骼和关节之外的组织。

上部

顶部。

上肢

臂、前臂和手。

深压 / 抑制

软组织技术：对某一关节施加的局部持续力。

施力端

治疗师与患者身体接触的部分。

矢状面

按前、后方向将人体纵切为左、右两个部分的断面。

手掌

掌心的表面。

双轴的

双轴关节有两个轴，或与两个轴相关联，关节的一端是椭圆形的，嵌在另一个同样形状的关节槽内，此种关节可做除旋转外所有运动。

四肢骨骼

骨骼系统的一部分，由骨或支持四肢骨的软骨组成。

松动

参考：关节松动术。

弹动

对目标点施加重复且精细的力。

体侧屈

参见：侧屈。

痛觉感受器

一种感觉受体（神经元），在受到可能造成伤害的刺激时发送疼痛信号。

痛觉减退

降低对疼痛的敏感度。

头侧

朝向头部或上方。

外侧

远离中线方向。

外翻

足向外侧翻转。

外展

外周关节远离人体中线的运动。

尾侧 / 尾向

朝向尾部或下方。

尾骨

尾椎骨末端。

下部

底部。

下肢

大腿、小腿和足。

小鱼际

手掌平面内侧。

胸段 / 背段

背的中部及上部。

旋后

用于手：侧向外旋小臂使手掌向前或向上翻动。

用于足：使脚部内侧缘进行内旋和内收动作。

伸展

在矢状面横轴上的向后运动。

后伸，脊柱曲度拉直（除颈部和腰部）或伸展内角。

腰

下背部。

移位

前后侧向的滑动动作。

中轴骨骼

由头部骨骼和躯干骨骼组成的骨骼总称。

皱襞

多出现于膝关节的滑膜皱襞。

主动动作

患者的自主运动。

转动

向内或向外的绕轴运动。

纵向拉伸

软组织技术：沿肌肉长轴施加的拉伸。

足底

足部的底侧。

整骨技术

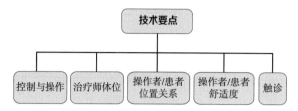

整骨技术要点

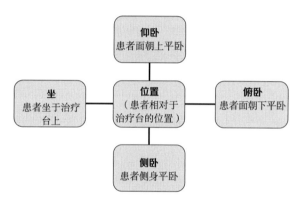

患者体位类型

关节和软组织技术

关节或软组织	技术
肘关节	仰卧位被动伸展、屈曲、旋前与旋后，以及分离
	软组织伸肌和屈肌
腕关节	被动掌屈和背伸，尺骨和桡骨的偏斜（操作者必须能够定位这些骨骼）
	桡腕、腕骨间以及腕掌部位的前后移位。桡腕和腕掌部位的外侧移位
骶髂关节	侧卧位对上方关节的被动剪切与分离。对支撑上方肢体的上方关节的前后松动
	对骶骨上的髂骨（以及髂骨上的骶骨）进行类被动的短轴前后转动
颈椎	仰卧位被动伸展和屈曲，以及侧屈和转动
	软组织技术——交叉纤维
软组织	侧向线性延展、深压、牵引和（或）分离肌肉起止点——同时通过触诊观察运动变化与组织反应
	交叉纤维 / 揉捏：在肌肉长轴上横向施加间歇力
	纵向延展：沿肌肉长轴施加的延展力
	深压 / 抑制：对某一特定关节施加的局部持续力
	轻抚法：轻抚式的手法，促进体液从末梢回流